Domenico "Mimmo" Macrini

Covid-19:
quando la terapia
è peggio della malattia

Licenza

Covid-19: quando la terapia è peggio della malattia
by Domenico "mimmo" MACRINI
© 2021, 2022, 2023, 2024 by Creative Commons.

Il presente volume è rilasciato con Licenza Creative Commons Attribuzione. Non Commerciale. Non opere derivate Italia 4.0 (CC BY-NC-SA 4.0).

Tu sei libero di riprodurre, distribuire, comunicare al pubblico, esporre in pubblico, rappresentare, eseguire e recitare quest'opera alle seguenti condizioni:

- **Attribuzione**: Devi riconoscere una menzione di paternità adeguata, fornire un link alla licenza e indicare se sono state effettuate delle modifiche. Puoi fare ciò in qualsiasi maniera ragionevole possibile, ma non con modalità tali da suggerire che il licenziante avalli te o il tuo utilizzo del materiale.
- **Non commerciale**: Non puoi usare quest'opera per fini commerciali.
- **Non opere derivate**: Se remixi, trasformi il materiale o ti basi su di esso, non puoi distribuire il materiale così modificato.
- **Divieto di restrizioni aggiuntive**: Non puoi applicare termini legali o misure tecnologiche che impongano ad altri soggetti dei vincoli giuridici su quanto la licenza consente loro di fare.

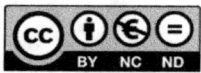

Ogni volta che usi o distribuisci quest'opera, devi farlo secondo i termini di questa licenza, che va comunicata con chiarezza.

In ogni caso, puoi concordare col titolare dei diritti utilizzi di quest'opera non consentiti da questa licenza.

Questa licenza lascia impregiudicati i diritti morali.

Questo è un riassunto in linguaggio accessibile a tutti del Codice Legale (la licenza integrale) on line all'indirizzo:

https://creativecommons.org/licenses/by-nc-nd/4.0/legalcode.it

Il progetto grafico, l'immagine in copertina e tutte le illustrazioni (eccetto quelle esplicitamente attribuite ad altri) sono dell'autore e rilasciate sempre con Licenza Creative Commons Attribuzione. Non Commerciale. Non opere derivate Italia 4.0.

Per informazioni sulle licenze Creative Commons visita il sito
www.creativecommons.it

L'immagine in copertina è delle due pagine centrali del "certificato internazionale di vaccinazione e rivacinazione" dell'autore.

*Alle troppe vittime
delle terapie geniche
contro la Covid-19*

Questo saggio è il quarto della collana "**Accettare L'evidenza**"
1. **Zhāng Sānfēng: Conversazione sulla filosofia cinese ed occidentale e sul Tàijí Quán con il suo mitico inventore** (disponibile anche in inglese)
2. **Credo nel Metodo Scientifico (non nella Scienza cioè agli scienziati)** (disponibile anche in inglese)
3. **Accettare l'evidenza (Il mondo che vorrei)**
4. **Covid-19: Quando la terapia è peggio della malattia**
5. **Covid-19: Quando la terapia è peggio della malattia (Aggiornamento 2025)**

Dello stesso autore sono disponibili anche due diari di viaggio:
1. **Mimmo a Capo Nord**
2. **Mimmo in Francia**

Per ricevere settimanalmente un paragrafo a caso, basta iscriversi a

https://ilmondochevorrei.substack.com/

Sommario

Introduzione 1
1. Sull'Ideologia e sulla Realtà 14
2. Sulla fisica del contagio 16
3. Sugli Interventi Non Farmaceutici (INF) 18
4. Accadde sulla Diamond Princess 22
   4.1. Sulla vita a bordo 22
   4.2. Sul contagio 23
   4.3. Sulle lezioni apprese 23
5. Sui lockdown 26
   5.1. Sui limiti di utilizzo 26
   5.2. Sui costi 27
   5.3. Sui costi per Italia 27
6. Sui virus e sui vaccini 29
   6.1. Sui virus 29
   6.2. Sulla Covid-19 e sul SARS-CoV-2 29
   6.3. Sul sistema immunitario 30
   6.4. Sui fenomeni immunologici avversi 31
   6.5. Sui vaccini 31
   6.6. Sull'immunità di gregge 32
7. Sulle terapie geniche 33
   7.1. Sulle terapie geniche ad mRNA 33
   7.2. Sul problema delle varianti 34
8. Sui dati "ufficiali" 36
   8.1. Sui test PCR 36
   8.2. Sull'individuazione dei contagiati 37
   8.3. Sul conteggio dei deceduti 40
   8.4. Sulla manipolazione dei dati 42

- 8.5. Sulle conseguenze della manipolazione 43
- 9. Sui principi di precauzione e di incoscienza 44
  - 9.1. Sulla sicurezza e sull'efficacia 45
  - 9.2. Sulle categorie a rischio 47
  - 9.3. Sulla farmacovigilanza 49
  - 9.4. Sui farmaci non specifici 50
  - 9.5. Sulla responsabilità delle autorità 52
- 10. Sui test preclinici 54
  - 10.1. Su ciò che sappiamo 54
  - 10.2. Su ciò che non ci dicono 58
- 11. Sui contratti di fornitura 62
- 12. Sugli eventi avversi 66
  - 12.1. Sulle indagini accademiche 68
  - 12.2. Mala tempora currunt 70
  - 12.3. Su qualche altro studio 71
  - 12.4. Sul da farsi 73
- 13. Sulla vaccinazione di massa 75
  - 13.1. Sulle "attuali evidenze" 75
  - 13.2. Sulla sorte dei vaccinati italiani 78
  - 13.3. Sui ricoverati in Italia 81
  - 13.4. Sui deceduti in Italia 83
  - 13.5. Sul rimbalzo globale 85
  - 13.6. Sull'età dei deceduti in Italia 86
  - 13.7. Sulle lezioni apprese 87
  - 13.8. Su Rischio Assoluto e Rischio Relativo 89
  - 13.9. Sulla propaganda 93
- 14. Sull'origine del SARS-CoV-2 94
  - 14.1. Sui mezzi: il contesto tecnico-scientifico 96
  - 14.2. Sul movente: il business dei vaccini 101

14.3.	Sull'opportunità: la preparazione alla pandemia	104
14.4.	Cui prodest?	112
15.	Sul futuro del SARS-CoV-2	113
15.1.	Su un futuro innocuo	113
15.2.	Su un futuro pernicioso	113
15.3.	Sull'arte medica	115
16.	Sugli Interventi Farmaceutici Terapeutici	117
17.	Sulle "mezze misse"	118
17.1.	Sulle tracce dei virus	119
17.2.	Sull'efficacia delle terapie	120
17.3.	Sugli studi accademici	121
17.4.	Sulle "misse" al Vaticano	122
18.	"A chi credi, a me o ai tuoi stessi occhi?"	123
19.	Sulla sperimentazione medica	125
19.1.	Sul giuramento di Ippocrate	125
19.2.	Sul codice di Norimberga	126
19.3.	Sul consenso informato	127
20.	Quid ultra? Cos'altro sopportare?	129
21.	Riferimenti esterni	130
21.1.	Bibliografia	130
21.1.	Iconografia	135
21.2.	Mediateca	135
21.3.	Serie numeriche	136
21.4.	Sitografia	137
21.5.	Wikipedia	152

INTRODUZIONE

Mentre mi documentavo per decidere se e con cosa vaccinarmi come prima dei miei viaggi più "avventurosi",[1] ho cominciato a scrivere sulla gestione della pandemia nel capitolo dedicato al rapporto sempre difficile tra Fisica e Metafisica nel terzo libro di questa serie, come esempio dei limiti e dei rischi di un governo tecnico-scientifico della Società. Alla fine, il materiale era tanto che l'ho raccolto in questo libro, lasciando lì solo l'essenziale.

La lettura di questo dovrebbe perciò seguire quello o almeno il secondo volume che riassume entrambi in modo molto discorsivo, così da aver chiara l'impostazione che ho dato all'analisi del problema. A chi, invece, fosse interessato solo a questo, suggerisco di affrontarne la lettura ponendosi cinque domande:

1. I presupposti su cui le autorità politiche e sanitarie hanno sempre detto di basarsi erano verosimili e ben fondati scientificamente? Ne ricordo sette:
    a. la Covid-19 era nuova per l'uomo; perciò, nessuno poteva esserne immune;
    b. tutti, indipendentemente dall'età e dallo stato di salute, possono morire di Covid-19 in malo modo (intubati): questo suggerivano con i bollettini giornalieri di decessi e ricoveri nelle terapie intensive;
    c. Non ci sono cure per i contagiati, c'è solo la prevenzione vaccinale;
    d. I vaccini sono efficaci e sicuri per tutti;
    e. Gli asintomatici sono i principali diffusori del contagio da cui la necessità
        i. Di vaccinarsi per prevenire il contagio, cominciando da chi ha frequenti rapporti con altri (insegnanti, operatori sanitari, forze dell'ordine...);
        ii. Di lockdown, mascherine e distanziamento sociale per frenare i contagi;
    f. I tamponi sono affidabili; pertanto, sul loro esito è legittimo ordinare lockdown ed isolamenti fiduciari;
    g. Ipotizzare la fuga della Covid-19 da un laboratorio è complottismo.
2. Quali erano gli obiettivi dichiarati della campagna vaccinale? Ne ricordo tre:
    a. conseguire l'immunità di gregge;
    b. impedire alla Covid-19 di diventare endemica, debellandola;
    c. alleggerire la pressione sul sistema sanitario, specie sulle terapie intensive.
3. Gli obiettivi sono stati conseguiti?
4. Le scelte di politica sanitaria sono state logiche o ideologiche, imparziali o partigiane, guidate da vera-scienza o da una pseudo-scienza?
5. Quali lezioni possiamo apprendere da quanto è accaduto?

---

[1] L'immagine in copertina è delle due pagine centrali del mio "*Certificato internazionale di vaccinazione e rivaccinazione*" che attesta anche che sono un pro-vax!

Nel libro ci sono i fatti per trovare da sé la risposta.² A riguardo, sottolineo che, a parte qualche dettaglio secondario, il testo è inalterato dalla pubblicazione (ottobre 2021); pertanto, è una testimonianza di quanto era noto a 20 mesi dalla dichiarazione della pandemia (11/3/20) ed a 10 dal lancio della campagna vaccinale (27/12/20). Da allora ho riscritto solo quest'introduzione per contestualizzare il libro nella serie.

Da critico della gestione della pandemia, attribuisco il consenso che ancora ha all'abilità delle autorità che, prestatesi (per tornaconto o, peggio, per ingenuità, §14.3) a promuovere certe politiche, manipolano, con l'appoggio di chi ne trae un vantaggio economico, la percezione della Realtà dei più:

1) **Mentendo** sapendo di mentire;
2) **Bullizzando** per imporre le loro decisioni autoritarie;
3) **Censurando** tutto quanto li contraddice, per essere liberi di mentire e bullizzare.

Un'accusa grave che proverò citando fatti nuovi e rimandando ad altri già nel testo, così da mostrare quant'è ancora attuale.

Sono tante le **menzogne**... le fake news che ci hanno raccontato. Ad esempio,

1) Hanno sempre rassicurato sull'efficacia dei vaccini. Quando, però, nel 2022 al parlamento UE hanno chiesto a Pfizer *"Was the Pfizer COVID vaccine... avevate verificato la capacità dei vostri vaccini di impedire il contagio prima di venderli? Se no, lo dica chiaramente, altrimenti condivida i dati!"*, la risposta è stata: *"No!"*:³ Eppure, con l'avallo delle autorità,⁴ vantavano un'efficacia del 90-95%!⁵ In realtà (§13.8) è al più l'1% (uno scongiuro) e 90-95% è frutto di un trucco matematico!

2) Hanno sempre detto che i vaccini sono anche sicuri. Vediamo, allora, il resto della risposta: *"Abbiamo dovuto procedere alla velocità della scienza per capire cosa stesse accadendo nel mercato; perciò, abbiamo fatto tutto a rischio"*. Qui il "rischio" di cui si parla è tutto nostro, sempre con l'avallo delle autorità!⁶ AIFA, ad esempio, ha sempre assicurato di aver *"valutato tutte le sperimentazioni cliniche sui medicinali per il COVID-19"*⁷ (*"tra le più ampie mai viste e tra le più ampie mai fatte"*, per il suo direttore),⁸ una precondizione per autorizzarne l'uso in scienza e coscienza. Come, se in tribunale ha poi ammesso di non averle mai avute?⁹ Quel che è certo è che (Cap. 12) già dai test su animali si capiva che i vaccini ad mRNA sono intrinsecamente pericolosi (spiegando perché prevenire

---

² 25 pagine su 150 (il 15% del libro) sono di bibliografia citata in più di 550 note.
³ Martini (11/10/2022), Audizione di Pfizer al Parlamento UE (10/10/2022) dal minuto 52:38
⁴ AIFA (22/12/2020), ANSA (17/11/2020)
⁵ ANSA (11/11/2020), ANSA (17/11/2020), ANSA (18/11/2020), ANSA (23/11/2020)
⁶ Ad es., AIFA (26/5/2021) §4, AIFA sapeva che con AstraZeneca e J&J, 1 vaccinato su 20 rischiava grosso!
⁷ AIFA (18/11/2022)
⁸ Video "Rapporto annuale sulla Sicurezza dei vaccini Covid-19" (9/2/2022) dal min 2:11:25
⁹ TAR Lazio sezione Terza Quater (11/7/2023) sentenza 01331/2023

una malattia polmonare possa provocare eventi avversi che nulla hanno a che farvi), mentre quelli su umani erano poco rassicuranti e durati solo l'estate 2020: per valutare gli effetti a lungo termine, prima si richiedevano 10anni (tant'è che la liberatoria che abbiamo dovuto firmare per inocularci e riavere le nostre libertà costituzionali recitava: *"non è possibile al momento prevedere danni a lunga distanza"*).[10] Cos'hanno sacrificato per comprimere i tempi? Nientemeno che le valutazioni di genotossicità e cancerogenicità![11] Inoltre (Cap. 10), i volontari erano poche migliaia (perciò, *"un pezzo di sperimentazione era la vaccinazione di massa"*),[12] dai 16 anni negli USA e 12 nell'UE e senza gravide; tant'è che ancora nel 2022 per le autorità britanniche *"It is considered... Si ritiene che, per absence of data mancanza di dati, non si possano fornire sufficienti rassicurazioni sulla sicurezza del vaccino per le donne in gravidanza"*.[13]

3) Hanno sempre detto che gli asintomatici sono contagiosi. Cosa si scopre, invece, dai verbali *desegretati*[14] della "task-force coronavirus" al Ministero della Sanità? Che dal 6/2/20 sanno che *"non c'è trasmissione del virus prima della comparsa della sintomatologia e, quindi, il contagio può avvenire al più contemporaneamente al verificarsi della sintomatologia stessa"*.[15]

4) Hanno sempre detto che i lockdown ostacolano i contagi. L'esperienza insegna che (Cap. 3, 4 e 5) non possono, purtroppo. La conferma è nella rianalisi di decine di lavori sui contagi: *"While our understanding... Sebbene la nostra comprensione su come si diffondono i virus individui nei lockdown uno strumento efficace per gestire una pandemia, quest'ipotesi non è suffragata dall'analisi della pandemia di COVID-19, così come della pandemia di tipo A dell'influenza H1N1 del 1918-1920 (influenza spagnola) e numerose altre pandemie meno gravi del passato. Il costo dei lockdown in termini di salute pubblica è alto: stimiamo che, anche se in qualche misura efficaci nel prevenire la morte per l'infezione, lockdowns may claim 20 times more life than they save... i lockdown potrebbero costare 20 morti per ogni vita salvata. Si suggerisce, pertanto, di effettuare un'analisi costi-benefici approfondita prima di imporne ancora in futuro."*[16] Cosa nota, come si evince da certi verbali desecretati delle autorità sanitarie tedesche: il 16/12/20 tra di loro si dicevano che *"Lockdowns haben zum Teil schwerere Konsequenzen als Covid selbst... A volte i lockdown hanno conseguenze più gravi della stessa Covid."*[17]

---

[10] Ospedale San Raffaele (3/3/2021)
[11] Video Conferenza Stampa "Bambini e vaccini anti-covid: pro e contro" a Palazzo Madama (16/6/2021) dal minuto 43.
[12] Videointervista ad Antonio Crisanti di Tiziana Panella (14/6/2021)
[13] Governo britannico (16/08/2022)
[14] ANSA (9/6/2021)
[15] Ministero della Salute (8/6/2021)
[16] Yanovskiy (2022)
[17] Spiekermann (24/3/2024)

5) Hanno sempre detto che le mascherine sono efficaci. L'esperienza insegna che non lo sono, purtroppo. Tant'è che Antony Fauci, il volto mondiale della scienza mobilitata contro la Covid, in una e-mail privata del 2/2/20 mostrata mentre testimoniava davanti alla commissione USA sulla pandemia scrive *"The typical mask you buy in the drugstore is not really effective in keeping out virus* Le mascherine che trovi in farmacia non tengono lontano i virus".[18] Un fatto ben noto, come si evince dai verbali tedeschi di cui prima: il 30/10/20 si dicevano *"es gibt keine Evidenz für die Nutzung von FFP2-Masken außerhalb des Arbeitsschutzes...* non ci sono prove [dell'efficacia] delle maschere FFP2 al di fuori della sicurezza sul lavoro" (contro le polveri) chiedendosi anche se lo si dovesse rendere noto. Un fatto poi certificato nel 2024 da una sentenza di un tribunale italiano: *"l'utilizzo obbligatorio della mascherina come strategia di prevenzione dell'infezione da Sars-CoV-2 non è attualmente supportato dalle evidenze scientifiche a nostra disposizione"*.[19]
6) Hanno sempre detto che i tamponi diagnosticano la Covid. Nel Cap. 8 spiego perché non possono e come ne hanno manipolato i risultati con le loro normative.
7) Infine, la fake news più grande: hanno sempre detto che il SARS-CoV-2 sarebbe nato da un salto di specie naturale del coronavirus dai pipistrelli all'uomo in un mercato di Wuhan; invece, a conferma dei sospetti della prima ora (Cap. 14), si accumulano le prove di una sua creazione in un laboratorio di Wuhan con soldi pubblici USA: i primi contagiati erano scienziati che lì lavoravano,[20] per ammissione di Lawrence Tabak (capo dell'NIH, l'ISS USA), al potenziamento del coronavirus[21] in subappalto della *EcoHealth Alliance* di Peter Daszak, finanziata lautamente anche dal NIAD (una costola dell'NIH) di Fauci,[22] violando il divieto di Obama del 2014 su questo tipo di esperimenti;[23] fu Daszak nel 2020 ad indurre alcuni scienziati a schierarsi per l'origine naturale del virus (§14.1); Fauci (tramite l'assistente Morens) e Daszak, infine, hanno illegalmente comunicato con e-mail private cancellandone di istituzionali, ma non dove se ne vantano:[24] idioti!

Perché hanno mentito? Per **bullizzarci** ed imporci decisioni autoritarie! O, come ha detto un consigliere di Biden, *"Scientists... gli scienziati non avrebbero dovuto partecipare al bullismo ed alla propaganda moralistica"*, riconoscendo anche *"di essersi dimostrato, come i colleghi, di strette vedute"*.[25]

1) Lo hanno fatto le autorità sanitarie, specie le "virostar" alla Antony Fauci che,

---

[18] Video A Hearing with Dr. Anthony Fauci (3/6/2024) da 2:22:40
[19] ADNKRONOS (11/4/2024)
[20] Shellenberger (13/6/2023), Dipartimento di Stato USA (15/1/2021)
[21] Congresso USA (17/5/2024)
[22] Boswell (4/6/2021)
[23] Congresso USA, 25/4/2022: The COVID-19 Origins Investigation
[24] Congresso USA (22/05/2024)
[25] Lowry (29/12/2023)

come le nostrane, in nome della scienza (*"Attacks on me are really also 'attacks on science', chi attacca me, 'attacca la scienza'"* diceva),[26] pontificava sull'*"universal wearing of masks... uso universale delle mascherine, sul massimo distanziamento sociale evitando i luoghi affollati..."*,[27] e solo nel 2024 davanti alla commissione USA sulla pandemia, tra 100 non ricordo, sotto giuramento ha finalmente ammesso che ancora mancano prove scientifiche sull'efficacia del distanziamento sociale con cui giustificavano la chiusura di scuole, uffici, chiese e negozi non di prima necessità (pasticcerie, abbigliamento,...), i lockdown ed il contingentamento nei luoghi chiusi,... misure inutili che hanno rovinato tanti e complicato la vita a tutti, al che gli hanno fatto riascoltare il suo contributo ad un audiolibro dedicatogli: *"when you make it difficult for people in their lives, they lose their ideological bullshit, and they get vaccinated... se si complica la vita alle persone, dimenticano le loro stronzate ideologiche e si vaccinano"*![28] Principio che i nostri governanti chiamavano *"costo psichico e monetario"*.[29] Se Fauci poteva volerlo per arricchire la propria fetta delle royalties sui brevetti pagate al NIAD da Big Pharma su quanto venduto durante la pandemia (ben $690milioni + altri $400milioni per il vaccino anti-Covid registrato già nel 2019 con Moderna, §14.1),[30] cosa spingeva i "nostri"?

2) Le nostre autorità politiche ci hanno bullizzato quando dicevano *"vaccinarsi un dovere civico e morale. Sottrarsi mette a rischio vite"*[31] o che *"L'appello a non vaccinarsi è un appello a morire, sostanzialmente. Non ti vaccini, ti ammali, muori"*[32] che fa il paio con quanto affermavano lo stesso giorno (!!!) quelle statunitensi: *"you're not going to get COVID if you have these vaccinations... Se ti vaccini non prendi la COVID"*:[33] tutte fake news di Stato!

3) L'arma più subdola di questi bulli erano, però, i bollettini su contagi, ricoveri, occupazione delle terapie intensive e decessi che non caratterizzavano le vittime, terrorizzando tutti: la nostra speranza di vita supera, da tanto, gli 80anni che è anche l'età media dei deceduti per Covid, prima, durante e dopo la campagna vaccinale (§9.2): oggi ho 60anni; se la Covid mi portasse via, per mantenere la media, con me dovrebbe portarsi via anche un centenario o due novantenni o 20 ottantunenni! Inoltre, come si evince dai verbali di cui prima, il 18/2/20 già sapevano che *"la maggior parte dei decessi è legata a patologie (quali malattie cardiovascolari, ipertensione e diabete)"*, i cosiddetti fragili. Una nozione poi confermata dai dati

---

[26] Sullivan (9/8/2021)
[27] Castillejo (11/8/2020)
[28] Congresso USA: Hearing Wrap Up (4/6/2024), post su X (3/6/2024)
[29] ANSA (10/9/2021), Video corriere.it "Green Pass, Brunetta 'misura geniale'" (11/9/2021)
[30] Andrzejewski (2/6/2024)
[31] ANSA (5/9/2021)
[32] Videodichiarazione di Mario Draghi del 21/7/2021
[33] The White House (21/7/2021)

(§9.2) ed espressa anche in quello tedesco del 19/3/20: "*Die Wahrscheinlichkeit für schwere Krankheitsverläufe nimmt mit zunehmendem Alter und bestehenden Vorerkrankungen... la probabilità di una progressione grave aumenta con l'età e malattie pregresse*". Per non parlare delle norme (§8.3) con cui hanno *gonfiato* il tasso di mortalità Covid ben oltre lo 0,26% calcolato empiricamente:[34] ai deceduti con sintomi e test Covid positivo, hanno aggiunto quelli con sintomi assimilabili alla Covid (raffreddore o febbre, per esempio) ma senza un test recente negativo o con test positivo ma senza sintomi (anziani morti di vecchiaia e fragili chiaramente morti per altre cause), tanto che uno studio attribuisce alla Covid solo il 6% del totale dei decessi registrati come tali![35] (E 0,26% è poco più dello 0,1% dell'influenza)[36] Se truccare le statistiche per terrorizzarci spiega il divieto di fare le autopsie ai deceduti, anche dei non fragili conclamati (la proverbiale eccezione che conferma la regola e che, da che mondo è mondo, preoccupa solo gli ipocondriaci), non spiega perché, con una malattia polmonare grave come la Covid, per le cure domiciliari ammetteva solo paracetamolo e vigile attesa![37] Eppure, sapevano bene che senza cure per alleviare i sintomi (e perciò ben note), i contagiati in salute (specie se giovani) avrebbero superato la malattia tra inutili sofferenze e preoccupazioni (anche di amici e familiari); la salute di tanti anziani e fragili sarebbe invece peggiorata fino al decesso, magari intubati nelle terapie intensive: sadici!

Infine, le autorità hanno potuto mentirci e bullizzarci grazie alla **censura** esercitata su tutto quanto li contraddiceva. Censura che è evidente già da quei pochi verbali desegretati di cui prima, resi pubblici solo ricorrendo in tribunale (che c'è negli altri?). Se ne è avuta la certezza quando sono trapelati i primi documenti sulle pressioni del governo USA su Amazon per censurare i "troppi" libri (come questo) sui "vaccini"[38] e poi sui social media[39] e anche sulle riviste scientifiche[40] per censurare post ed articoli 'scomodi' e che, chiamandola lotta alla disinformazione, oggi la vorrebbero rendere una prassi legale in ogni ambito.[41] E chi dice USA dice Occidente, come dimostra il lungo elenco di altri lavori sugli effetti avversi da vaccini[42] che non hanno ricevuto l'attenzione che si meritavano, alterando la percezione della Realtà dei più.

È chiaro che siamo di fronte ad un "crimine" perpetrato da una cricca ben organizzata ed ammanigliata: oltre a tante autorità, al loro servizio avevano

---

[34] Ioannidis (2021)
[35] Ealy (2020)
[36] AGI (26/2/2020)
[37] Ministero della Salute (26/4/2021)
[38] Nava (5/2/2024)
[39] Punzi (27/12/2022), Trinko (8/8/2023)
[40] Choi (2/4/2024). "Retracted coronavirus (COVID-19) papers" di retractionwatch.com ne elenca alcuni.
[41] Bovard (19/3/2024), Murthy v. Missouri su en.wikipedia.org
[42] SUN (1/5/2022) ne elenca oltre mille tra quelli pubblicati fino a gennaio 2022.

anche la CIA che ha pagato esperti per tacere sull'origine artificiale del virus[43] ed il Pentagono che, dove erano in gara con i vaccini occidentali, ha fatto propaganda in segreto contro quelli cinesi.[44] Ebbene, Giovanni Falcone indagava sul crimine organizzato "seguendo i soldi",[45] cioè cercando chi guadagna. Nel nostro caso (Cap. 11 e §14.3), gli azionisti di Big Pharma e delle piattaforme di e-commerce, social e remote working che, mentre tanti fallivano, hanno raccolto dividendi strepitosi con la pandemia.[46] A riguardo, ricordo tre cose:

1) Negli USA, dopo averle difese e promosse, solo nel 2023 Fauci ha finalmente ammesso che quanto diceva pubblicamente sulle mascherine *"were noble lies... erano nobili bugie per proteggere le forniture"*:[47] intascava "royalty" anche per quelle?
2) I paesi UE nel 2023 hanno distrutto le ultime 215 milioni di dosi (scadute) di "vaccini" Covid pagate 4 miliardi[48] (18€ a dose!): i contratti firmati sono veramente "impresentabili" come si dice (Cap. 11)? Per ora la Corte di Giustizia UE ha aperto una procedura di infrazione contro la commissione UE perché le parti dove si specificano i conflitti di interesse della squadra negoziale sono ancora secretati![49]
3) Per l'Italia, infine, vale la pena ricordare cosa rispose il *"direttore dell'AIFA al [suo] dirigente che, a marzo 2021, segnalava 'un eccesso di morte' post puntura tra gli under 50: 'zitti sui danni altrimenti si uccide il vaccino'"*[50] e poi che la mancata imposizione di zone rosse nelle prime aree colpite dal morbo non fu decisa dal nostro governo in scienza e coscienza ma fu *"la scelta consapevole [di] tutelare gli interessi economici [di imprenditori amici], violando e ledendo il diritto costituzionalmente garantito alla salute e alla vita"*.[51] Nulla sarebbe cambiato a lungo termine, ma quali altre decisioni di governo sono state ugualmente di parte? Poiché ogni mondo è paese, nei verbali tedeschi di cui prima si legge che il 16/3/20 il rischio pandemico sarebbe stato elevato da *moderato* ad *alto* "sobald ▇ ein Signal dafür gibt... non appena ▇ dà il segnale". Chi ci può essere dietro al nome oscurato se non un politico di peso o un suo referente? (vedi anche §8.4)

Soldi? Qui non si parla solo di soldi (nostri) ma di salute (sempre nostra). Gli interessi politici ed economici sono tali che faranno di tutto per attribuire ad altro gli effetti avversi, distraendoci con la favola delle vite salvate a milioni (ma quanti sono gli ultraottantenni fragili?) buona solo per gli ipocondriaci.

---

[43] Christenson (26/12/2023)
[44] Bing (14/6/2024)
[45] Fondazione Falcone (22/05/2018)
[46] Becchi (7/8/2021)
[47] The National Review (28/4/2023)
[48] ANSA (18/12/2023)
[49] ANSA (17/7/2024)
[50] La Verità (29/3/2023), Video Fuori dal coro (28/3/2023) dal minuto 1:04:00
[51] Borgonovo (4/2/2024)

Rompere il muro di omertà è difficile, i motivi di preoccupazione però ci sono:
1) I virus (§6.1), incapaci di riprodursi, iniettano il proprio mRNA in cellule ben definite per farsi replicare dai loro ribosomi (il SARS-CoV-2 punta quelle epiteliali umane causando, se polmonari, i sintomi ben noti). I vaccini tradizionali sono cellule infette, morte o indebolite che restano nel sito di inoculazione (il bicipite) dove il sistema immunitario le riconosce come tali ed impara a creare anticorpi specifici per distruggerle, preparandosi per infezioni vere. I vaccini ad mRNA, invece (§7.1, §12.1), sono particelle lipidiche con dentro parti dell'mRNA di un virus sufficienti ad allertare il sistema immunitario ma non pericolose; apparendo innocue, si aggirano liberamente per tutto il corpo, penetrano in cellule qualsiasi rilasciandovi il loro carico, per "infettarle" come virus veri; ciò causa fatalmente danni "collaterali", la cui gravità e velocità nel palesarsi dipendono da quali e quante cellule sono coinvolte, spiegando la varietà degli eventi avversi segnalati (Cap. 12):[52]
   a) Il più ovvio è la distruzione, da parte del sistema immunitario, di tutte le cellule "infettate": cosa può accadere ad un organismo ancora in sviluppo (feti, bimbi o giovani) o in chi perdesse "troppe" cellule di quelle che scemano con l'età come i neuroni o i linfociti-B che producono proprio gli anticorpi? Come minimo (§13.2) le gestanti avranno meno anticorpi da trasmettere ai feti e negli adulti, raffreddore, morbillo... dureranno di più, o peggio. Per ora è certo che, rispetto ai non vaccinati o con una dose, il rischio di contrarre la Covid-19 aumenta di 1,5 volte con due dosi, 1,95 con tre dosi e 2,5 con più di tre dosi.[53]
   b) Poi ci sono gli errori accidentali dei ribosomi nel replicare l'mRNA che non sempre le cellule rilevano e correggono (capacità ulteriormente compromessa dall'M1Ψ usata in questi vaccini per rafforzarli), producendo varianti dalle proprietà imprevedibili (osservate anche per quello di questi "vaccini")[54] e che, nei casi più sfortunati, le rendono tumorali o scatenano tumori latenti:[55] aver inoculato tanti e ripetutamente con le innumerevoli particelle di mRNA in ciascuna dose, non può che aumentare la probabilità di errori pericolosi.
2) **Durante** e **dopo** la campagna vaccinale, negli USA[56] ed in Giappone[57] si è avuta un'impennata di decessi, molti per tumori; uno studio su 99milioni di vaccinati da 8 paesi "confirmed... *conferma i problemi noti di miocarditi, pericarditi, trombosi e sindrome di Guillain-Barré*"[58] [paralisi] (che nulla hanno a che vedere con la

---

[52] Considerandolo meno invasivo ho, invece, optato per un vaccino proteico a subunità ricombinante (il Nuvaxovid), soluzione già in uso contro Epatite B, meningococco, tetano, difterite....
[53] Shrestha (2024)
[54] Mulroney (2023)
[55] Rubio-Casillas (2024)
[56] Alegria (2024)
[57] Gibo (2024)
[58] Faksova (2024)

malattia da prevenire ed anche in chi, giovane ed in salute, nulla aveva da temere dal morbo); per gli scienziati di Moderna, infine, entro 21giorni dalle 770milioni di inoculazioni in 91 paesi del loro siero, i decessi (per qualsiasi causa) sono stati lo 0,7% (5,6 milioni):[59] poiché 0,7% in 3settimane equivale a 70% in 300settimane (6anni), non può essere un caso; senza contare che 0,7% è il triplo di 0,26%, il tasso di mortalità Covid. Questo capita ignorando genotossicità e cancerogenicità!

3) In Italia, già nel 2021 le autorità sapevano che in tanti, vaccinandosi, rischiavano grosso[60] e che il 20% degli eventi avversi segnalati (oltre 100mila alla fine) erano gravi o mortali,[61] tant'è che il tasso "gonfiato" di mortalità dei contagiati, dal 3,5% prima della campagna vaccinale è salito al 5,7% tra i primi 7milioni di neo vaccinati (§13.2); inoltre, sindacati di polizia e rappresentanze dei Carabinieri (comunità selezionate con criteri di sana e robusta costituzione) oggi denunciano malori e decessi improvvisi di colleghi anche giovani e chiedono i dati delle commissioni mediche interne;[62] nel 2024, infine, hanno concesso il primo indennizzo per morte[63] ed il primo vitalizio per danni irreversibili[64] da vaccino Covid.

Se in tanti avevamo intuito le cose essenziali fin da subito, le autorità non potevano non sapere tutto in dettaglio! Efficacia e sicurezza dei farmaci (vaccini e non) si possono, infatti (§12.4, §19.3), valutare in tempo reale ed oggettivamente analizzando i dati di SSN, INPS, INAIL... per contare quanti utilizzatori non guariscono/si ammalano (efficacia) o accusano problemi simili nel breve-medio-lungo termine (sicurezza). Intanto, dobbiamo vigilare perché

1) L'OMS che, come ammise un suo direttore, non opera secondo scienza e coscienza perché *"my budget… I miei fondi sono spesi secondo i desideri dei donatori"*[65] (molti big di Davos come Bill Gates che si vanta di guadagnare 20$ per ogni dollaro "donato" ad organizzazioni sanitarie come l'OMS)[66] ora vorrebbe poter dichiarare emergenze sanitarie e stabilire contromisure vincolanti per gli Stati.[67]

2) A Davos nel 2024, l'OMS ha annunciato la Malattia X[68] mentre, da tempo Gates finanzia ricerche per rendere l'aviaria infettiva per l'uomo[69] ed il NIAD è indagato per aver voluto "fondere" un ceppo di vaiolo molto infettivo con uno altro molto

---

[59] Urdaneta (2024)
[60] AIFA (26/5/2021), §4
[61] Orsobruno del 10/4/2024 dal min 6:10
[62] Il Mattino (12/4/2023), Roberti (13/4/2023), SNAP (25/4/2023), Il Giornale d'Italia (28/3/2024)
[63] Baudino (28/2/2024)
[64] Baudino (29/1/2024)
[65] Fink (4/9/2014)
[66] Belvedere (23/1/2019)
[67] Becchi (2/12/2023)
[68] WEF (17/1/2024)
[69] Wilson (19/6/2024), Horimoto (2006)

letale (15%!);⁷⁰ altri, inoltre, hanno sviluppato una nuova variante Covid che ha ucciso ratti modificati geneticamente per avere ricettori simili ai nostri⁷¹ ed una di ebola (che già colpisce gli uomini) anche dei criceti (così ora possono usarli al posto nostro):⁷² insomma, c'è chi non cerca la strage della Covid, ma l'ecatombe!

3) Ignorando le lezioni apprese, il piano pandemico italiano insiste su mascherine, lockdown, chiusura delle scuole e vaccini, definiti come la misura *"più efficace"*.⁷³

Nel terzo volume (di)mostro che con la pandemia hanno "solo" replicato uno schema di successo:⁷⁴ persuasi da tempo i più che *"credere nella Scienza"* equivale a *"credere agli scienziati più noti"* e non a *"credere nel Metodo Scientifico"* che impone di fare le pulci a chiunque, hanno concesso la ribalta mediatica a "scienziati" compiacenti, incaricati di far passare come scientifiche narrazioni capziose della Realtà, per poi far accettare soluzioni interessate. È così (e solo così) che hanno potuto imporre i vaccini anti-Covid (e quelli pediatrici)⁷⁵ applicando l'assurdo *principio di incoscienza*: finché non so per certo che fanno male, li considero sicuri (ed efficaci)! In considerazione della scarsa efficacia dei vaccini (di tutti i vaccini, §13.8, un altro fatto censurato) il buon senso inviterebbe a seguire, invece, (e lo dico da pro-vax!) il *principio di precauzione*: si vaccina solo chi vuole, accettandone i rischi (§14.2). Chi ancora crede che le autorità abbiano agito sempre in scienza e coscienza deve chiedersi perché ci sono verbali ancora segreti ed i protagonisti italiani dell'epoca si oppongono all'istituzione di una commissione d'inchiesta, mentre negli USA tanti funzionari sono reticenti⁷⁶ verso la loro commissione di indagine ed altri si sono avvalsi della possibilità di non testimoniare davanti ad un gran giurì che indaga sui vaccini anti-covid, temendo *"potential professional or personal consequences... possibili conseguenze personali o professionali"*.⁷⁷ Questa è omertà!

Chiudo con un'ultima domanda: serve padroneggiare tutta questa scienza per capire una pandemia? Beh, in questo stralcio dal primo volume (un dialogo, quarto in ordine di pubblicazione) ne faccio a meno!

...Sempre combattuti da chi si affida ai fatti ed alla logica, i sofisti, per favorire chi li assolda, puntano a ridurre la capacità del loro uditorio di osservare la Realtà, rimpiazzandola con una narrazione fatta di verità, mezze verità e falsità: le ideologie. A volte descrivendola in modo così minaccioso da atterrire...

---

⁷⁰ Congresso USA (11/6/2024)
⁷¹ Wei (2024)
⁷² Yang (2024)
⁷³ ANSA (19/1/2024)
⁷⁴ Una sintesi è nel Cap. 1 del secondo volume disponibile nell'anteprima di Amazon.
⁷⁵ Shuart (27/2/2024)
⁷⁶ Weixel (16/2/2024)
⁷⁷ Nava (2/2/2024)

'ATTERRIRE'? VISTO CHE PER VOI LE PAROLE SONO IMPORTANTI, PERCHÉ AVETE SCELTO PROPRIO QUESTA?
Quando si può guardare il pericolo in faccia, si ha "solo" paura ed al nostro comportamento ordinario (più o meno razionale) subentra l'istinto di sopravvivenza che, a seconda dei casi, spinge a scappare o a lottare per cercare di salvarsi...

...SPESSO CON UNA FORZA INASPETTATA...
Infatti. Quando invece il pericolo è invisibile (come sono tutti quelli inventati), si è atterriti, cioè si è "a terra", immobilizzati, pietrificati, disperati e perciò (pre)disposti ad accettare qualsiasi via di uscita ci venga proposta... Ciò che accade con le fobie (percezioni della Realtà illogicamente minacciose come il terrore del buio, dei luoghi chiusi, delle malattie...).

...ED ESSENDO "SOLO" PERCEZIONI, POSSONO ESSERE INDOTTE AD ARTE DAI SOFISTI CHE POI SUGGERISCONO UNA SOLUZIONE INTERESSATA. GIUSTO?
Giustissimo! Se mi imbatto in un serpente pericoloso ma ben visibile, cambio strada; se, invece, annunciassero una malattia (invisibile), sta a me capire se ho a che fare con gente onesta o abili ciarlatani che vogliono atterrirmi per approfittarsi di me.

Significativamente, nel mondo antico questo tipo di paura era personificato in Medusa, un mostro con serpenti per capelli, occhi scintillanti e soprattutto uno sguardo che impietriva. Incaricato di ucciderla, Perseo seguì il piano suggeritogli da Atena (dea della strategia e della sapienza) che lo accompagnava: la sorprende nel sonno e, guardandola attraverso lo specchio fornitogli proprio da Atena per evitarne lo sguardo, la decapita e poi dona la testa alla dea che da allora tiene appesa al suo scudo...

UN'ALLEGORIA FIN TROPPO FACILE DA INTERPRETARE: QUESTO MITO METTE IN GUARDIA DA CHI USA LE SUE CONOSCENZE PER DISTORCERE LA NOSTRA PERCEZIONE DELLA REALTÀ E TERRORIZZARCI. COME, A FIN DI BENE, FANNO GLI ADULTI CON I PROPRI BAMBINI PER METTERLI IN GUARDIA DAI PERICOLI DELLA VITA, RACCONTANDOGLI FAVOLE SPAVENTOSE SULLA CATTIVERIA UMANA...

CHI NON È PIÙ BAMBINO ED HA FATTO TESORO DI QUELLE FAVOLE, SI DIFENDE DAI PROFITTATORI SEGUENDO L'ESEMPIO DI PERSEO: SE UNA NARRAZIONE DELLA REALTÀ ATTERRISCE, BISOGNA GUARDARLA IN MODO DIVERSO. MA CHE SIGNIFICA?

Tutte le ideologie, tutte le narrazioni false della Realtà hanno un punto debole: sebbene cerchino di confondere rifacendosi a conoscenze astruse (come da sempre fanno imbroglioni, maghi e stregoni), la minaccia, per atterrire, deve essere subito comprensibile (malattia o povertà, per esempio). E questo è il loro punto debole: quando la minaccia si concretizza, non dobbiamo più guardarla ideologicamente ma in faccia, verificando se a noi ed intorno a noi accade quanto dicevano e dicono. Prendiamo un'epidemia che dicessero contagiosa e letale per tutti gli infetti, proponendo rimedi infallibili (e costosi) per prevenirla o curarla.

LETALE PER TUTTI GLI INFETTI? MA È UNA GRANDE BUGIA A CUI POSSONO CREDERE SOLO GLI IPOCONDRIACI! L'ESPERIENZA INSEGNA, INFATTI, CHE NESSUNA MALATTIA È MORTALE PER TUTTI. AL PIÙ È PERICOLOSA (NON MORTALE MA PERICOLOSA) PER I FRAGILI, GLI UNICI AD AVER BISOGNO DI RIMEDI PER PREVENIRLA O CURARLA! E COMUNQUE, NON CI SONO RIMEDI INFALLIBILI PERCHÉ SAPPIAMO BENE CHE LE PERSONE REAGISCONO IN MODO DIVERSO ALLA STESSA CURA: ALCUNI GUARISCONO, ALTRI PEGGIORANO, SU ALTRI È ININFLUENTE. PERCIÒ NON BISOGNA MAI ASSUMERLI A CUOR LEGGERO!

Una nozione tanto ovvia che gli antichi greci, che rifuggivano le ambiguità dando un nome proprio ad ogni cosa, di proposito ne avevano uno solo per rimedio medico, veleno e pozione magica: φάρμακον pharmakon! Un fatto che ignorano solo gli ipocondriaci che, ansiosi *irragionevolmente per la propria salute, sono sempre pronti a credere al potere taumaturgico di qualsiasi rimedio gli propongono, che poi sono ben felici di assumere…*

UN MOMENTO… FORSE HO CAPITO: SE CHI PRODUCE RIMEDI INGAGGIASSE SOFISTI IN GRADO DI DIFFONDERE UN'IPOCONDRIA GENERALE, POTREBBE VENDERNE TANTI.

Avete colto il punto! Inoltre, poiché gli ipocondriaci vogliono assumere rimedi e supponendo che in tanti li usassero veramente, allora questi nuovi ipocondriaci attribuirebbero alla loro efficacia la buona salute di gran parte della popolazione, rifiutando la possibilità che loro, essendo sani, non ne avevano bisogno.

ED I PRODUTTORI POTREBBERO VANTARSI ANCHE DI QUESTO!

Esatto! Perciò, se per prudenza quando una minaccia (per esempio un'epidemia) ci investe è bene seguire i consigli degli esperti (i medici) per evitarla, sempre per prudenza dobbiamo accertarci che non ci imbroglino, confrontando ciò che hanno detto e dicono con ciò che accade a noi ed intorno a noi, ponendoci due tipi di domande: quelle per valutare l'entità della minaccia (quanti bambini, adolescenti, ventenni, trentenni… che conosciamo si sono contagiati, sono guariti o deceduti con o senza rimedi?) e quelle per svelare le manipolazioni (colpevolizzano, emarginano e zittiscono gli scettici senza fornire motivazioni logiche?). Se la Realtà osservata fosse diversa e migliore di quella narrata, allora due sarebbero le possibilità: o apparteniamo ad una stirpe di superumani o ci prendono per i fondelli. Se poi si scoprisse che c'è chi lucra sul nostro terrore, dovremmo accettare di non essere superumani.

MA QUESTI SONO DUBBI DA INGENUI! PERCIÒ, DOV'È IL PROBLEMA?

Il problema è che i sofisti sono tanto abili nel terrorizzare (un sentimento più contagioso di qualsiasi epidemia) che le loro vittime rifiutano l'evidenza dei fatti tanto da dimenticare, per esempio, che proverbialmente un evento sporadico (come il decesso di qualche contagiato apparentemente in salute) non è la regola ma solo l'eccezione che conferma la regola (muoiono solo i fragili). Cioè, anche per la saggezza popolare (che non sbaglia mai) usare le eccezioni per leggere la Realtà è un errore.

PERCHÉ, COME DIRESTE VOI, LE ECCEZIONI NON OFFRONO UNA VISIONE LOGICA DELLA REALTÀ MA IDEOLOGICA! COM'È QUELLA DEI FOBICI (GLI IPOCONDRIACI, PER ESEMPIO) CHE, TEMENDO SENZA UNA VALIDA RAGIONE DI ESSERE PROPRIO LORO L'ECCEZIONE, SONO FACILMENTE INFLUENZABILI.

Così, quando la supposta minaccia li investe, le vittime dei sofisti (gente normale che hanno abilmente portato alla fobia) restano legati fanaticamente all'ideologia in cui sono stati indottrinati, perché ormai incapaci di distinguere tra Verità (l'epidemia esiste), mezze verità (c'è un rimedio efficace) e bugie (è letale per tutti). L'unica soluzione…

L'UNICA SOLUZIONE È NON ACCETTARE PASSIVAMENTE LE NARRAZIONI DELLA REALTÀ CHE CI PROPONGONO MA VERIFICARLE RACCOGLIENDO ALTRE INFORMAZIONI E PONENDOSI LE DOMANDE GIUSTE…

… anche ascoltando voci fuori dal coro che potrebbero metterci sulla pista giusta.

Perciò, i sofisti conseguono pienamente l'obiettivo fissato dai loro padroni quando hanno tanto terrorizzato il loro uditorio da trasformare una prudente cautela verso la minaccia (una virtù) in illogica ossessione (il suo vizio opposto). Facciamo il caso di un'epidemia…

…FACCIAMO IL CASO DI UN'EPIDEMIA: SO BENE CHE, CON O SENZA RIMEDI, INTORNO A ME E COME PER QUALSIASI ALTRA MALATTIA, TRA CHI SI È AMMALATO SOLO I PIÙ FRAGILI HANNO SUBITO GRAVI CONSEGUENZE. IO PERÒ RIFIUTO QUESTO DATO DI FATTO E, ANCHE SE GIOVANE E SANO, SPINTO DALL'IPOCONDRIA ASSUMO IL RIMEDIO UGUALMENTE PERCHÉ LO PERCEPISCO EFFICACE CONTRO UN

MALANNO LETALE ANCHE PER ME.

Del resto, cosa dicono i superstiziosi che non vogliono sembrare completamente stolti ed all'antica? So bene che "non è vero, ma ci credo" ugualmente.

"SUPERSTIZIOSI"? SÌ, AVETE SCELTO UNA PAROLA ILLUMINANTE!

E quando l'illogicità guida una comunità, le cose andranno di male in peggio. Ovviamente.

SE TERRORIZZARE È USARE MALE LA SAPIENZA, QUANDO LA SI USA BENE?

Sapienza viene dal latino "saber" che letteralmente significa "avere o sentire odore o sapore" e figurativamente "aver senno, esser saggio."

PERTANTO, CHI USA BENE LA SAPIENZA, È SAGGIO (CIOÈ CAPISCE COSA ACCADE) E PERCIÒ ASSAPORA ED AIUTA ALTRI A CAPIRE E QUINDI AD ASSAPORARE LA VITA...

...chi la usa in modo perverso, fa temere per la propria vita.

OLTRE AD ATTERRIRE, I SOFISTI HANNO ALTRI TRUCCHI?

Tanti! Ad esempio, lasciando intendere di essere onesti e competenti, per scoraggiare chi volesse contraddirli, persuadono il loro uditorio di due cose: innanzitutto che le loro sono affermazioni apodittiche, cioè o sono autoevidenti (e quindi non necessitano di dimostrazioni logiche) o sono dimostrabili in modo inconfutabile (da parte di esperti che detengono una conoscenza non alla portata dei più) perciò occorre fidarsi ciecamente; inoltre, che le loro affermazioni rappresentano il nuovo che avanza. Pertanto, non accettarle significherebbe rifiutare l'evidenza, essere illogici, ignoranti ed all'antica. Poiché a nessuno piace passare per stolto o superato, la cosa funziona bene, come assicura una nostra favola su un re vanitoso e due imbroglioni che pretendono di essere sarti e di avere un tessuto impalpabile ed elegante ma invisibile a stolti ed indegni. Saputolo, il re li invita a corte dove tutti lodano il tessuto e subito ordina un abito. La notizia si sparge e quando il re lo "indossa" e si mostra ai sudditi, anche loro per non apparire stolti ed indegni, ne plaudono l'eleganza. L'unica voce fuori dal coro è quella inascoltata di un bambino che grida "Il re è nudo!" mentre il sovrano continua la sua sfilata nell'ovazione generale.

BELLO: I SARTI SONO I SOFISTI, IL SOFISMA È L'AFFERMAZIONE (FALSAMENTE) APODITTICA DI AVERE UN TESSUTO INVISIBILE A STOLTI ED INDEGNI, IL RE ED I SUOI SUDDITI SONO CHI GLI CREDE PER NON FARE BRUTTA FIGURA, IL BAMBINO RAPPRESENTA LA VOCE IGNORATA DI CHI GUARDA IN FACCIA LA REALTÀ.

Questa favola dice altre tre cose molto importanti: innanzitutto che, per non passare per stolti, anche le persone più istruite ed esperte e quindi influenti (il re e la sua corte) possono cadere nella trappola dei sofisti ed ingenuamente diffondere visioni false della Realtà; inoltre, che dobbiamo essere fiduciosi che i nostri dubbi sono i dubbi di tutti (nessuno, dal sovrano al suo ultimo suddito, vede il tessuto, ovviamente) e quindi manifestarli; infine che, per non essere complici e vittime dei sofisti, non dobbiamo ignorare ma ascoltare attentamente chi, non dando giustamente nulla per scontato, esprime dei dubbi (il bambino) ed aiutarli a capire o, se siamo incapaci di farlo perché sbagliando abbiamo dato troppo per scontato, pretendere con lui nuove prove e spiegazioni, comprensibili ed utili anche a noi.

Buona lettura!

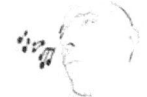

1. Sull'Ideologia e sulla Realtà

Per rendere evidente la sua stretta osservanza "scientifica" nella gestione della pandemia, il governo italiano ha nominato e poi si è fatto consigliare da un collegio di esperti che ha significativamente chiamato *Comitato Tecnico Scientifico* (CTS).

Seguendone le indicazioni, nel mese di ottobre 2020 (il primo autunno di pandemia), giustificò un "*lockdown*" per assicurare "*un Natale sereno*"[78] (cioè senza limitazioni alla libertà di movimento), salvo poi rimangiarsi la parola[79] a causa del peggioramento della situazione che addebitò anche agli "insopportabili" assembramenti prenatalizi sulle strade dello "shopping".[80] Assembramenti però incoraggiati proprio da decisioni schizofreniche dello stesso governo che, mentre invitava i cittadini a non affollarsi, li attirava nei negozi "fisici" con il "*cash back*" per promuovere i consumi (che pare siano aumentati del 50%).[81] Per non parlare degli annunci di nuove strette che spingono chi non vive in ville e mega-appartamenti (cioè i più) ad approfittare di qualche "ora d'aria", finché possibile.

È chiaro che ad ottobre l'analisi della situazione e l'evoluzione prevista erano sbagliate. Cioè si trattava di semplici opinioni di "esperti" (e di politici) che della Realtà (la natura del virus, le sue dinamiche di trasmissione e gli ovvi effetti collaterali delle singole iniziative governative) avevano un quadro confuso ed inaffidabile e perciò tiravano ad indovinare. Almeno in apparenza perché, con il senno di poi, si potrebbe anche supporre che spingessero per raggiungere un obiettivo predeterminato, imponendo una visione ideologica della Realtà e perciò interessata per definizione, trasformando la Scienza in un vincolo esterno per condizionare/giustificare le scelte di governo. Uno schema ripetutosi anche la primavera successiva quando, dopo un nuovo allentamento delle restrizioni in seguito al calo naturale di ricoveri e decessi per malattie infettive dopo il picco ricorrente della stagione fredda, molte regioni passarono in zona rossa[82] e, da Pasqua che cadeva ai primi di aprile, ne fu imposta una nazionale[83] per fronteggiare una nuova ed "inspiegabile" impennata, poche settimane dopo l'avvio della vaccinazione di massa, su cui ritorneremo offrendone una chiave di lettura diversa.

---

[78] ANSA (26/10/2020)
[79] ANSA (19/12/2020)
[80] ANSA (14/12/2020)
[81] ANSA (26/12/2020)
[82] ANSA (6/3/2021)
[83] ANSA (12/3/2021)

Quante volte, invece, discutendo fra noi, abbiamo sentito chi non accettava passivamente la narrazione promossa da chi sa e può, prevedere, per la necessità di mantenere un minimo di rapporti sociali (dal fare la spesa a ricevere pacchi a visitare genitori anziani o raggiungere, per i più che non possono lavorare da casa, il posto di lavoro e lì restare in contatto con altri per ore), l'aumento dei contagi invernali (quando la nostra salute è notoriamente più vulnerabile) facendo l'ovvia analogia fra la Covid-19 e malanni con identiche dinamiche di trasmissione come il raffreddore (un altro coronavirus)[84] o l'influenza stagionale (che, in silenzio, solo nel 2016/17 si è portata via ben 25mila persone)?[85] E, per lo stesso motivo, quegli stessi giudicavano inutili le restrizioni estive (stagione in cui siamo invece più resistenti ad un po' tutte le malattie), a partire dal "distanziamento sociale" sulle spiagge, visto il potere antisettico dei raggi UV (non a caso usati con le lampade germicide) che, mentre ci abbronzano, ostacolano la diffusione, nei mesi più assolati (non solo al mare), delle infezioni trasmesse per via aerea?

A questo punto una domanda sorge spontanea: poiché la Covid-19 si diffonde come il raffreddore e l'influenza e prima della pandemia ed in ogni periodo dell'anno siamo entrati, usciti e restati in luoghi chiusi ed affollati (bus, scuole, cinema, negozi, centri commerciali...) senza ammalarci, perché oggi dovremmo preoccuparci?

---

[84] ISS (23/1/2020)
[85] Rosano (2019)

2. SULLA FISICA DEL CONTAGIO

Spesso ci sono nozioni scientifiche semplici e note a tutti per inquadrare correttamente i termini di un problema ed indirizzarne lo studio.

Per la Covid-19 un buon punto di partenza è la constatazione che non c'è alcuna prova della "contagiosità" dei portatori sani.[86] Detta in modo brutale: il respiro non è contagioso, neppure quello di un "contagiato". Il motivo, come spesso accade, è facile da spiegare e da capire, soprattutto in questo caso visto che il principio fisico coinvolto è ben noto a tutti: gli agenti patogeni sono "espulsi" espirando e del respiro seguono il destino: quello delle "nuvole" prodotte da chi fuma o quando respiriamo in un ambiente freddo ed umido che vanno inevitabilmente verso l'alto, trasportando con se eventuali cellule infette in esse contenute, per poi disperdersi uccidendole visto che in quelle condizioni non sopravvivono.[87] Che poi è lo stesso principio fisico sfruttato, per esempio, dai fratelli *Montgolfier* nel 1783 per il primo volo umano e da molto prima dai cinesi per far volare le loro lanterne magiche. Tanto basta per capire perché all'aperto non si corre il rischio di infettarsi per via aerea. Una cosa ben nota ai nostri governanti che una foto rubata durante un ricevimento all'aperto ad un G7 del 2021 ritrae, al contrario delle foto ufficiali, senza mascherine ed irrispettosi del distanziamento sociale.[88] Non si corrono rischi neppure in ambienti chiusi e ben aerati come dimostra un concerto-esperimento supervisionato da ricercatori svoltosi in Germania già nel 2020:

> Seated indoor events, when conducted under hygiene precautions and with adequate ventilation, have small effects on the spread of COVID-19... Gli eventi con posti a sedere ed al chiuso, se condotti con precauzioni igieniche e con un'adeguata ventilazione, hanno scarse conseguenze sulla diffusione della COVID-19.[89]

Esperimento poi ripetuto a Barcellona senza registrare contagi tra i 5mila partecipanti,[90] nonostante gli affollamenti inevitabili all'ingresso ed all'uscita. Del resto, come si legge nel verbale desegretato per ordine del Tar del Lazio[91] della "task-force coronavirus" istituito al Ministero della Sanità, già il 2/2/2020 alle nostre autorità politiche e sanitarie era noto che "*la trasmissione da parte dei casi asintomatici è rara* [ed] *è la tosse lo strumento attraverso cui il virus si*

---

[86] Cao (2020)
[87] Nella scia di un fumatore non sentiamo il suo respiro che, come abbiamo visto, va verso l'alto, ma le pungenti molecole aromatiche che il tabacco sprigiona bruciando e che, non essendo in una calda nuvola di vapore, restano ad altezza d'uomo. Analogamente ai profumi che si diffondono grazie alla loro base alcolica che evapora ed avvolge le persone che li indossano.
[88] BBC (13/6/2021)
[89] Moritz (2020)
[90] ANSA (27/4/2021)
[91] ANSA (9/6/2021)

diffonde".[92] Concetto ribadito pochi giorni dopo: *"non c'è trasmissione del virus prima della comparsa della sintomatologie e, quindi, il contagio può avvenire al più contemporaneamente al verificarsi della sintomatologia stessa"*.[93] Insomma, colpi di tosse, starnuti e sputacchiamenti vari espellono gocce di saliva (*droplet*) con dentro, quando c'è un'infezione in atto nelle vie respiratorie, cellule infette, che solo così possono sopravvivere all'aria e, se inalate, contagiare. Un'eventualità che le mascherine riducono. Pertanto, i luoghi di contagio sono gli ambienti "sigillati" (come le nostre case in inverno quando si arieggia poco) dove i portatori conclamati di qualche infezione (Covid-19 o altro), tossendo disperdono la loro carica virale che ha modo di saturare l'ambiente, aumentando la possibilità di contagiare.[94] Certamente non, per esempio, in un mercato rionale all'aperto. Non a caso, quando si parla di epidemia si parla sempre anche di focolai (*cluster*) che colpiscono comunità piccole che condividono spazi comuni al chiuso (come l'unico bar di un paesino, la sala di svago di un ospizio o l'ufficio di colleghi di lavoro).

Addirittura, i medici belgi, nel settembre 2020 (cioè quando la Covid-19 si conosceva già bene) in una lunga lettera aperta, dopo aver analizzato le caratteristiche della Covid-19 e le misure adottate, così concludono:

> *As doctors and health professionals,... Come medici ed operatori sanitari, di fronte ad un virus che, in quanto a nocività, mortalità e trasmissibilità, si avvicina all'influenza stagionale, non possiamo che rifiutare queste misure assolutamente sproporzionate.*
> - *Chiediamo quindi la fine immediata di tutte le misure.*
> - *Mettiamo in dubbio la legittimità degli attuali esperti di consulenza, che si incontrano a porte chiuse.*
> - *Visti risultati dell'Inchiesta extra-parlamentare Corona,[95] chiediamo un esame approfondito del ruolo svolto dall'OMS e della possibile influenza dei conflitti di interesse al suo interno. L'OMS è anche al centro della lotta contro "l'infodemia", cioè la censura sistematica di tutte le opinioni dissenzienti nei media.[96] Ciò è inaccettabile per uno Stato democratico in uno Stato di diritto.[97]*

L'*inchiesta extra-parlamentare Corona* citata nella lettera è, come si evince già dal nome, un'inchiesta indipendente sull'operato dell'OMS e dei governi per risolvere la (supposta) pandemia provocata dal Corona(virus).

---

[92] Ministero della Salute (8/6/2021), verbale desegretato del 2/2/2020 p.1 e p.2
[93] Ministero della Salute (8/6/2021), verbale desegretato del 6/2/2020 p.2
[94] Bazant (2021)
[95] ACU (3/7/2020)
[96] Commissione Europea (10/6/2020)
[97] Belgian *medical doctors* Open Letter (5/9/2020)

3. Sugli Interventi Non Farmaceutici (INF)

Gli interventi per difendersi da un'epidemia possono essere genericamente classificati in due categorie: interventi farmaceutici (ospedalizzazione, vaccini e, da oggi, le terapie geniche e le vaccinazioni di massa) e non farmaceutici (*lockdown*, coprifuochi, divieti di spostamenti e zone colorate, mascherine, divieto di ingresso a chi ha febbre o quant'altro nei luoghi pubblici al chiuso, lavarsi spesso le mani, arieggiare frequentemente i locali specie se vi soggiornano non conviventi). In questo capitolo ci occuperemo solo di questi ultimi partendo dalle conclusioni di uno studio che ne ha valutato l'efficacia confrontando i dati dichiarati da diversi paesi (anche l'Italia) che, a riguardo, hanno fatto scelte molto diverse:

> While small benefits cannot be excluded, we do not find significant benefits on case growth of more restrictive NPIs [NonPharmaceutical Interventions]. Similar reductions in case growth may be achievable with less-restrictive interventions... sebbene piccoli benefici non siano da escludere, l'applicazione di INF [Interventi non farmaceutici] molto restrittivi non riduce i contagi in modo significativo: risultati analoghi possono essere conseguiti anche con misure più blande. [98]

Deduzioni confermate dal confronto dei dati di EuroMOMO (l'*Osservatorio Europeo sulla Mortalità* che porta il conto dei decessi per malattia) dell'Italia (in alto) che ha implementato misure INF dure (come i *lockdown*) e della Svezia che invece ne ha implementate di blande:

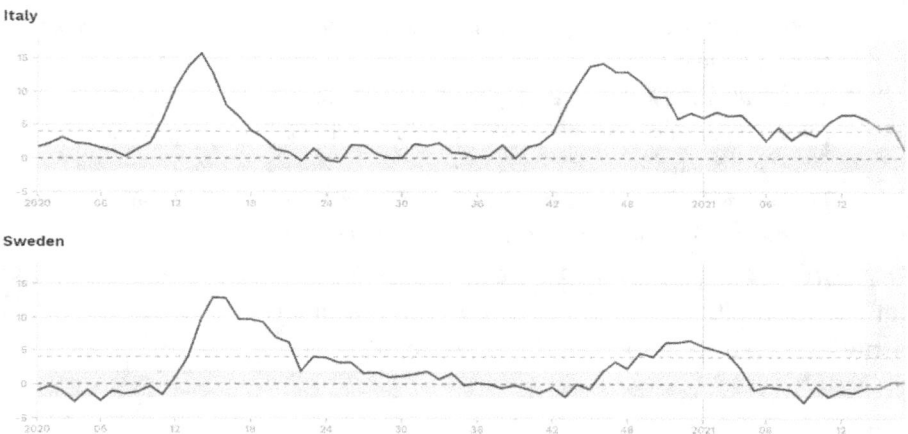

Figura 1: Mortalità in eccesso in Italia (in alto) e Svezia durante la pandemia. Serie "EuroMOMO, Graphs and maps"

È evidente l'inefficacia dei sacrifici imposti alla popolazione italiana nel 2020

---
[98] Bendavid (2020)

per evitare la "seconda ondata" che è stata molto più contenuta in Svezia, come confermano anche i dati cumulativi dei decessi di solo Covid-19 nello stesso periodo per milione di abitanti, con la Svezia sempre migliore dell'Italia:

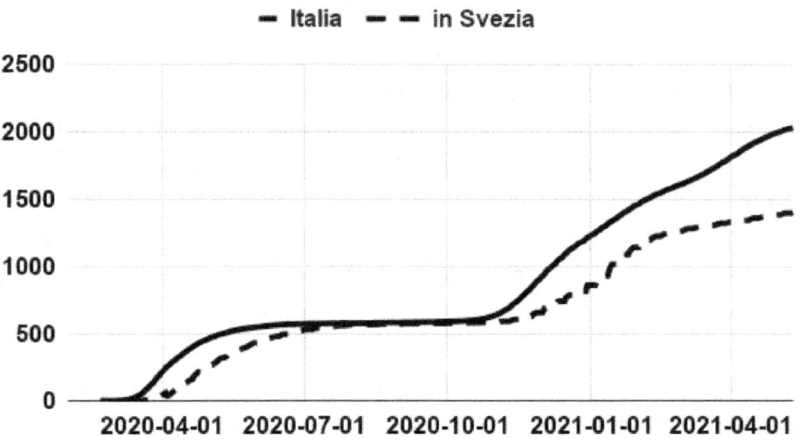

Figura 2: Mortalità per la Covid-19 ogni milione di abitanti in Italia (in alto) e Svezia, dalla serie "OurWorldInData, covid"

Da cui si deduce che la mortalità
1. della prima ondata (febbraio-settembre 2020, che prese tutti di sorpresa) è stata sia in Italia sia in Svezia dello 0,05%;
2. della seconda (ottobre 2020-maggio 2021), molto più lunga, in Svezia si è attestata sullo 0,08% contro lo 0,13% dell'Italia;
3. dei mesi più assolati è ai minimi perché ci si contagia di meno in quanto teniamo le finestre aperte e ci si incontra per lo più in strada invece che, come in inverno, in luoghi chiusi dove si respira il respiro degli altri.

Sempre EuroMOMO mette a disposizione anche la distribuzione della mortalità in eccesso divisa per età.[99] Da quelli di sintesi a livello europeo si possono apprendere diverse altre lezioni molto importanti:
1. è evidente la stagionalità della mortalità per malattia con un picco nel pieno dell'inverno anche degli anni precedenti alla pandemia, causato dall'influenza stagionale. Picco che decresce per sparire già verso febbraio;
2. fino ai 44anni non c'è differenza tra il 2020/21 e gli anni precedenti;
3. sempre fino a 44anni, non si nota una stagionalità (cioè i decessi sono più o meno equamente distribuiti lungo tutto l'anno);

---
[99] Serie EuroMOMO, *Graphs and maps*

4. nella parte centrale (e più assolata) dell'anno, anche per gli over 44anni la mortalità è ai minimi e non ci sono grosse differenze da un anno all'altro;
5. man mano che si considerano le fasce che includono persone sempre più avanti negli anni, si formano picchi centrati sull'inverno via via più accentuati (non solo nel 2020/21) che da soli formano quelli sul totale.

Per quanto riguarda in particolare i decessi per Covid-19 in Italia, i dati dell'*Istituto Superiore della Sanità* dicono che al 21/7/2021 solo il 3% dei deceduti non aveva patologie pregresse note (il 67%, ne aveva almeno 3 tra ipertensione, diabete, cardiopatia ischemica, fibrillazione atriale, demenza ed insufficienza renale), la loro età media era di 80 anni, l'1,1% aveva meno di cinquant'anni e lo 0,3% meno di quaranta.[100] Dati identici a quelli raccolti alla vigilia della campagna vaccinale.[101] Fatti noti alle nostre autorità politiche e sanitarie fin da febbraio 2020, come si capisce leggendo i verbali della "task-force coronavirus" dove si afferma, in base ai dati giunti dalla Cina, che *"la maggior parte dei decessi sia legata a patologie (quali malattie cardiovascolari, ipertensione e diabete)"*.[102] Da cui si deduce che, come per l'antinfluenzale, gli unici che necessitano di una prevenzione vaccinale sono gli anziani ed i fragili, ovviamente. Tutti gli altri, proprio come con l'antinfluenzale, possono farne tranquillamente a meno. C'è però una stranezza in questi dati: 80anni è vicinissima all'età media dei deceduti in Italia fino al 2019 (81,4anni).[103] Una coincidenza che non può essere solo un caso e che si può spiegare solo supponendo che la stragrande maggioranza muore "con" la Covid-19, non "per" la Covid-19 (due quadri clinici totalmente diversi). Anche su questo ritorneremo più avanti.

Da quanto appena detto è chiaro che un INF blando come il divieto di ingresso in luoghi chiusi (scuole, supermercati, uffici, treni e quant'altro) a chi ha febbre, tosse e raffreddore basta ed avanza per mettere al sicuro i sani; un altro INF blando come la mascherina mette invece al riparo da chi "sputacchia" parlando, lì ed altrove, perché potrebbe essere verso la fase finale di incubazione della Covid-19 conclamata o altro e non saperlo. Senza dimenticare altri due INF ugualmente importanti: lavarsi spesso le mani ed arieggiare frequentemente i locali. È per questo che uno studio molto esteso condotto in Italia nel 2020 non ha trovato una correlazione fra l'apertura occasionale delle scuole (dove sono molto ligi nell'applicare gli INF) e l'aumento dei contagi nella

---

[100] ISS (21/7/2021)
[101] ISS (16/12/2020)
[102] Ministero della Salute (8/6/2021), verbale desegretato del 18/2/2020 p.1
[103] Serie "Istat, Decessi"

popolazione.[104] Del resto un rapporto dell'Istituto Superiore della Sanità sempre del 2020 così conclude:

> *Allo stato attuale delle conoscenze le scuole sembrano essere ambienti relativamente sicuri, purché si continui ad adottare una serie di precauzioni ormai consolidate quali indossare la mascherina, lavarsi le mani, ventilare le aule, e si ritiene che il loro ruolo nell'accelerare la trasmissione del coronavirus in Europa sia limitato. L'esperienza di altri Paesi, inoltre, mostra che il mantenimento di un'istruzione scolastica in presenza dipende dal successo delle misure preventive adottate nella comunità più ampia. Quando sono in atto e ampiamente seguite misure di mitigazione sia a scuola che a livello di comunità, le riaperture scolastiche pur contribuendo ad aumentare l'incidenza di COVID-19, causano incrementi contenuti che non provocano una crescita epidemica diffusa.[105]*

Forse perché, com'è stato accertato, i più giovani sono di norma immuni al virus[106] e non contagiosi.[107]

È vero che altri studi[108] giudicano, ad esempio, le mascherine poco efficaci nei confronti della Covid-19, contraddicendo in parte quanto appena detto. A riguardo è forse però il caso di ricordare il loro impiego nelle sale operatorie dove (insieme all'utilizzo di camici sterili, la disinfezione delle mani ed altro) da decenni sono reputate sufficienti per evitare la trasmissione di infezioni ai pazienti "sotto i ferri" da parte dell'*equipe* medica: se non lo fossero, se ne sarebbero accorti. No? Senza contare che le sale operatorie sono spesso affollatissime (ma anche ben ventilate) e che le operazioni durano ore, cioè sono molto più affollate di quanto lo siano di norma negozi e cattedrali dove rimaniamo molto meno per fare la spesa o assistere ad una funzione, soprattutto da quando gli ingressi sono contingentati e, nel caso di tante chiese, i soffitti sono altissimi.

---

[104] Gandini (2020)
[105] Rota (2020)
[106] Yang (2021)
[107] Munro (2020)
[108] ECDC (8/4/2020)

4. Accadde sulla Diamond Princess

Un caso esemplare per valutare la reale pericolosità della Covid-19 è l'evoluzione dell'epidemia scoppiata sulla nave da crociera *Diamond Princess* nel gennaio-febbraio 2020, all'inizio della pandemia quando di INF ancora non si parlava.[109] Per comprendere in pieno cosa accadde, serve però una premessa.

4.1. Sulla vita a bordo

Come sa chiunque abbia mai fatto una crociera, ci si imbarca dopo una lunga e lenta fila per il *check-in* insieme a tutti gli altri passeggeri, al più separati dal bagaglio tra i piedi; poche ore dopo si è obbligati a partecipare ad un'esercitazione che coinvolge anche gran parte dei membri dell'equipaggio, radunando tutti in pochi ambienti presso le scialuppe; poi ci si divide in gruppi per conoscere il proprio referente che illustra la vita di bordo; quindi tutti, cartina alla mano, esplorano la nave con la stessa curiosità dei bambini; infine, secondo il proprio turno seguito dopo pochi minuti dal successivo, chi ha pagato di più va al ristorante con tavoli per una decina di persone (o, in alternativa, al buffet, sempre aperto per tutti), quindi (sempre divisi in turni intervallati di pochi minuti) tutti vanno a teatro per assistere allo spettacolo serale per poi chiudere la giornata partecipando a qualche affollatissima festa a tema. Per fare tutto questo si usano continuamente gli ascensori per passare da un ponte all'altro, prima, dopo o insieme a chi capita, salutando tutti con un bel sorriso; gli ambienti dello stesso ponte sono invece collegati da lunghi corridoi, intelligentemente progettati per accentuare la sensazione di profondità e non far notare i soffitti *bassissimi* ai claustrofobici. Nei giorni successivi ci sono le escursioni in bus più o meno piccoli ma sempre pieni, lezioni di origami, ballo ed altre attività di gruppo con animatori e ciascun passeggero segue una propria routine che comprende anche piscina, palestra, solarium e quant'altro, insieme a passeggeri ed animatori sempre diversi. Passeggeri che, in base a quanto spendono, hanno cabine con balconcini, solo finestre o la foto di qualche bel panorama appesa al muro (non oso immaginare le sistemazioni dell'equipaggio, molti dei quali forse per giorni non prendono una boccata d'aria fresca). Insomma, tutti dipendono per lunghe ore dagli impianti di condizionamento i cui filtri sono studiati (diversamente da quelli sugli aerei) per catturare i *droplet* più grossi e che hanno bisogno di tempo per riciclare completamente l'aria dei singoli ambienti (cabine, corridoi, ascensori, buffet, cucine, ristoranti, teatro...).

---

[109] "Pandemia di COVID-19 sulla Diamond Princess" su it.wikipedia.org

4.2. Sul contagio

Tra i passeggeri che la *Diamond Princess* trasportò dal Giappone ad *Hong Kong* tra il 20 ed il 25 gennaio 2020 c'era un ottantenne che da ben prima soffriva di tosse e raffreddore. Crocerista che fece tutto quanto detto finora, tossendo e contaminando gli ambienti che frequentava con quanto aveva in corpo. Cosa? Sottoposto a test una settimana dopo lo sbarco, risultò positivo alla Covid-19, diventando il *"Paziente 0"* e la nave, ormai tornata in Giappone, fu posta in quarantena. La vita a bordo proseguì però per giorni come al solito, con spettacoli e feste, bar, locali e palestre aperte, finché i test individuarono i primi contagiati. A quel punto si cercò di contenere l'epidemia confinando tutti, nei limiti del possibile (qualcuno doveva pur cucinare e portare da mangiare), nelle loro cabine. Si giocarono la carta del *lockdown*, insomma.

Test ripetuti periodicamente trovavano però sempre nuovi contagiati, dimostrando che il *lockdown* non era la strategia giusta, finché furono tutti evacuati e rimpatriati.

Uno studio[110] basato non su dati sperimentali raccolti a bordo della nave ma su modelli matematici, attribuisce un ruolo nella diffusione del contagio anche agli *aerosol* (particelle di respiro più piccole dei *droplet*). Possibile, viste le particolarissime condizioni di vita a bordo per cui molti (se non tutti, almeno tra i passeggeri) hanno inevitabilmente incontrato più e più volte il *"Paziente 0"* o respirato nella sua scia, usato gli ascensori in sua compagnia o assistito a qualche spettacolo sedendogli accanto.

Venendo ai numeri, la nave trasportava 3711 persone: 2666 passeggeri (età media 69anni) e 1045 membri dell'equipaggio (età media 35anni).

Prima di dare anche i numeri dell'epidemia, suggerisco di riflettere un attimo e provare ad indovinare quanti furono i deceduti tra l'equipaggio (a rappresentanza dei più giovani) e tra i passeggeri (a rappresentanza dei più anziani). Ebbene, a fine marzo, tra i passeggeri si erano registrati 567 contagiati e 14 deceduti; 145 contagiati invece tra i membri dell'equipaggio, tutti sopravvissuti; insomma, su un totale di 3711 individui, 712 furono i contagiati (il 19%) tra i quali si contarono 14 (l'1,97%) decessi.

4.3. Sulle lezioni apprese

La proporzione tra giovani e meno giovani a bordo ed a terra è molto diversa,

---

[110]Azimi (2021)

perciò i numeri finali dell'epidemia sulla *Diamond Princess* devono essere rielaborati per farli "sbarcare".

Se, ad esempio, applicassimo i dati della *Diamond Princess* all'Italia scegliendo l'equipaggio in rappresentanza dei "giovani" ed i passeggeri per i meno giovani, si potrebbe assumere che gran parte dell'equipaggio aveva un'età compresa tra i 20 ed i 50 anni (cioè ±15 rispetto alla loro età media di 35). Allora, visto che la metà della popolazione italiana ha meno di 50anni,[111] è sufficiente moltiplicare il numero dei membri dell'equipaggio (1045) per 2,552 per pareggiare il numero dei passeggeri (2666) facendo passare i contagiati tra l'equipaggio da 145 a 370. Poiché, inoltre, al di sotto dei 50anni la mortalità tra i contagiati per Covid-19 in Italia prima del lancio della campagna vaccinale si attestava sull'1,15%,[112] un valore che alle nostre autorità sanitarie doveva essere noto fin da subito perché, come abbiamo già visto, è rimasto invariato anche con la vaccinazione, allora si possono aggiungere al conto finale altri 4 decessi che così passano da 14 (quelli dei passeggeri) a 18, portando il numero dei deceduti tra i contagiati (567+370) dall'1,97% allo 1,92%, valori vicinissimi al 2% calcolato a livello mondiale:[113] è bello quando i conti tornano. Se la percentuale dei decessi sui contagiati è "giusta", il numero dei contagiati (il 17% di chi era a bordo) è probabilmente eccessivo perché, come abbiamo visto, le occasioni di infezione su una nave sono più frequenti che a terra. Prendendo però per buona il tasso di mortalità dello 0,26%,[114] si può stimare che su una nave la Covid-19 colpisce 7 volte più duramente che a terra. In ogni caso, il 2% è un'inezia in confronto al tasso di mortalità di, per esempio, Ebola che, a seconda delle varianti, va dal 25% all'90% dei contagiati.[115]

Insomma, a marzo 2020 chi avesse studiato il caso della *Diamond Princess* avrebbe appreso tutto ciò che occorreva sapere per affrontare la pandemia:
1. I lockdown non servono a contenere un'epidemia;
2. È molto difficile contagiare perché, anche in condizioni particolari come quelle a bordo di una nave da crociera (neppure confrontabili a qualsiasi luogo chiuso a terra), con untori in giro, tantissimi anziani e senza INF, più dell'80% della popolazione non ha contratto l'infezione;
3. La Covid-19 non tocca i giovani in salute, rappresentati sulla nave dall'equipaggio che non registrò vittime;

---

[111] Serie: ISTAT, Popolazione italiana al 1° gennaio
[112] ISS (16/12/2020)
[113] Serie "OurWorldInData, Mortality Risk of COVID-19"
[114] Ioannidis (2021)
[115] ISS (1/8/2019)

4. Visto che i deceduti della *Diamond Princess* sono un passeggero di sessant'anni, 6 settantenni e 4 ottantenni (di tre non è nota l'età), allora una cura particolare deve essere posta per salvaguardare gli anziani;
5. La Covid-19 se la prende con i malaticci, i "fragili", come probabilmente erano tutti e 14 i deceduti rispetto ai coetanei.

Che poi sarebbero cose che degli "esperti" veri avrebbero dovuto già sapere visto che sono considerazioni valide anche, per esempio, per le epidemie da influenza stagionale.

Si può anche ipotizzare che se all'imbarco ed a bordo fossero stati in vigore gli INF che oggi sono prassi comune e fosse stata attiva una sorveglianza sanitaria continua per individuare, isolare ed evacuare immediatamente chi mostrava sintomi di un'infezione in atto, probabilmente non sarebbe successo nulla e le navi da crociera sarebbero state considerate oasi felici ed avrebbero continuato a navigare un altro po'.

Finché tutto questo non è smentito, chi sconsigliasse passeggiate, suggerisse "distanziamenti sociali" generalizzati o spingesse per chiudere luoghi aperti come i mercati rionali (danneggiando tanti piccoli commercianti) e lasciare aperti luoghi chiusi come i supermercati (che hanno dietro la potentissima grande distribuzione), esprimerebbe opinioni infondate. *Lockdown*, coprifuochi e zone colorate poi, sono fuori da ogni logica sia perché, dati alla mano, inutili a contenere la diffusione del virus sia per le conseguenze nefaste sull'economia e sulla salute psico-fisica di chi li subisce.

5. Sui lockdown

Non insistere con il *lockdown* sulla *Diamond Princess* può forse sorprendere ma ha una sua logica: se un periodo di isolamento congruo (ad esempio i fatidici quaranta giorni di una quarantena che per la Covid-19 sono le due settimane di incubazione del virus) non riesce a contenere un'epidemia, allora non c'è più nulla da fare perché le condizioni ambientali ed i contatti, sebbene ridotti al minimo, consentono comunque la diffusione del contagio. Senza contare che continuare a tenere le persone segregate può essere controproducente perché favorisce la diffusione di qualsiasi contagio tra conviventi. Una logica che vale per ogni popolazione, sia a bordo di una nave sia tra i confini di uno Stato. Detta in altro modo: se un *lockdown* non porta miglioramenti immediati, è inutile insistere.

5.1. Sui limiti di utilizzo

L'inviato speciale dell'OMS per la Covid-19 ha espresso chiaramente i limiti di utilizzo dei lockdown:

> We in the World Health Organization do not advocate lockdowns as the primary means of control of this virus... All'Organizzazione Mondiale della Sanità non pensiamo ai lockdown come allo strumento giusto per controllare questo virus. Crediamo, invece, che un lockdown possa servire per guadagnare tempo per raccogliere, riorganizzare e riequilibrare le risorse, oltre che per proteggere gli operatori sanitari esausti. In generale, però, siamo per evitarli.[116]

Vale a dire che se la Covid-19 aveva colto, ad esempio, l'Italia impreparata perché il suo piano anti pandemia non era aggiornato da 11 anni[117] ed i tagli alla sanità nel frattempo avevano portato alla chiusura di ospedali, ridotto i posti nelle terapie intensive e nei reparti di malattie infettive, invalidandolo, cercare di contenere l'epidemia con un *lockdown* era un tentativo che andava fatto come sulla nave *"per raccogliere, riorganizzare e riequilibrare le risorse"*, nella speranza che su una popolazione distribuita geograficamente potesse portare qualche vantaggio. Passata la prima ondata grazie all'arrivo delle belle giornate, bisognava prepararsi alle successive, adeguando reparti per malattie infettive e le terapie intensive e dimenticarsi dei *lockdown* perché inefficaci e dai costi altissimi.

---

[116] Videointervista a David Nabarro di Andrew Neil (8/10/2020)
[117] Ministero della Salute (8/6/2021), verbale desegretato del 15/2/2020

5.2. Sui costi

I costi dei lockdown sono elencati sommariamente dal funzionario dell'OMS nel resto dell'intervista già menzionata:[118] aumento di povertà e malnutrizione oltre alla mancata istruzione che causerà altra miseria.

Insomma, usare i *lockdown* come strumento principale per contenere un'epidemia sarebbe come usare un cacciavite per piantare un chiodo o un martello come cacciavite: all'inizio può anche apparire una soluzione intelligente ma ben presto o si fanno danni o ci si fa molto male con gli inevitabili effetti collaterali che, benché facilmente prevedibili, sono ostinatamente ignorati. Ed infatti, come i *lockdown* non hanno contenuto la prima ondata, non sono stati in grado né di prevenire né di contenere la seconda. È, insomma, un altro esperimento fallito voluto da sedicenti esperti. Lo dicono i dati, cioè lo dice la Scienza (quella vera).

5.3. Sui costi per Italia

Già nel luglio 2020 l'ISTAT certificava per l'Italia che "*la crisi economica seguita allo scoppio della pandemia della COVID-19 si presenta come la peggiore del dopoguerra*".[119]

Oltre a questi costi economici ce ne sono anche di umani.

Se in Italia nel 2020 sono 75mila i decessi attribuiti ufficialmente alla Covid-19, ben 30mila sono i morti in più (80 al dì) rispetto a quelli attesi per patologie non Covid-19 (cancro, dializzati,...)[120] e 2mila le diagnosi in ritardo di tumore negli adolescenti[121] perché la riorganizzazione della sanità voluta dai consiglieri scientifici delle nostre autorità politiche e sanitarie durante la pandemia considera chi non ha la Covid-19 un malato di serie B, come denuncia la richiesta di rientrare nella normalità da parte del personale dei reparti oncologici spostato in quelli "Covid".[122] Del resto basta pensare a quante visite ed accertamenti periodici abbiamo, volenti o nolenti, "saltato" personalmente per intuire che più d'uno ci ha rimesso la salute quando non la pelle. Elenco di vittime

---

[118] Videointervista a David Nabarro di Andrew Neil (8/10/2020)
[119] ISTAT (2020), p.19
[120] ADNKronos (6/2/2021)
[121] ANSA (13/2/2021)
[122] F.A.V.O. (s.d.)

che diventa enorme aggiungendo il 30% della popolazione italiana che ha subito traumi psicologici dai *lockdown*[123] (percentuale che, a livello internazionale, sale al 50% tra i giovani),[124] a cui bisogna ancora aggiungere il raddoppio dei casi di pubertà precoce registrato sempre in Italia nel 2020 rispetto all'anno prima[125] e gli effetti sul fisico a lungo termine un po' su tutti (dalla perdita del tono muscolare ai chili di troppo che pagheremo prima o poi e che già alleggeriscono i nostri portafogli, a giudicare dalla frequenza in aumento delle pubblicità di cibi dietetici, antinfiammatori, ansiolitici e regolatori del sonno o intestinali che passa in TV).

È lecito chiedersi se la somma di tutti questi "danni collaterali" (sull'economia e sulla salute dei cittadini, con il suo tragico elenco di morti e feriti) non preventivati dai governi che si sono succeduti, siano veramente superiori a quanto si sarebbe registrato trattando la pandemia come un'epidemia particolarmente virulenta, magari imponendo solo INF blandi come le mascherine, arieggiare i locali, lavarsi le mani, impedire l'accesso ai luoghi chiusi senza mascherina o con sintomi evidenti di qualche infezione.

---

[123] ANSA (15/2/2021)
[124] ILO (2020) p. 11
[125] Verzani (2021)

6. Sui virus e sui vaccini

Dopo gli interventi non farmaceutici, è il momento di occuparci anche di quelli farmaceutici. Prima però scopriamo cosa sono i virus ed i vaccini.

6.1.　Sui virus

Diversamente dalle cellule che sono degli esseri viventi completi, i virus sono così semplici che non hanno i mezzi per svolgere funzioni essenziali come riprodursi, obbligandoli ad introdursi in una cellula per sfruttarne a questo scopo gli organuli. Non a caso sono classificati come *parassiti intracellulari obbligati*. Il motivo è che sono troppo piccoli per avere tutto quanto serve per svolgere questa funzione in autonomia: se una cellula fosse grande quanto un uovo, un virus sarebbe un piccolo frammento del suo guscio. Un virus è infatti costituito solo da un virione (il suo codice genetico fatto di RNA o di DNA) racchiuso in un involucro detto capside che espone verso l'esterno delle proteine che lo caratterizzano e distinguono da ogni altro. E basta. Compito delle proteine sul capside è di agganciarne altre complementari e specifiche di un qualche tipo di cellula, per poi forzarne la membrana e consentire al virione di penetrare e replicarsi, danneggiandola. Perciò le proteine sul capside sono anche dette antigeni nel senso di *contrari ai geni del DNA dell'ospite*, quelle sulla cellula invece ricettori. Di qui in poi ci concentreremo sui virus ad RNA.

Poiché il DNA della cellula è confinato nel nucleo, usa un tipo particolare di RNA per istruire i ribosomi a produrre (anche) le proteine di cui la cellula stessa ha bisogno: l'mRNA, l'RNA messaggero. I ribosomi però non sono in grado di capire se l'mRNA è legittimo (cioè proviene dal nucleo) oppure no ed i virus ad RNA ne approfittano per replicarsi. Alcuni fino a far "scoppiare" la cellula, liberando tutte le sue repliche che così possono infettarne altre; altri riproducendosi con la cellula, in attesa di attivarsi quando il corpo dell'ospite è indebolito dall'attacco di qualche altro agente patogeno.

6.2.　Sulla Covid-19 e sul SARS-CoV-2

Nel caso della malattia Covid-19, il virus è il SARS-CoV-2: *Severe Acute Respiratory Syndrome-CoronaVirus-2*, cioè *CoronaVirus 2 che causa una Sindrome Respiratoria Grave ed Acuta* perché punta al sistema respiratorio: i suoi antigeni (le famigerate proteine "spike") agganciano i ricettori ACE2 delle cellule epiteliali più o meno simili in tanti esseri viventi. Cellule che formano la cute, rivestono l'apparato respiratorio, circolatorio, urogenitale e molto altro, tutte "agganci" potenziali per le spike. Quando però un SARS-CoV-2 entra proprio in quelle dell'apparato respiratorio innesca, replicandosi e diffondendosi, una *Sindrome Respiratoria Grave ed Acuta*. È tuttavia difficile credere che non faccia danni anche nelle altre cellule epiteliali, gettando nuova luce sul fatto che *"la maggior parte dei decessi sia legata a patologie (quali malattie cardiovascolari, ipertensione e diabete)"*.[126]

6.3. SUL SISTEMA IMMUNITARIO

Poiché il corpo è ricoperto dalla cute che, se integra (cioè senza ferite, lesioni, abrasioni o ustioni), è una barriera protettiva formidabile contro gli agenti patogeni, i virus entrano nell'organismo per lo più attraverso le mucose, tessuti morbidi, sottili e fortemente irrorati di sangue che rivestono l'apparato digerente (dalla bocca all'ano), respiratorio (dalle narici ai polmoni) ed urogenitale (glande nell'uomo, utero e vagina nelle donne e poi uretra e vescica per tutti), oltre che l'interno delle palpebre e delle orecchie (cioè le mascherine in un luogo chiuso e poco arieggiato servono a poco). Una volta entrato, trasportato da cellule infette, il virus si ritrova nell'apparato circolatorio che lambisce ogni cellula per alimentarla ed ossigenarla. A quel punto si lascia andare fino a raggiungere quelle che ha nel mirino per introdurvisi e replicarsi, sfruttandone i ribosomi. Come tutte le proteine da questi sintetizzate, anche qualcuna delle repliche del virus si scomporrà in frammenti che la cellula esporrà sulla sua superficie esterna per farle vagliare dal sistema immunitario. Quando questo non ne riconosce qualcuno come "legittimo" o "proprio" (self), si attiva contro tutte le cellule che li espongono per distruggerle e così debellare l'infezione.

In prima battuta scende in campo il sistema immunitario innato, cioè con le capacità ereditate dai genitori di contrastare un'infezione; quindi, scatta quello acquisito, cioè prova con i metodi che ha applicato con successo in passato contro altre infezioni. Se non funzionano, allora impara a riconoscere le proteine illegittime sulla superficie cellulare attraverso qualche suo "determinante antigenico" (o epitopo) cioè i segmenti caratteristici che lo individuano come estraneo, per poi produrre anticorpi specifici (anche loro delle proteine) che vi si legano, neutralizzandoli. Anticorpi che, rimanendo in circolo (anche se in numero sempre più ridotto con il passare del tempo), ne conservano memoria per riconoscere e fronteggiare rapidamente infezioni future dello stesso tipo di virus. Anticorpi che il feto acquisisce durante la gestazione con lo scambio sanguigno con la madre ed il neonato con l'allattamento.

---

[126] Ministero della Salute (8/6/2021), verbale desegretato del 18/2/2020 p.1

Naturalmente, più il sistema immunitario è lento ad agire, più si allarga l'infezione, rendendo l'ospite facile preda di attacchi patogeni opportunistici.

6.4. SUI FENOMENI IMMUNOLOGICI AVVERSI

In occasione di una reinfezione si possono osservare due fenomeni immunologici che consigliano cautela prima di autorizzare un vaccino.

Il primo è il *peccato originale antigenico (Original Antigenic Sin o OAS)*:[127] il sistema immunitario a volte, invece di creare nuovi anticorpi in seguito ad una reinfezione, resta bloccato sulla sua memoria immunologica (gli anticorpi sviluppati in risposta alla prima infezione), anche quando l'attacco viene da un virus mutato (cioè con nuovi epitopi). Con la dengue, ad esempio, un vaccinato o un contagiato con una variante del virus non genererà anticorpi contro un'altra dopo una *nuova vaccinazione o un nuovo contagio. Problema che si cerca di risolvere mettendo a punto un vaccino valido contro tutti e 4 i ceppi del virus, sperando che sia una buona idea (e lo si scoprirà solo dopo). Lo stesso è stato osservato con il virus dell'HIV che è altamente mutageno (come tutti quelli ad RNA), con l'epatite C e due ceppi dell'influenza stagionale (2007 e 2009).[128]

Il secondo è il *potenziamento anticorpo-dipendente (Antibody-Dependent Enhancement*, ADE):[129] se gli anticorpi non neutralizzano gli antigeni di una reinfezione, è come se li favorissero nell'aggancio della membrana, aumentando infettività e virulenza. Fenomeno osservato con la dengue e l'HIV (di nuovo), la febbre gialla ed ipotizzato con alcuni coronavirus.[130]

6.5. SUI VACCINI

I vaccini sono virus depotenziati o morti che, benché innocui (o quasi), una volta inoculati sono riconosciuti come ostili dal sistema immunitario, stimolando la produzione di anticorpi che saranno pronti per affrontare una infezione vera. Interagendo con una cosa delicata come il sistema immunitario,

> Normalmente, il tempo impiegato a sviluppare un vaccino è molto lungo e prevede un alto tasso di insuccessi. Il periodo di ricerca preliminare può andare dai due ai cinque anni e, per arrivare allo sviluppo completo del prodotto, possono passare anche dieci anni. Questo perché la messa in commercio di un vaccino richiede che vi sia certezza totale sulla sua efficacia e sulla sua sicurezza.[131]

---

[127] Francis (1960)
[128] "Peccato originale antigenico" in it.wikipedia.org
[129] Hawkes (1964)
[130] "Potenziamento anticorpo-dipendente" in it.wikipedia.org
[131] Humanitas (16/11/2020)

6.6. Sull'immunità di gregge

Sebbene sia spesso un motivo di contesa considerare l'immunità naturale preferibile a quella conferita dai vaccini tra chi vuole le vaccinazioni e chi crede che mini l'integrità biologica umana, questo è un "dettaglio" su cui spesso si può sorvolare. Entrambi, infatti, dimenticano che né l'immunizzazione in seguito ad una vaccinazione né ad un'infezione è per sempre in quanto i titoli (la quantità) di anticorpi sviluppati in entrambi i casi diminuisce nel tempo.

Prendiamo il caso di malattie innocue per i bambini ma pericolose per gli adulti come varicella, morbillo, parotite, ... In questo caso la vaccinazione di massa (l'obbligatorietà per i bambini significa quello) è una scelta politica avventata dal punto di vista sanitario in quanto prima stabilisce e poi mina l'immunità di gregge, cioè la protezione da una malattia infettiva di una popolazione (il gregge) quando abbastanza individui sono immuni (grazie a vaccinazioni o infezioni precedenti), impedendo l'insorgere di un'epidemia. Quando le cose vanno secondo natura, infatti, la popolazione tipica colpita sono i bambini, l'età in cui i linfociti che producono anticorpi sono ai massimi e quindi si è più pronti ad affrontare un'infezione che di norma si supera senza conseguenze.[132] Una volta che il sistema immunitario ha imparato a riconoscere quei virus, quando negli anni li "incontra" di nuovo (ad esempio giocando con fratellini, figli o nipoti) ha l'occasione per rinfrescare la propria memoria immunitaria. Quanto serve per non contrarre la malattia. La vaccinazione di massa dei bambini, evitandogli l'infezione elimina anche le occasioni per gli adulti di rinverdire la memoria immunitaria che così sbiadisce sempre più in un numero crescente di individui. Individui che, nel caso malaugurato di incontrarla da adulti nel nostro mondo globalizzato, soffriranno gravi complicazioni, ponendo le premesse per una vaccinazione periodica.

Pertanto, le autorità politiche e sanitarie ed i genitori-pazienti-contribuenti-elettori devono effettuare per ciascun vaccino un'analisi di rischi e benefici e, nell'ambito di quest'analisi, la sicurezza (intesa come frequenza di eventi avversi) è secondaria rispetto all'effettiva necessità. Vale a dire: è giusto voler evitare malattie come la poliomielite ed il vaiolo, ma la varicella e l'influenza sono un'altra cosa. Solo su questa base si può decidere su come regolarsi: obbligo vaccinale o lasciar fare alla natura?

---

[132] Yang (2021)

7. SULLE TERAPIE GENICHE

Gli interventi farmaceutici contro la Covid-19 (come per qualsiasi altra malattia) possono essere divisi in terapeutici (le cure somministrate ai contagiati) e preventivi. Qui ci occuperemo di questi ultimi.

7.1. SULLE TERAPIE GENICHE AD mRNA

Dopo i *lockdown*, un'altra "grande" novità della soluzione tecnica alla pandemia è che, diversamente dal passato, non sono stati realizzati vaccini (cioè virus depotenziati o morti che, una volta inoculati, stimolano nell'ospite la produzione di anticorpi) bensì terapie geniche (cioè codice genetico che istruisce le cellule dell'ospite per fargli produrre gli antigeni del virus che esporrà sulla propria superficie, così da simulare un'infezione e stimolare la produzione degli anticorpi per fronteggiarla). Un metodo a lungo studiato ma mai uscito dai laboratori prima d'ora. Una novità che è stata propagandata dalle autorità (scientifiche e politiche) come risolutiva, senza mai considerare la possibilità che invece potrebbe essere una fregatura e trattarsi solo di *una fallacia del ricorso alla novità*.[133] In quest'analisi delle terapie geniche vale la pena iniziare da come le descrive l'Istituto Superiore della Sanità:

> *I vaccini attualmente in uso in Italia usano la tecnologia a mRNA (Pfizer-Biontech e Moderna) e quella a vettore virale (Astrazeneca).*
> *Nel primo caso il vaccino a Rna induce l'immunità fornendo a cellule umane esclusivamente le istruzioni per produrre un frammento del virus, la proteina Spike, che indurrà la produzione di anticorpi specifici verso il virus SARS-CoV-2. Con questi vaccini, quindi, non viene somministrato alcun virus, né vivo né attenuato, e la sola proteina spike non può causare infezione o malattia. Nel secondo caso si tratta di un vaccino a vettore virale che utilizza una versione modificata dell'adenovirus[134] dello scimpanzé, non più in grado di replicarsi, come vettore DNA per fornire le istruzioni per sintetizzare nel nucleo delle cellule umane la proteina spike di SARS-CoV-2. Una volta prodotta, la proteina può stimolare una risposta immunitaria specifica, sia anticorpale che cellulare. [...] Una eventuale malattia COVID-19 successiva alla vaccinazione, può essere quindi causata solo da una infezione naturale del virus, contratta indipendentemente dal vaccino.*[135]

Tralasciando il fatto che l'ISS usa propagandisticamente il termine improprio (e fuorviante) di "vaccini" per indicare le "terapie geniche", da qui in poi ci concentreremo solo su quelle ad mRNA, il metodo più impiegato.

---

[133] Nel volume 2 e 3 di questa serie si illustrano diversi esempi di ragionamenti sbagliati. Fra questi c'è la "fallacia del ricorso alla novità" in cui cade chi, per principio, preferisce sempre il nuovo al vecchio.
[134] Adenovirus, sono i virus che attaccano le adenoidi (le tonsille)
[135] ISS (s.d.)

Per ciò che ci interessa, l'mRNA fornisce ai ribosomi le istruzioni per produrre proteine. Diversamente dal DNA, l'RNA è fragilissimo, perciò le terapie ad mRNA devono essere conservati a decine di gradi sottozero[136] e per inocularlo è incapsulato in liposomi (sfere di grassi microscopiche di cui le cellule si "nutrono") che, indistinguibili dagli altri liposomi, penetrano facilmente nelle cellule dove liberano l'mRNA che raggiunge i ribosomi, istruendoli a produrre le proteine *spike*. Proteine che, come tutte le altre, la cellula di tanto in tanto scompone esponendone i frammenti sulla propria superficie che il sistema immunitario riconosce come estranei attraverso qualche loro epitopo, per poi produrre anticorpi che vi si legano per neutralizzarli, preparandosi così a combattere l'infezione vera. Nel frattempo, l'mRNA originale si decompone e sparisce.[137] Insomma, si inducono alcune cellule del vaccinato a produrre *"frammenti di virus"* (le proteine spike), partendo dal presupposto che non possano *"causare infezione o malattia"* e perciò *"una eventuale malattia COVID-19 successiva alla vaccinazione, può essere quindi causata solo da una infezione naturale del virus, contratta indipendentemente dal vaccino"*. Cioè l'ISS considera le proteine spike innocue ed esclude la possibilità che potrebbero causare effetti collaterali (come ammalarsi di Covid-19), fosse solo come conseguenza dello stress fisico causato dall'attivazione del sistema immunitario per fronteggiare un'infezione provocata ad arte. Si dimentica, però, che i liposomi usati per diffondere l'mRNA non sono virus che una volta riconosciuti come ostili sono bracccati e distrutti dal sistema immunitario, ma sfere di grasso qualsiasi che perciò possono entrare in circolo senza allarmare il sistema immunitario, arrivare ovunque, penetrare in decine di migliaia di cellule e lì innescare la produzione di proteine spike. Cellule che perciò verrebbero attaccate dal sistema immunitario per sradicare la "finta" infezione, anche se di organi importanti e vitali, con conseguenze imprevedibili. Gli esperti dell'ISS sono troppo ottimisti? Veicolare le terapie geniche nei liposomi è un rischio per definizione? Farsele inoculare è da temerari? Anche di questo ci occuperemo più avanti.

7.2. SUL PROBLEMA DELLE VARIANTI

Chi ha sviluppato le terapie contro la Covid-19 ha fatto un bel lavoro: grazie alla *fotografia microscopica* hanno constatato che i "frammenti del virus" prodotti dai vaccinati sono veramente sosia delle proteine spike del SARS-CoV-2.[138] Questo sempre in teoria, ma all'OMS il 20/5/2021 ne erano così convinti

---

[136] ANSA (26/3/2021)
[137] CDC (4/3/2021)
[138] Watanabe (2001)

da affermare che *"Tutte le varianti del virus che sono emerse finora rispondono ai vaccini disponibili e approvati"*.[139] Certo che si farebbe la figura del peracottaro se un'affermazione così perentoria si dimostrasse falsa. Purtroppo per l'OMS, due settimane dopo (il 5/6) le autorità britanniche (quando il 60% della popolazione aveva ricevuto la prima dose ed il 40% anche la seconda)[140] si dicevano preoccupate per la variante che nel linguaggio politicamente corretto è stata definita Delta[141] e che già l'8/6 aveva fatto aumentare i contagi del 90%.[142] Il 12/6 si viene a sapere che *"finora sono morte in totale 42 persone per la variante Delta del Covid-19 (cioè quella indiana) e di queste 12 avevano ricevuto doppia dose di vaccino da almeno 14 giorni. Quanto agli altri, 23 non erano vaccinati e sette avevano ricevuto la prima dose da almeno 21 giorni"*.[143] Cioè il 45% dei deceduti era vaccinato (la seconda dose serve "solo" a rafforzare la memoria immunitaria a lungo termine). Vista la situazione, poche ore dopo il governo di Sua Maestà annunciò di valutare il rinvio di un mese dell'*Indipendece day*, cioè l'abolizione delle ultime restrizioni rimaste dai *lockdown*,[144] decisione ufficializzata il 14/6[145] e che è poi scattato veramente il 19/7 (anche se con il nome di *"freedom day"*).[146] Addirittura ad agosto si è saputo che vaccinati e non vaccinati trasmettono la variante delta allo stesso modo e con la stessa facilità di un raffreddore o la varicella o il morbillo.[147] Anzi, i vaccinati sono portatori di cariche virali superiori ai non vaccinati ma la vaccinazione ne attenua i sintomi (cioè tardano ad ammalarsi) rendendoli dei super diffusori[148] ed hanno anche più probabilità degli altri di essere infettati da varianti portatrici di mutazioni che non corrispondono ai loro anticorpi:[149] indizi di OAS ed ADE (§6.4)? Si spiegano così le impennate di contagio post vaccinazione che, come vedremo, sono state osservate ovunque. Qui *qualcuno* ha fatto la figura del peracottaro. Anche l'EMA che ancora il 1/7 affermava che *"con due dosi di vaccino si è protetti contro la variante Delta"*, perciò occorreva insistere con i fragili.[150] Un altro esempio che per la gente comune è difficile capire quando degli "esperti" esprimono opinioni o teorie fondate sui fatti.

---

[139] ANSA (20/5/2021)
[140] Serie "OurWorldInData, Covid"
[141] ANSA (5/6/2021)
[142] ANSA (8/6/2021)
[143] ANSA (12/6/2021)
[144] ANSA (12/6/2021b)
[145] ANSA (14/6/2021)
[146] ANSA (19/7/2021)
[147] Abutaleb (29/7/2021)
[148] Chau (2021)
[149] Servellita (2021)
[150] ANSA (1/7/2021)

8. Sui dati "ufficiali"

Raccogliere bene i dati che descrivono un fenomeno naturale, formulare delle ipotesi su come si sviluppa per poi scegliere quell'unica che si accorda con tutti i dati disponibili e progettare esperimenti per verificarla ulteriormente, sono i principi guida per interpretare la Realtà attraverso la Scienza, scoprire come (verosimilmente) funziona e trarne qualche vantaggio, come trovare una soluzione ai problemi che quei fenomeni pongono. Anche quando si tratta di una malattia contagiosa. Criteri noti a tutti, perciò non applicarli significa usare la Scienza non per conoscere la Realtà e schivarne le minacce a beneficio di tutti ma per soddisfare interessi particolari, personali o corporativi.

In questo capitolo vedremo come la narrativa dell'estrema pericolosità della Covid-19 sia stata costruita manipolando alcune soluzioni tecniche che hanno consentito di gonfiare ad arte il conto dei decessi e dei contagi. Cominciamo da questi ultimi.

8.1. Sui test PCR

Riguardo ai contagiati, la loro ricerca a tappeto è, dopo INF e terapie geniche, un'altra novità tecnica introdotta per la gestione della Covid-19, da cui sono poi dipese le iniziative di contenimento (lockdown ed isolamento fiduciario) che sarebbero cose buone e giuste se anche il metodo usato per individuarli, il famoso "tampone" analizzato con tecniche di biologia "molecolare", fosse buono e giusto. Per capire qual è la Realtà, partiamo da questi.

La prima cosa da considerare è che, poiché la ricerca casa per casa dei contagiati non era mai stata fatta, mancavano esperienza e strumenti di diagnosi affidabili, rapidi e poco costosi per realizzarla. Seguendo l'esempio del CDC statunitense che il 4/2/2020 ne ottenne l'autorizzazione in emergenza (in quanto mai utilizzata in campo diagnostico) da parte della FDA,[151] tutti hanno poi adottato la tecnica PCR (Polymerase Chain Reaction, Reazione a Catena della Polimerasi) inventata nel 1983 da *Kary Mullis* (1944-2019) e premiata nel 1993 con un Nobel per la Chimica. Una tecnica fino ad allora usata per tracciare impronte genetiche per test di paternità, in medicina legale, per determinare la compatibilità tra donatore e ricevente in un trapianto di organi... Sebbene, infatti, il 99,9% del DNA è lo stesso tra tutti gli esseri umani, quello 0,1% di differenza è sufficiente per individuare (eccetto che per i gemelli monozigoti) esattamente una persona o le similitudini proprie dei nuclei familiari. Tecnica

---

[151] FDA (5/2/2020)

utilizzata proficuamente anche in campo zootecnico e botanico. L'analisi del DNA non è però così semplice perché spesso (come nella saliva sui mozziconi di sigarette raccolti dai detective nei film polizieschi) ce ne sono solo tracce insufficienti per farci qualsiasi cosa. Problema risolto dalla PCR che isola il DNA, lo "purifica" selezionandovi solo i frammenti di interessi (qualche cosa da quel 0,1% caratteristico) per poi clonarli (cioè li duplica) ciclicamente decine di volte in poco tempo (i test "rapidi" restituiscono il loro esito in un quarto d'ora): dopo il primo ciclo il materiale purificato raddoppia, dopo 11cicli è già amplificato mille volte, dopo 21cicli ne sono disponibili un milione di copie, dopo 31cicli un miliardo, dopo 41cicli un bilione... mentre la quantità del resto del genoma, non duplicato, diventa sempre più marginale. Si va avanti così finché, ad un certo punto, si avrà la quantità sufficiente dei frammenti per l'analisi (tutte operazioni fatte in automatico). Pertanto, il risultato del test PCR dipende da due parametri: la significatività dei frammenti cercati ed il numero di cicli. Naturalmente, se dopo anche un numero esagerato di replicazioni non è stato possibile trovare i frammenti di interesse, in campo medico o forense il test è considerato negativo.

Insomma, il test PCR risponde alla domanda *"Ci sono i frammenti di DNA cercati?"*. È, cioè, di tipo qualitativo, non diagnostico. La domanda a cui rispondere per la diagnosi di un'infezione virale è, infatti, un'altra: *"c'è il virus integro, vivo e vegeto ed in quantità sufficiente per infettare?"*

8.2. Sull'individuazione dei contagiati

Com'è stato adattato il test PCR per diagnosticare la capacità di trasmettere la Covid-19? Si è giustamente pensato di ricercare la presenza del SARS-CoV-2 su un tampone orofaringeo o nasale che consiste nel prelievo, con un batuffolo posto sull'estremità di un bastoncino, delle cellule superficiali della mucosa del faringe posteriore o del rinofaringe (da dove, se abbiamo un'infezione in atto, si staccano droplet ed aerosol contagiosi quando starnutiamo, tossiamo o "sputacchiamo"). Batuffolo fatto di materiale sintetico capace di trattenere molto più materiale organico dell'ovatta a cui rassomiglia.

Questa è la parte facile. Quella difficile è individuare il SARS-CoV-2. Una possibilità è di effettuare un sequenziamento genetico per determinare se è veramente quello che si cerca e di quale variante si tratta. Un processo però lungo e costoso. Alla fine, invece si è scelto di cercare di 3 geni che insieme lo caratterizzano abbastanza: E (che è comune anche ad altri coronavirus); N (con le due varianti N1 e N2), presenti anche in virus che causano altre SARS; RdRP (o

ORF1, con le sue varianti).[152] Pertanto non è detto che se si trovano questi geni si ha veramente a che fare con un SARS-CoV-2 né che è vivo e vegeto.

Inoltre, come abbiamo già visto, il patrimonio genetico del SARS-CoV-2 è RNA non il DNA per far funzionare l'analisi PCR. Perciò il materiale trattenuto dal tampone è sottoposto a due PCR: la prima è detta **rt** (Reverse Transcription, RetroTrascrizione) che parte dall'RNA per sintetizzare (trascrivere) la sua sequenza in un campione di DNA complementare a singolo filamento (cDNA); la seconda è detta **RT** (Real Time) e cerca i tre geni di cui prima nel cDNA per poi clonarli ripetutamente, "purificandolo" dal genoma rimanente, fermandosi non appena trova uno, due o tutti e tre i geni in funzione della precisione desiderata. La tecnica è perciò chiamata complessivamente **rt-RT PCR**.

C'è però ancora un problema da risolvere per l'utilizzo della PCR in campo diagnostico: quanti cicli effettuare? È, infatti, evidente che se su un campione a bassa carica virale (ad esempio perché il paziente ha già superato la malattia ed il tampone preleva poche cellule infette insufficienti per saturare un ambiente e contagiare altri) si eseguono molti cicli di clonazione, si ottiene lo stesso risultato che su un campione ad alta carica virale (perché l'infezione è conclamata, con sintomi come tosse e febbre ed il tampone preleva tantissimi virus) su cui se ne eseguono pochi. Per non parlare della possibilità che cercando solo dei frammenti questi potrebbero essere di virus simili (cioè con gli stessi geni) o morti in quanto il paziente ha superato la malattia ed i globuli bianchi non hanno ancora avuto il tempo di spazzarne via i resti. Pertanto, l'eventuale positività al test indica solo la presenza dei frammenti cercati dell'RNA, non del virus vitale ed in quantità sufficienti per contagiare.[153]

Questi due parametri (quali geni cercare ed in quanti cicli) devono perciò essere calibrati per minimizzare sia il numero di falsi negativi sia dei falsi positivi[154] e così rendere la PCR utile anche per la diagnosi di contagiosità:

- Un test falso negativo significa che il soggetto è lasciato a "piede libero" sebbene contagioso e quindi con la possibilità di infettare altri;
- Un test falso positivo significa che al soggetto possono essere imposti arresti domiciliari inutili o somministrate cure sbagliate o, addirittura, essere ricoverato con chi ha veramente la Covid-19 ed infettarsi.

A riguardo, le autorità politiche e sanitarie italiane hanno stabilito che

In aree con diffusa trasmissione COVID-19 è considerata sufficiente quale diagnosi di laboratorio la positività al test RT-PCR rilevata su un singolo gene target di SARS-CoV-2. Test di

---

[152] Soglio (16/2/2021)
[153] Wölfel (2020)
[154] Surkova (2020)

conferma devono essere effettuati solo per i campioni in cui il risultato è difficilmente interpretabile o il ciclo soglia in RT-PCR è maggiore di 35. In questi casi si raccomanda di ripetere il test su una nuova raccolta di campione.[155]

Visto che tutta l'Italia è diventata ben presto un'unica area *"con diffusa trasmissione COVID-19"*, se accontentarsi di uno solo dei tre geni è poco dal momento che diminuisce la probabilità di capire se ci si trova di fronte al virus cercato e vivo, 35 cicli con le sue 17miliardi di repliche di quell'unico gene sono forse troppi per dire che il soggetto ha l'alta carica virale che serve per produrre droplet ed aerosol contagiosi. Almeno questa è l'opinione di chi ha messo a coltura il materiale raccolto da tanti tamponi per verificare se poi si sviluppava una colonia di SARS-CoV-2 (l'unico test diagnostico che consente di valutare veramente la contagiosità), scoprendo che chi è positivo oltre i 24[156] o tutt'al più 25[157] cicli non è contagioso.

Insomma, i test rt-RT PCR non possono essere precisi. Lo ha ammesso anche la CDC il 21/7/2021 ritirando la sua richiesta di uso in emergenza come strumento diagnostico perché non distinguono neppure fra influenza stagionare e Covid-19 e perciò, prima dell'inverno, intende passare a test "multiplex" in grado di farlo:[158] negli USA nel 2020 si sono registrati "appena" 646 decessi per influenza, contro gli oltre 24mila del 2019.[159] Ed in Italia? I dati sull'influenza 2019 e 2020 non sono ancora noti, ed i centri diagnostici (chissà perché?) non dichiarano il numero di cicli usati (hanno forse ricevuto istruzioni a riguardo?) sebbene, come abbiamo visto, sia un parametro essenziale per valutare la contagiosità:[160] sarebbe come se in un'analisi del sangue dicessero che si ha il colesterolo oltre la norma ma non di quanto. Assurdo.

Chissà quanti sono stati ricoverati nei reparti Covid benché avessero solo l'influenza, hanno contratto il virus dai contagiati veri e sono poi deceduti? Chissà quanti sono stati in isolamento fiduciario benché perfettamente sani, vivendo ore di angoscia per sé ed i propri familiari? Chissà quanti lockdown inutili abbiamo subito, giustificati dalle percentuali di tamponi positivi che erano invece dei falsi positivi? Questo accade quando i dati sono raccolti male.

Da segnalare uno studio che ha indagato la ragione per cui tra chi ha superato la Covid-19 ci sono alcuni che continuano ad essere positivi, ipotizzando che il codice del SARS-CoV-2 (o una sua parte) si sia integrato nel loro DNA,

---

[155] Ministero della Salute (20/3/2020)
[156] Bullard (2020)
[157] Jaafar (2021)
[158] CDC (21/7/2021)
[159] McFall (25/7/2021)
[160] Service (29/9/2020)

magari proprio quello dei geni cercati con l'rt-RT PCR.[161] Ebbene, poiché anche le terapie geniche introducono RNA nelle cellule, è ben possibile che anche questo RNA si integri in chi lo riceve e se in qualcuno dovesse istruire le cellule a produrre continuamente proteine spike, sarebbe un bel guaio.[162]

8.3. Sul conteggio dei deceduti

Ora passiamo ai decessi che sono contati anche peggio dei contagi dal momento che, a metà aprile 2020 e solo ed esclusivamente per la Covid-19, l'OMS ha introdotto un'altra innovazione tecnica:

> A death due to COVID-19 is defined for surveillance purposes as a death resulting from a clinically compatible illness, in a probable or confirmed COVID-19 case, unless there is a clear alternative cause of death that cannot be related to COVID disease (e.g. trauma)....
> In mancanza di una chiara causa alternativa di morte riconducibile alla COVID-19 (ad es. un trauma), a fini statistici un decesso deve essere attribuito alla COVID-19 nei casi di contagio confermato, probabile o se derivante da una malattia clinicamente compatibile.[163]

Naturalmente qui per "*contagio confermato o probabile*" si intende un tampone (o altro) positivo o dubbio, diventando una rete che cattura tutto. Rete che l'OMS invita ad usare a "strascico" sui deceduti chiedendo di considerare chi muore "con" la Covid-19 come se morisse "per" la Covid-19 (due quadri clinici completamente diversi) insieme a chi muore con sintomi compatibili alla Covid-19 (ad esempio il mal di gola) e la causa del decesso non è un trauma (centrato da un pianoforte caduto dal 20° piano), anche senza un test ad affermarlo: le statistiche che deriverebbero da questo modo bizzarro di raccogliere i dati rimanderebbero un'immagine distorta della Realtà. Che poi è quella che ci viene propinata giornalmente da governi e media, visto che tutte le autorità sanitarie nazionali si sono adeguate. Ad esempio, quelle statunitensi hanno tradotto questa direttiva come segue (il grassetto è già nell'originale):

> COVID-19 should be reported on the death certificate for all decedents where the disease caused **or is assumed to have caused or contributed to death**... Sui certificati di morte si deve riportare COVID-19 per tutti i deceduti per i quali la malattia ha causato **o si presume abbia causato o contribuito alla morte**.[164]

Quelle italiane sono state ancora più esplicite

> In presenza dei criteri presentati nel paragrafo 2, occorre sempre riportare COVID-19 come causa di morte.[165]

---

[161] Zhang Liguo (2020)
[162] Wilson (15/8/2021)
[163] WHO (16/4/2020) p.3
[164] Schwartz (24/3/2020)
[165] ISS (8/6/2020) p. 5

E tra i criteri del "paragrafo 2" c'è (in alternativa ai tamponi o altro, positivi o dubbi) l'aver mostrato, prima del decesso, sintomi come dolori muscolari, cefalea, mal di gola... che però sono anche di tanti altri malanni. Banalmente l'influenza, i cui morti sono conteggiati tra quelli "Covid-19" se non c'è un test clinico chiaramente negativo che dimostri il contrario.

Le conseguenze dell'applicazione di questi criteri sono esemplificate dalla direttrice del dipartimento alla salute dell'Illinois:

> *If you were in a hospice and had already been given a few weeks to live, and then you also were found to have Covid that would be counted. It means, technically even if you died of clear alternate cause, but you had Covid at the same time, its' still listed as a Covid death. Everyone who is listed as a Covid death, doesn't mean that was the cause of the death, but they had Covid at the time of death... Se [il deceduto] era in un ospizio con poche settimane di vita ed aveva la Covid, la sua morte è attribuita alla Covid. Questo significa tecnicamente che anche chi muore per altre cause ma ha la Covid, è contato tra i morti per la Covid. Tutti coloro che sono nell'elenco dei morti Covid, non significa che sono morti per la Covid, solo che avevano la Covid.*[166]

Per chi non capisce (o finge di non capire), questo significa che anche un asintomatico (cioè un positivo ai test senza problemi polmonari e che, come ormai sappiamo per esperienza, sono i più) che muore di vecchiaia o per qualcuna delle patologie succitate di cui magari soffriva da decenni, è contato tra i deceduti Covid. Così non sorprende che, analizzando 161mila decessi attribuiti negli USA con le "nuove" regole alla Covid-19, si è scoperto che con le "vecchie",[167] che chiedevano un'attribuzione certa, sarebbero stati meno di 10mila (il 6%).[168] Un valore plausibile visto che il tasso (gonfiato) di mortalità pre-campagna vaccinale dei contagiati in Italia era del 3,5%[169] ed il suo 6% fa 0,21%, confrontabile con 0,26%, il tasso di mortalità calcolata da uno studio sul bollettino sempre dell'OMS.[170] A titolo di confronto, il tasso di mortalità dell'influenza in Italia è 0,1%,[171] cioè dello stesso ordine di grandezza, dando ragione ai medici belgi (§2). 0,26% è un numero che però non compare mai sui media. Chi pensa a male (ma spesso c'azzecca) potrebbe anche credere che lo nascondano per non rovinare il business dei vaccini: visto che il 99,74% dei contagiati guarisce, chi baratterebbe questa possibilità di sopravvivere al contagio con il rischio ignoto di eventi avversi alle terapie geniche? Un'osservazione che vale soprattutto per chi non ha patologie note visto che per loro un esito fatale si

---

[166] Videodichiatazione di Ngozi Ezike del 27/4/2020
[167] CDC (2003)
[168] Ealy (2020)
[169] Il 27/12/2020 si contavano 2.047.696 contagiati e 71.925 decessi: Serie "OurWorldInData, Covid"
[170] Ioannidis (2021)
[171] AGI (26/2/2020)

verifica allo 0,0078%,[172] cioè hanno il 99,9922% sopravvive.

Visto che i decessi nel 2020 attribuiti alla Covid-19 sono stati 75mila[173] allora, accettando la stima del 6%, quelli veramente morti "per" la Covid-19 potrebbero essere meno di 5mila mentre gli altri sono morti o "con" la Covid-19 o di influenza. E chi si sarebbe spaventato per 5mila morti in più? Visto, inoltre, che l'influenza stagionale solo nel 2016/17 ha falciato 25mila italiani[174] senza suscitare allarme sociale o sanitario, neppure 75mila è un numero che, se ben rapportato alla Realtà, dovrebbe fare tanta paura, dal momento che è anche confrontabile ai 30mila decessi attribuibili ai *lockdown*.[175]

Agli organi di governo dell'OMS piace, però, esagerare e così mentre accreditano il tasso di mortalità dello 0,26% ai media dicono che le vittime della Covid-19 "*sono almeno il doppio, il triplo di quelle ufficiali*".[176] Se facciamo due volte e mezzo, questo significa che, visto che in Italia nel 2020 sono stati registrati un totale di 750mila decessi, allora senza la Covid-19 si sarebbero dovuti registrare 75x2,5=190mila decessi in meno, cioè circa 560mila, cioè un inverosimile 15% in meno della media del quinquennio precedente.[177] E va bene che "*se gli racconti una bugia, non raccontargliela piccola, ma grossa*",[178] ma veramente all'OMS credono che siamo cretini? Quanto detto finora suggerisce che il livello di governo dell'OMS (e non solo) è scollegato da quello tecnico-scientifico e segue un'agenda propria.

8.4.   SULLA MANIPOLAZIONE DEI DATI

Le statistiche sul numero di morti e contagiati sono pilotabili: basterebbe diminuire il numero di cicli PCR e cercare tutti e tre i geni per ridurne il numero; basterebbe ristabilire l'attribuzione certa dei decessi per ridurli ulteriormente. Anzi, essendo determinazioni politiche, sono modifiche che possono essere apportate senza che i più se ne accorgano. Come negli USA dove hanno ridotto, per i vaccinati, il numero di "cicli" per individuare il virus da 40[179] (quaranta!) a non più di 28,[180] rendendo impossibile un confronto tra vaccinati e non.

---

[172] ISS (21/7/2021)
[173] ISTAT (5/3/2021)
[174] Rosano (2019)
[175] ADNKronos (6/2/2021)
[176] ANSA (21/5/2021)
[177] Serie "ISTAT, Tabella regionale dei decessi"
[178] Nel volume 2 e 3 di questa serie si analizza "*Questione di psicologia*", un cartone della Disney (1943) dove si spiegano ai bimbi di tutte le età 4 tecniche di persuasione di massa. Una è la frase citata.
[179] Mercola (13/5/2021)
[180] CDC (2021)

Cambi che possono apportare a loro piacimento visto che non avrebbero alcuna conseguenza pratica sulla diffusione del contagio.

I numeri della pandemia sono stati, perciò, manipolati ad arte per raggiungere obiettivi economici, politici e sociali predeterminati. Lo attesta un'inchiesta giornalistica pubblicata su *Welt* tedesco significativamente intitolata "*Il ministero dell'Interno ha assunto scienziati per giustificare le misure del coronavirus*" basata sulle e-mail che quel ministero ha inviato al suo CTS per fargli elaborare valutazioni pessimistiche atte a giustificare "*Maßnahmen präventiver und repressiver Natur... misure di natura preventiva e repressiva*":[181] *lockdown duri*, insomma. Lo conferma anche il capo redattore di *Bild* (ugualmente tedesco) che ha chiesto pubblicamente scusa della copertura terroristica della Covid-19 da parte del suo giornale, soprattutto quella rivolta ai bambini.[182] Intanto, sempre in Germania, degli avvocati lavorano per citare a giudizio nientemeno che l'OMS per aver ingannato il mondo sulla pandemia.[183]

8.5. Sulle conseguenze della manipolazione

Se il Tempo è un galantuomo che ristabilisce sempre la Giustizia, la Statistica è una gentildonna che non è da meno: come avrà già intuito chi, leggendo questo capitolo, ha pensato alle vaccinazioni, è ovvio che, come verificheremo più avanti, esagerare nel conteggio di contagi e decessi introduce una tale quantità di errori sistematici che se anche le terapie geniche funzionassero, il loro effetto sarebbe tanto diluito da risultare impercettibile: *chi di statistica ferisce, di statistica perisce*! Le nostre autorità hanno perciò davanti un bel dilemma:

- Se lasciano le cose come sono, i vaccini appaiono perfettamente inutili.
- Se impongono la ricerca dei 3 geni in non più di 24 o 25 cicli e l'attribuzione certa dei decessi, crolla il numero di contagiati e morti, loro fanno una figuraccia e nessuno avrà voglia di vaccinarsi (o rivaccinarsi).

Occhio, perché hanno un'altra possibilità: differenziare, cioè

- Tra i vaccinati, attribuire la morte solo in modo certo e cercare nei tamponi tutti e tre i geni in 24 cicli;
- Tra i non vaccinati, continuare ad attribuire i decessi in modo presunto ed a cercare un solo gene con un numero esagerato di cicli.

La scelta finale sarà invece probabilmente un'altra:

- Dichiarare la fine dell'emergenza per smettere di raccogliere dati.

---

[181] Dowideit (7/2/2021)
[182] Videodichiarazione di Julian Reichelt su twitter del 2/8/2021
[183] Sones (28/2/2021)

9. Sui principi di precauzione e di incoscienza

Dopo i nuovi criteri di attribuzione dei decessi, i tamponi analizzati con l'rt-RT PCR, gli INF e le terapie geniche, un'altra novità della soluzione tecnica alla pandemia è il tipo di autorizzazione concessa all'uso delle terapie geniche.

Fino a prima della Covid-19, un medicinale era normalmente approvato secondo il *principio di precauzione*: se ne ammette l'uso solo se si è ragionevolmente sicuri che fa quel che ci si aspetta senza troppi effetti collaterali.

Le terapie geniche sono state invece autorizzate secondo il *principio di incoscienza* o *di ignoranza* (*Rolling review*):[184] poiché non si ha notizia di controindicazioni gravi emerse nel breve periodo dei test, si accetta il rischio insito nella loro somministrazione di massa, adattandosi in corso d'opera (*rolling review*) in base a quanto accade ai neo-vaccinati: sono subito dannosi per certe categorie? Li si somministrano solo alle altre, sperando per il meglio nel lungo periodo... ma è corretto? Non per l'art. 32 della Costituzione italiana

> La Repubblica tutela la salute come fondamentale diritto dell'individuo e interesse della collettività, e garantisce cure gratuite agli indigenti.
>
> Nessuno può essere obbligato a un determinato trattamento sanitario se non per disposizione di legge. La legge non può in nessun caso violare i limiti imposti dal rispetto della persona umana.

Così commentato dalla Corte costituzionale:

> un trattamento sanitario non è incompatibile con l'art. 32 della Costituzione [se non incide] negativamente sullo stato di salute di colui che vi è assoggettato, salvo che per quelle sole conseguenze, che, per la loro temporaneità e scarsa entità, appaiano normali di ogni intervento sanitario e, pertanto, tollerabili.[185]

Cioè, serve prudenza affinché non la maggioranza ma il singolo cittadino "*assoggettato*" ad un "*trattamento*" non corra rischi gravi. Quanta ne serve, lo spiega Rachel Carson (1907-1964) nel manifesto del movimento ecologista:

> We are accustomed to look for the gross and immediate effect and to ignore all else. Unless this appears promptly, we deny the existence of hazard. Even research men suffer from the handicap of inadequate methods of detecting the beginnings of injury. The lack of sufficiently delicate methods to detect injury before symptoms appear is one of the great unsolved problems in medicine... Siamo così abituati a cercare le conseguenze evidenti ed immediate da ignorare tutto il resto. A meno che qualche cosa non appaia subito, neghiamo l'esistenza del pericolo. Anche i ricercatori soffrono della mancanza di metodi adeguati a rilevare l'inizio del danno. La mancanza di metodi non invasivi per rilevare le lesioni prima che compaiano i sintomi è uno dei grandi problemi irrisolti in medicina.[186]

---

[184] Filia (7/1/2021)
[185] Corte costituzionale (29/06/1994)
[186] Carson (1962) p. 101

Tanti mettono a rischio la salute propria o altrui convinti che gli scienziati (che confondono con la Scienza) abbiano tutto sotto controllo, ignorando che i test sono stati così brevi che per l'ISS *"non è ancora noto se la vaccinazione sia efficace anche nella prevenzione dell'acquisizione dell'infezione e/o della sua trasmissione ad altre persone"*,[187] e le conseguenze a lungo termine sono sconosciute: se alcuni hanno sofferto problemi cardiovascolari[188] o oculari[189] dopo l'inoculazione, in altri potrebbe aver avviato un processo che maturerà dopo mesi o anni. Non a caso, il termine USA delle autorizzazioni di queste terapie è EUA, *Emergency Use Authorization* (Autorizzazione all'Uso in Emergenza come per la PCR ad uso diagnostico), che trasforma i vaccinati in cavie.

Pertanto, autorizzare un medicinale secondo il *principio di incoscienza*, non significa rinunciare a quello di *precauzione* nel suo utilizzo. Anzi, proprio l'aver adottato il *principio di incoscienza* nell'autorizzazione, impone alle autorità politiche e sanitarie di gestirne la somministrazione con la massima precauzione, impegnandosi a fare con rigore cinque cose:

1. Comunicare chiaramente che si tratta di una cura sperimentale.
2. Individuare le categorie a rischio e proporre il farmaco solo a loro, evitando che il resto della popolazione metta a repentaglio invano la vita o la salute.
3. Accettare inizialmente un numero limitato di candidature da parte di soggetti non a rischio, al solo scopo di ampliare la casistica.
4. Organizzare, per chi assume il farmaco, un sistema di sorveglianza sanitaria attivo, per verificarne sul campo ed in tempo reale sia l'efficacia sia l'insorgere di eventi avversi per prendere le decisioni conseguenti (*Rolling review*).
5. Incoraggiare, finché non sono disponibili dati rassicuranti, l'uso di medicinali noti e "collaudati" (nel senso che se ne conoscono gli effetti collaterali e come gestirli), anche se non specifici e dall'effetto positivo limitato, monitorandone l'efficacia come per il punto precedente.

9.1. Sulla sicurezza e sull'efficacia

Come abbiamo già visto (e come vedremo ancora), sono numerose le autorità politiche e sanitarie, nazionali ed internazionali, che hanno affermato che le terapie geniche sarebbero efficaci e sicure, anche attraverso campagne di comunicazione, con tanti personaggi popolari che hanno prestato i loro volti al regime divenendone complici.[190] Affermazioni in contraddizione logica con la

---

[187] ISS (13/3/2021) p. 7 e 8
[188] ANSA (8/4/2021)
[189] Fowler (2021), Santovito (2021)
[190] Governo italiano (s.d.)

liberatoria firmata dai vaccinandi prima dell'inoculazione: se fossero veramente certi se non dell'efficacia, almeno della loro sicurezza (intesa come bassa frequenza di eventi avversi gravi), non pretenderebbero la liberatoria ma imporrebbero l'obbligo vaccinale. Obbligo che però farebbe ricadere la vaccinazione nell'ambito della legge 210/1992 che prevede un *"indennizzo a favore dei soggetti danneggiati da complicanze di tipo irreversibile a causa di vaccinazioni obbligatorie"*,[191] attirando l'attenzione degli studi legali specializzati sulla malasanità e conseguente richieste di risarcimento che fornirebbe un quadro della situazione preoccupante, dal costo politico altissimo per chi ha messo in gioco tutta la sua credibilità per promuovere le terapie geniche. C'è una spiegazione più plausibile di questa al consenso informato?

Hanno, perciò, scelto di usare la demagogia per persuadere i più a vaccinarsi innanzitutto alimentando proprio il mito delle terapie geniche efficaci e sicure; poi spaventandoli, raccontando la Covid-19 come una "pandemia" pericolosa e mortale gonfiando il numero di deceduti e contagiati (che ci sono ma non quanti dicono loro); infine, limitando le libertà costituzionali dei non vaccinati attraverso l'imposizione di un "passaporto" apposito davanti al quale i meno combattivi si sono subito arresi. È facile immaginare il fioccare di scommesse nei consigli dei ministri quando concordano qualche nuova affermazione terroristica o un giro di vite sul passaporto vaccinale (concepito per semplificare gli spostamenti ma poi usato per complicare la vita delle persone) su chi tra loro indovina il numero di nuove prenotazioni per vaccinarsi registrate il giorno dopo. Prima o poi, però, qualche giudice farà l'ovvio sillogismo

Green pass obbligatorio → Vaccinazione obbligatoria → Legge 210/1992 applicabile.

Almeno per i vaccinati dopo l'introduzione del "passaporto". A quel punto ci sarà una pioggia di richieste di indennizzi da parte di chi, dopo la vaccinazione, ha sofferto un infarto, un ictus, un aborto o altro (i possibili effetti collaterali ed i motivi per cui si possono verificare li analizzeremo più avanti), visto che sono malanni invalidanti; per non parlare dei familiari dei deceduti. Subito dopo il primo indennizzo seguiranno i ricorsi per il riconoscimento della retroattività a favore di chi si dichiarerà fuorviato dai messaggi delle autorità politiche e sanitarie: sono centinaia i lanci di agenzia per provarlo e gli orfani di un ottuagenario potranno sempre accusarli di circonvenzione di incapace. Del resto, si suppone che dipendenti pubblici come le autorità politiche e tecniche, siano servitori dello Stato; perciò, non è ammissibile che rilascino dichiarazioni ambigue o ingannevoli. Dichiarazioni che proprio per questo sarebbero considerate truffaldine da qualsiasi Giudice, invalidando il consenso informato.

---

[191] Legge 210/1992

9.2. SULLE CATEGORIE A RISCHIO

Il report dell'ISS *"Caratteristiche dei pazienti deceduti positivi all'infezione da SARS-CoV-2 in Italia"* aggiornato al 16/12/2020 (11 giorni prima l'avvio delle vaccinazioni) individuava esattamente chi era (ed è) a rischio (anziani e fragili) e chi no (bambini, adolescenti ed adulti senza patologie). Ad esempio, il paragrafo 2 così riassume l'analisi delle cartelle cliniche di 63.537 deceduti:

> *L'età media dei pazienti deceduti e positivi a SARS-CoV-2 è 80 anni (mediana 82, range 0-109, Range InterQuartile - IQR 74-88). [...] l'età mediana dei pazienti deceduti positivi a SARS-CoV-2 è più alta di oltre 30 anni rispetto a quella dei pazienti che hanno contratto l'infezione (età mediane: pazienti deceduti 82 anni – pazienti con infezione 48 anni).*[192]

Tradotto per i non addetti ai lavori:

> *L'età media dei pazienti deceduti contagiati è 80 anni, sopra e sotto gli 82 anni si conta lo stesso numero di morti (vale a dire che la metà dei deceduti aveva un'età superiore alla speranza di vita). In particolare, i deceduti sopra gli 88 anni eguagliano quelli sotto i 74 anni e la loro somma è pari a quelli tra 74 ed 88 anni, cioè 3 deceduti su 4 avevano più di 74 anni. Infine, sopra e sotto i 48 anni il numero di contagiati si pareggia.*

Le figure 2 e 3 e la tabella 3 così descrivono i deceduti

Per età		Per tipo di patologie pregresse		Per numero patologie	
90+	19,460%	Ipertensione	68,7%	3 o più	66,2%
80-89	41,270%	Demenza	32,1%	2	18,4%
70-79	24,990%	Diabete mellinto Tipo 2	26,7%	1	12,4%
60-69	9,750%	Fibrillazione atriale	25,6%	0	3,1%
50-59	3,380%	Cardiopatia ischemica	23,4%		
40-49	0,860%	Scompenso cardiaco	18,2%		
30-39	0,220%	Ictus	12,6%		
20-29	0,050%				
10-19	0,016%				
0-9	0,014%				

Figura 3: Caratteristiche dei decessi attribuiti alla Covid-19 in ISS (16/12/20)

In particolare, si specifica che *"di 41 pazienti di età inferiore a 40 anni non sono disponibili informazioni cliniche; degli altri pazienti, 130 presentavano gravi patologie preesistenti (patologie cardiovascolari, renali, psichiatriche, diabete, obesità) e 19 non avevano diagnosticate patologie di rilievo"*. Fatti però noti alle nostre autorità politiche e sanitarie fin dal febbraio 2020, come si evince dai già citati verbali desegretati della "task-force coronavirus" istituito al Ministero della Sanità dove si afferma, in base ai dati giunti dalla Cina, che

---

[192] ISS (16/12/2020)

"la maggior parte dei decessi sia legata a patologie (quali malattie cardiovascolari, ipertensione e diabete)".[193]

Insomma, è a rischio chi ha più di 74 anni (il 75% dei deceduti) e/o è diabetico e/o con problemi neurologici e/o cardiovascolari e/o renali (il 96,9%): solo a loro conviene rischiare con una terapia sperimentale. Gli altri, se sono sani, specie se hanno meno di cinquant'anni tra i quali si conta la metà dei contagiati ma solo lo 0,860+0,217+0,052+0,016+0,014=1,16% dei decessi sebbene rappresentino il 54% della popolazione,[194] statistiche alla mano possono tranquillamente evitare di correre i rischi insiti nell'assunzione di un farmaco sperimentale: 1,16% significa che il 98,84% dei deceduti, cioè 85 su 86, avevano più di cinquant'anni pur costituendo "solo" il 46% della popolazione e tra loro si registrava il 50% dei contagiati. A meno di non voler offrire il proprio corpo alla scienza (sempre che venga assicurato una sorveglianza sanitaria particolare, altrimenti sarebbe un "sacrificio" inutile). Statistiche che nei mesi successivi sono variante poco o nulla. Ad esempio, questo era il quadro della situazione al 21/7/2021, sette mesi dopo il lancio della campagna vaccinale di massa ed il giorno dopo del superamento del 50% della popolazione vaccinata:

> *L'età media dei pazienti deceduti e positivi a SARS-CoV-2 è 80 anni (mediana 82, range 0-109, Range InterQuartile - IQR 74-88) [...] L'età mediana dei pazienti deceduti positivi a SARS-CoV-2 è più alta di oltre 35 anni rispetto a quella dei pazienti che hanno contratto l'infezione (età mediane: pazienti deceduti 82 anni – pazienti con infezione 46 anni) [...] Di 105 pazienti di età inferiore a 40 anni non sono disponibili informazioni cliniche; degli altri, 206 presentavano gravi patologie preesistenti (patologie cardiovascolari, renali, psichiatriche, diabete, obesità) e 44 non avevano patologie di rilievo diagnosticate.*[195]

Cioè lo stesso del dicembre precedente (anche per le tabelle di cui prima) eccetto che per la mediana dei contagiati scesa da 48 a 46 anni. L'inutilità della campagna vaccinale è evidente nel grafico seguente che mostra la distribuzione dei decessi per fascia di età a dicembre 2020 (alla vigilia della campagna vaccinale), ad aprile e luglio 2021, quando il 50% della popolazione era vaccinata (tra i quali praticamente tutti gli anziani):

---

[193] Ministero della Salute (8/6/2021), verbale desegretato del 18/2/2020 p.1
[194] Serie "Istat, popolazione residente al 1° gennaio"
[195] ISS (21/7/2021)

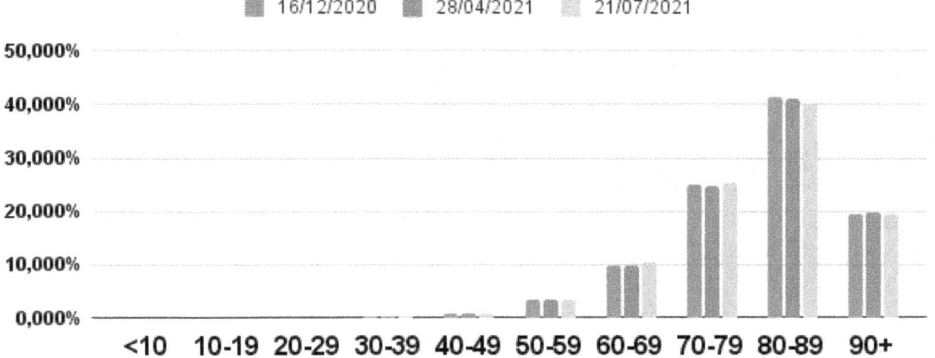

Figura 4: Percentuale dei decessi per fasce d'età attribuiti alla Covid-19 in Italia (ISS (16/12/20), ISS (28/04/21), ISS (21/7/21))

Chiunque, mediamente intelligente ed in buona fede, osservando i tassi di mortalità noterebbe che sono decrescenti per età, penserebbe che la cosa non può essere casuale e, soprattutto, che lo 0,03% sotto i vent'anni (sebbene a quell'età si è avventati e propensi ad infrangere le regole) è un indizio, com'è stato poi accertato (almeno per i bambini), di scarsa capacità a trasmettere il virus[196] (forse perché nasciamo con una quantità di linfociti B, quelli che producono gli anticorpi, massima alla nascita e che decresce nel tempo).[197] Questo spiega perché, come abbiamo già visto, non si sono mai registrate impennate di contagi quando, nel 2020, hanno aperto occasionalmente le scuole italiane per l'insegnamento in presenza.[198] Con buona pace di chi vuole le scuole chiuse, l'insegnamento a distanza e, soprattutto, vaccinare anche i bambini. Chi non se ne è accorto o è troppo intelligente per notarlo o è in mala fede o è ideologicamente traviato dalla propaganda.

9.3. SULLA FARMACOVIGILANZA

Il principio di precauzione per farmaci sperimentali imporrebbe un monitoraggio continuo delle cartelle cliniche dei vaccinati e visite di controllo in ospedale e contatti telefonici periodici, per stabilire la durata della copertura vaccinale (un'informazione ancora sconosciuta) e per compilare una statistica che indichi la frequenza di qualsiasi patologia, indipendentemente dalla gravità e

---

[196] Munro (2020)
[197] Yang (2021)
[198] Rota (2020), Gandini (2020)

dalla durata, successivamente all'assunzione del farmaco (entro una settimana, un mese, tre mesi... dalla prima dose e dai richiami) e cercare eventuali scostamenti statistici, per classe d'età e stato di salute (patologie note di cui si soffre) rispetto a chi non ha assunto il farmaco. Chi pensa a male (ma spesso c'azzecca) potrebbe anche sospettare che hanno fretta a vaccinare tutti per eliminare uno scomodo termine di paragone, visto che non è lo stesso confrontare da un anno all'altro che nello stesso anno. Sarebbe, inoltre, interessante sapere se le notizie di malori improvvisi, anche mortali, che colpiscono i vaccinati sono statisticamente nella norma.

9.4. Sui farmaci non specifici

Tra i farmaci non specifici contro la Covid-19 vale la pena considerarne 3: idrossiclorochina, ivermectina ed acido acetilsalicilico.

L'idrossiclorochina è derivata dal chinino portato in Europa dal Sud America nel XVI secolo. In Italia, giusto un secolo fa, contribuì (insieme alle bonifiche) a debellare la malaria, una malattia polmonare.[199] L'ivermectina (tra le medicine essenziali per l'OMS) è un antiparassitario che cura gravi malattie tropicali, anche polmonari, la cui scoperta è stata premiata con un Nobel nel 1981.[200] Entrambe sono disponibili a pochi euro a confezione visto che sono fuori licenza (pertanto i margini per i produttori in concorrenza tra loro sono risicatissimi) e sono assunti tranquillamente da decenni da milioni e milioni di pazienti anche per tutta la vita perché ben tollerate. Ebbene, dove l'uso di questi due farmaci è molto diffuso a scopo preventivo o curativo (paesi tropicali e/o malarici) la Covid-19 sembra fare meno danni che altrove,[201] ma è anche possibili che i dati non siano attendibili trattandosi per lo più di paesi poco sviluppati. Però è anche vero che entrambe si sono dimostrate molto efficaci (anche in Italia) nella cura della Covid-19 con tassi di successo prossimi al 100%[202] sebbene, ad esempio, l'OMS si sia espressa contro entrambe[203] e l'EMA (l'Agenzia per il Farmaco dell'UE) si è assunta la responsabilità di sconsigliare l'uso dell'ivermectina[204] (ai quali però qualcuno ha risposto per le rime).[205] Perciò, forse, dove se ne fa largo uso sono veramente protetti dal contagio. Speriamo che prima o poi qualche scienziato con la schiena dritta si interessi alla questione.

---

[199] Zecchina (7/4/2020)
[200] "Ivermectina" su it.wikipedia.org
[201] Serie "OurWorldInData, Covid"
[202] Soglio (23/2/2021)
[203] SkyTg24 (3/3/2021), ANSA (2/3/2021)
[204] EMA (22/3/2021)
[205] FLCCC (6/4/2021)

Anche l'acido acetilsalicilico (l'Aspirina) si è dimostrato utile contro la Covid-19 in quanto, svolgendo un'azione antinfiammatoria, contrasta la tempesta di citochine (l'eccessiva attivazione del sistema immunitario che attacca gli organi anziché proteggerli) a volte scatenata dal SARS-CoV-2.[206]

A questo punto è lecito chiedersi perché almeno nel 2020, prima della disponibilità delle terapie geniche e poi anche per i malati gravi, queste pratiche non siano state incoraggiate concedendogli la stessa autorizzazione d'uso in emergenza poi data alle terapie geniche, visto che c'era la possibilità che avrebbero salvato qualcuno ma forse anche tanti? Chi pensa a male (ma spesso c'azzecca) potrebbe anche credere che siano state vietate per la clausola 2.1b di fornitura firmati dagli Stati:

> Pfizer e le altre Big Pharma sono state estremamente abili nel piegare, letteralmente, l'Unione europea alle proprie condizioni. O accetti o niente vaccini, pare si possa dire con tutta tranquillità. A pagare per eventuali effetti collaterali gravi sarà lo Stato italiano. Unica eccezione nel rapporto che lega Ue e società è il possibile tentativo di rivalsa se il vaccino risultasse inefficace. Tutto questo stride con il fatto che gran parte dei fondi utilizzati per lo sviluppo dei vaccini stessi sono pubblici, cioè arrivano dai Paesi membri Ue, e dunque, in ultima istanza, dalle nostre tasche. Di fatto [...] i vaccini li abbiamo pagati due volte (la prima finanziandoli e la seconda riacquistandoli)[207] e adesso ci assumiamo pure la responsabilità, anche risarcitoria, in caso di reazioni avverse.[208]

C'è però chi non ci sta ed un tribunale indiano ha notificato alla responsabile dei consulenti scientifici dell'OMS un avviso di garanzia per consentirle di difendersi dall'accusa dell'IBA (l'ordine degli avvocati del paese)

> Her act of spreading disinformation and misguiding the people of India, in order to fulfil her agenda... Le sue azioni nel diffondere disinformazione e fuorviare il popolo indiano, al fine di perseguire una propria agenda...[209]

...a favore dei vaccini, nascondendo le informazioni sull'efficacia dell'Ivermectina nella cura della Covid-19. La notizia chiosa in questo modo:

> It is interesting to note... È interessante notare che le pagine di notizie, report ed articoli sul WEB inclusi nell'avviso notificato alla dott.ssa Swaminathan, che erano visibili fino alla sua emissione, sono stati rimossi o cancellati. Sembra che i produttori di vaccini e molti governi siano disperati e vogliono proteggere la loro agenda pro-vaccino e tenteranno di censurare le informazioni e le notizie sull'efficacia dell'Ivermectina.

Comunque, la citazione (con i testi censurati) è disponibile sul sito dell'IBA,[210] ma le possibilità che si arrivi da qualche parte sono poche visto che

---

[206] Valesini (26/2/2021)
[207] Parlamento UE (4/12/2020)
[208] Carraretto (6/2/2021)
[209] Todhunter (9/6/2021)
[210] IBA (25/5/2021)

i funzionari dell'OMS godono dell'immunità diplomatica e difficilmente vi rinunceranno. Sull'uso dell'Ivermectina è in corso, sulla base degli studi clinici che ne attestano l'efficacia, una campagna di pressione sul governo britannico per autorizzarne l'uso anche contro la Covid-19.[211] Tra i tanti studi vale la pena ricordare uno condotto in Israele dove hanno arruolato 89 volontari con più di 18 anni positivi al coronavirus ed ospiti negli alberghi statali Covid-19. Per tre giorni di fila e un'ora prima dei pasti al 50% di loro hanno data l'ivermectina, agli altri un placebo. L'83% dei partecipanti era sintomatico al momento del reclutamento ed il 13,5% aveva comorbidità (malattie cardiovascolari, diabete, malattie respiratorie croniche, ipertensione o cancro). L'età mediana dei pazienti era di 35 anni, da 20 a 71 anni. Sei giorni dopo il trattamento, il 72% di quelli che avevano ricevuto l'ivermectina era negativo ai test mentre tra i positivi solo il 13% era ancora contagioso; tra chi aveva assunto il placebo invece i negativi e chi era ancora contagioso erano divisi al 50%. Tre pazienti nel gruppo placebo sono stati ricoverati in ospedale per sintomi respiratori, mentre un paziente di ivermectina è stato ricoverato per mancanza di respiro il giorno dell'inizio dello studio: dimesso il successivo, è ritornato all'hotel in buone condizioni.[212] Esiti confermati da varie meta-analisi di pubblicazioni di decine di altre esperienze, tutte concordi nell'affermare che l'ivermectina riduce la mortalità, le ospedalizzazioni ed i tempi di remissione dal contagio.[213] C'è anche chi ha messo sul web un sistema automatico che elenca, riassume ed analizza in tempo reale questi studi,[214] raccontato in un articolo dove si dimostra che in India stanno sconfiggendo così la variante delta e denunciando la censura dei media (oltre che di youtube e wikipedia).[215]

La miglior chiusura al paragrafo è la petizione di medici e scienziati di tutto il mondo che criticano le autorità politiche e sanitarie per il divieto ad usare farmaci non specifici per curare i contagiati dalla Covid-19:[216] quanti, vaccinati e non, potevano essere salvati così?

9.5. SULLA RESPONSABILITÀ DELLE AUTORITÀ

Le autorità che non assolvono i 5 compiti dettati dal principio di precauzione evidentemente curano interessi diversi dalla salute pubblica. Questo accade dove e quando non c'è *"la salute prima di tutto"* ma la medicina è un servizio

---

[211] BIRD (s.d.)
[212] Biber (2021)
[213] Bryant (2021), Kory (2021)
[214] Ivmmeta (16/8/2021)
[215] Hope (13/8/2021)
[216] Doctorsandscientistsdeclaration (27/9/2021)

qualsiasi, le medicine un prodotto qualunque e le aziende farmaceutiche agiscono come un qualsivoglia comparto di attori economici in competizione tra loro, anche a costo di creare un "bisogno" come fanno i produttori di beni di largo consumo con la pubblicità. Così non sorprende che i nostri governanti, venendo meno al primo dei 5 doveri, adottino la ben nota tecnica psicologica del poliziotto buono e poliziotto cattivo per confondere e convincere i più sprovveduti: questo si rivolge alla cittadinanza con frasi aggressive, commenti sprezzanti e suscitando un senso di antipatia *"L'appello a non vaccinarsi è un appello a morire, sostanzialmente. Non ti vaccini, ti ammali, muori. Oppure fai morire: non ti vaccini, ti ammali, contagi, qualcuno muore"*,[217] subito dopo interviene l'altro che cerca di persuadere con le buone *"La vaccinazione è un dovere morale e civico"*.[218] Quando si sentono queste cose non si può far a meno di pensare al pulcino del cartone di Disney[219] che, eterodiretto dalla volpe, usa l'*Argumentum ad baculum*[220] per manipolare ed orientare l'opinione pubblica. Nel cortile, un gallo avrebbe vita facile nel dimostrare che è una visione ideologica e quindi falsa della realtà perché parlano di bernoccoli e pezzi di legno: come abbiamo appena visto, è improbabile che chi è giovane e sano (la gran parte della popolazione) muoia per la Covid-19 (per dire, solo lo 0,03% dei deceduti, cioè 1 su 3333, aveva meno di vent'anni pur rappresentando ben il 18% della popolazione); è ugualmente improbabile che un portatore sano della malattia (la gran parte dei contagiati) possa a sua volta contagiare; come vedremo meglio più avanti, nessuno può affermare che le terapie geniche sono innocue nel medio-lungo periodo, semplicemente perché mancano i dati per dimostrarlo. Grazie ai fulminati[221] il partito della volpe è però già al potere da tempo, perciò, non siamo più nel cortile dove qualche gallo avrebbe ancora la possibilità di aiutarci a ragionare, ma già nella tana della volpe e la supposta pandemia da risolvere con una costosissima vaccinazione di massa è solo l'ultimo sistema che hanno escogitato per spolparci evitando ogni ribellione.

---

[217] ANSA (22/7/2021)
[218] ADNkronos (28/7/2021)
[219] Vedi nota 178
[220] L'*Argumentum ad baculum* è una delle fallacie logiche elencate nel volume 2 e 3 di questa serie e consiste nello spaventare l'interlocutore per fargli accettare ragionamenti errati. Vedi nota 133.
[221] Vedi nota **Error! Bookmark not defined.**

10. Sui test preclinici

Passiamo ora ad analizzare le terapie geniche cominciando dai test preclinici su cui si sono basate le autorizzazioni al loro impiego.

10.1. Su ciò che sappiamo

Leggendo l'autorizzazione in emergenza di una delle terapie geniche da parte della competente autorità statunitense, si viene a sapere che:

> *[Between August-November 2020,] among [a population of 43,651 (21,823 received the vaccine, 21,828 a placebo),] 3,410 total cases of suspected but unconfirmed COVID-19 in the overall study population, 1,594 occurred in the vaccine group vs. 1816 in the placebo group. Suspected COVID-19 cases that occurred within 7 days after any vaccination were 409 in the vaccine group vs. 287 in the placebo group... [Tra agosto e novembre 2020, su una popolazione di 43651 individui che hanno partecipato ai test (21823 dei quali hanno ricevuto il vaccino, 21828 un placebo)] si sono registrati un totale di 3410 casi sospetti ma non confermati di COVID-19, 1594 tra i vaccinati e 1816 nel gruppo placebo. Entro 7 giorni dall'inoculazione sono stati inoltre contati 409 casi sospetti di COVID-19 nel gruppo dei vaccinati e 287 nel gruppo placebo.*[222]

In un analogo documento dell'EMA i numeri sono espressi in modo diverso:[223] 9531 hanno ricevuto il vaccino su 19067 (il resto hanno ricevuto un placebo); quelli che dalla prima dose del vaccino alla fine del periodo di osservazione (agosto-novembre 2020) hanno registrato almeno un evento avverso grave sono 105, 69 tra chi aveva ricevuto il placebo. Numeri da prendere con le pinze e che non sono assolutamente confrontabili perché, in generale, l'esito degli studi clinici dipende dallo stile di vita delle "cavie" che influisce sul rischio di contrarre l'infezione in base alla durata dell'esposizione a situazioni a rischio dovuto alle attività abituali di ciascuno.[224] Ad esempio, si otterrebbero risultati certamente diversi in funzione di quanti soggetti si spostassero con i mezzi pubblici oppure in automobile, vivessero da soli o in famiglie numerose, lavorassero in campagna o in uffici affollati in città, conducessero una vita sociale molto attiva o ritirata... Perciò, per lo scopo di questo capitolo è poco interessante sapere quanti, alla fine del periodo di osservazione, hanno contratto la Covid-19 e quanti no. Ma, prendendo i numeri per buoni e notando che parlano di patologie sistemiche, cioè di cose gravi, mettere in evidenza che già in fase di test era chiaro che qualche cosa non andava. Ed era anche ovvio cosa:

---

[222] FDA (11/12/2020) p.41
[223] EMA (19/2/2021) p.104 tabella 17
[224] Olliaro (20/4/2021)

VISTO CHE
UN VIRUS È FATTO DI UN VIRIONE RACCHIUSO IN UN CAPSIDE CONTORNATA DAI SUOI ANTIGENI
E CHE
IL "FRAMMENTO DI VIRUS" PRODOTTO DALLE TERAPIE GENICHE È COSTITUITO DAI SOLI ANTIGENI
E CHE
TANTE CAVIE HANNO ACCUSATO SINTOMI DI MALANNI GRAVI
E CHE
SE NON È ZUPPA È PAN BAGNATO,
ALLORA
GLI ANTIGENI SONO LA CAUSA DI QUEI MALANNI GRAVI.

O almeno è questo che avrebbe dedotto qualsiasi persona mediamente intelligente ed in buona fede.

Per comprendere la gravità di autorizzare le terapie geniche con i numeri di prima, basta osservare che entro una settimana dall'inoculazione, negli USA si sono registrati 409-287=122 casi sospetti di Covid-19 in più tra i vaccinati rispetto al gruppo di controllo che ha ricevuto solo il placebo, e che 122 corrisponde allo 0,6% dei vaccinati. I dati dell'EMA invece ci dicono che 105-69=36 eventi avversi gravi sono stati registrati tra i vaccinati rispetto al gruppo di controllo, e che 36 corrisponde allo 0,37% dei vaccinati.

Se ora provassimo a fare il semplice "esperimento mentale" di vaccinare tutta la popolazione statunitense lo stesso giorno (330milioni di persone). Con questi numeri sono da mettere in conto quasi 2milioni di casi con sintomi da Covid-19 nel giro di una settimana. 300mila invece in Italia. Con quelli dell'EMA, le persone che entro tre mesi accuserebbero eventi avversi gravi sarebbero 1,2milioni negli USA e 220mila in Italia. Questo in teoria, perché in pratica, trattandosi di terapie geniche, la multietnicità delle cavie è particolarmente significativa.[225] Ad esempio, tra i vaccinati i "bianchi" nei test USA erano 15mila, i neri 1758, gli "asiatici" ben 800... (più o meno come quelli per l'EMA)[226] in rappresentanza di maschi e femmine in salute, obesi, diabetici, ipertesi, cardiopatici... con varie combinazioni di queste patologie e dai 16anni

---

[225] FDA (11/12/2020) p.26
[226] EMA (19/2/2021) p.76

in poi[227] (12anni nei test per l'EMA),[228] escluse le gestanti, mai reclutate per i test clinici in quanto la loro fisiologia ha troppi aspetti ancora misteriosi. Ebbene, come possono 21.823 individui essere un campione rappresentativo di tutti gli statunitensi o che meno di 2mila di loro lo siano di tutti gli "afro-Americans"? Visto, inoltre, che non credo che abbiano effettuato test per ogni singola nazione, è su questi dati che hanno deciso anche le autorità mongole (più avanti si capirà il perché di quest'esempio) e di tanti altri paesi. Allora, quanto è affidabile un campione di 20mila persone nel rappresentare i quasi 8miliardi di esseri umani? O 15mila tutti i "bianchi", 2mila tutti i neri ed un migliaio gli asiatici? Forse 15milia non bastano neppure per rappresentare bene gli italiani "bianchi", maschi e femmine in salute, obesi, diabetici, ipertesi, cardiopatici... con varie combinazioni di queste patologie e di tutte le fasce d'età da 16anni (o 12anni) in poi, sempre ad esclusione delle gestanti! Ad esempio, nello studio USA i più giovani erano 150 ragazzi tra i 16 ed i 18 anni,[229] in quello UE erano 200 tra i 12 ed i 17 anni,[230] (in entrambi i casi divisi a metà fra chi ha ricevuto il vaccino ed il placebo). Vale a dire che oggi si autorizzano le terapie anche sui bambini dopo averlo provato su 100 di loro. Per la variabilità genetica di ciascun individuo che sappiamo unico ed inimitabile, era prevedibile che passare da 20mila a 400milioni ad 8miliardi poteva avere conseguenze molto gravi. Concetto affermato anche da *Andrea Crisanti*, professore di microbiologia all'Università di Padova, in un'intervista rilasciata a Tiziana Panella:

> *Crisanti: 30mila persone non ricapitolano tutta la diversità genetica della popolazione e sicuramente non ricapitolano tutta la stratificazione in termini di età e patologie che possono sicuramente influire sulla risposta.*
> *Panella: Quindi un pezzo di sperimentazione era la vaccinazione di massa?*
> *Crisanti: E certo. Ma questo è normale. Questo però bisognava dirlo. Bisognava avere il coraggio di dirlo: signori, via via che accumuliamo i dati definiremo le indicazioni...*
> *Panella: E probabilmente cambieranno alcune indicazioni. La comunicazione trasparente avrebbe favorito la comprensione da parte delle persone.*[231]

Poiché *"un pezzo di sperimentazione era la vaccinazione di massa"*, allora tutti i vaccinati sono cavie: in quanti lo avevano capito? Più avanti, parlando sull'uso di vaccini diversi fra la prima e la seconda dose, Crisanti afferma: "*Stiamo facendo una cosa non prevista dalla sperimentazione*", cioè un esperimento su una sperimentazione. Osservazione che vale anche per i richiami periodici tanto che, ad esempio, due alti dirigenti dell'FDA statunitense si sono

---

[227] FDA (11/12/2020) p.21
[228] EMA (19/2/2021) p.77
[229] FDA (11/12/2020) tabella 4 p. 20
[230] EMA (19/2/2021) p.76
[231] Videointervista ad Antonio Crisanti di Tiziana Panella (14/6/2021)

dimessi in segno di protesta dopo l'annuncio della Casa Bianca di un richiamo 8 mesi dopo la seconda dose.[232]

Un altro dato importante dei risultati dei test clinici usati per giustificare l'EUA sono gli eventi avversi sistemici della seconda dose più numerosi e gravi della prima,[233] registrato anche dall'AIFA (Agenzia Italiana del Farmaco): *"In generale, le reazioni sistemiche sono state più frequenti e pronunciate dopo la seconda dose"*.[234] Un dettaglio dato ormai per scontato ma spesso è proprio la ricerca di una spiegazione a qualche "dettaglio" che consente il progresso scientifico: le reazioni avverse *"più frequenti e pronunciate dopo la seconda dose"* sono forse un indizio che una reinfezione da SARS-CoV-2 scateni il fenomeno immunologico del *Potenziamento anticorpo-dipendente* (ADE) che in passato è stato osservato per altri virus SARS?[235] Dato confermato da un rapporto dell'Agenzia per la Salute Britannica del giugno 2021 da cui si evince che su 92mila casi di variante delta, dei 53mila non vaccinati sono deceduti in 44 (lo 0,07%), dei restanti vaccinati sono deceduti in 50 (lo 0,69%).[236] Se questo fosse vero anche con il SARS-CoV-2 (e speriamo di no), allora i vaccinati, che non si possono s-vaccinare, avrebbero sprecato un paio di cartucce contro un'infezione naturale. Specie se la copertura vaccinale non supera i sei mesi.[237]

Tanto basta per capire perché ancora il 13/3/2021 (cioè a vaccinazione di massa ben avviata), l'ISS buttava le mani avanti descrivendo così la situazione:

> Una persona vaccinata con una o due dosi deve continuare a osservare tutte le misure di prevenzione quali il distanziamento fisico, l'uso delle mascherine e l'igiene delle mani, poiché, come sopra riportato, non è ancora noto se la vaccinazione sia efficace anche nella prevenzione dell'acquisizione dell'infezione e/o della sua trasmissione ad altre persone. ... non è ancora noto se le persone vaccinate possano comunque acquisire l'infezione da SARS-CoV-2 ed eventualmente trasmetterla ad altri soggetti. ... Infine, è verosimile che alcune varianti possano eludere la risposta immunitaria evocata dalla vaccinazione, e, quindi, infettare i soggetti vaccinati. Segnalazioni preliminari suggeriscono una ridotta attività neutralizzante degli anticorpi di campioni biologici ottenuti da soggetti vaccinati con i vaccini a mRNA nei confronti di alcune VOC,[238] come quella Sudafricana, e un livello di efficacia basso del vaccino di AstraZeneca nel prevenire la malattia di grado lieve o moderato nel contesto epidemico sud-africano. ... una persona, anche se vaccinata anti-COVID-19, dopo un'esposizione definibile ad alto rischio e considerata "contatto stretto" di un caso COVID-19, deve adottare

---

[232] Redshaw (1/9/2021)
[233] FDA (11/12/2020), table 18 p.36
[234] AIFA (27/5/2021) p. 12
[235] Eroshenko (2020)
[236] PHE (25/6/2021) tabella 4, p. 13 e 14
[237] Di Benedetto (17/6/2021)
[238] VOC, Variant Of Concern, Variante (di un virus) che desta preoccupazioni

le stesse indicazioni preventive valide per una persona non sottoposta a vaccinazione. A prescindere dal tipo di vaccino ricevuto, dal numero di dosi e dal tempo intercorso dalla vaccinazione, in generale, la persona vaccinata considerata "contatto stretto" deve osservare, purché sempre asintomatica, un periodo di quarantena di 10 giorni dall'ultima esposizione con un test antigenico o molecolare negativo effettuato in decima giornata.[239]

Visto che *"non è ancora noto se la vaccinazione sia efficace anche nella prevenzione dell'acquisizione dell'infezione e/o della sua trasmissione ad altre persone"*, allora perché rischiare eventi avversi?

Per concludere l'analisi dei dati ufficiali, vale la pena ricordare che i produttori hanno continuato a seguire le loro cavie anche dopo la concessione dell'EUA. In particolare, quelli di Pfizer/Biontech si sono conclusi proprio 13/3 quando i morti per qualsiasi causa erano 17 nel gruppo placebo e 21 in quello dei vaccinati, nessuno dei quali attribuiti al vaccino,[240] ovvio.

10.2. Su ciò che non ci dicono

Fin qui abbiamo visto qualcuno dei dati su cui ufficialmente le autorità scientifiche e politiche hanno preso le loro decisioni. Ora siamo pronti per leggere qualcuna di quelle informazioni che hanno provato a nasconderci scientemente, venute fuori solo grazie a degli *hacker* (che, se ci si mettono, è gente serissima) quando hanno pubblicato materiale trafugato all'EMA (l'agenzia dell'UE che ha concesso l'EUA per gli stati membri alle terapie geniche contro la Covid-19) con il titolo *"Astonishing fraud! Evil Pfffizer! Fake vaccines!... Frode stupefacente! Malvagia Pfffizer! Vaccini Falsi!"*.[241] È vero che l'EMA afferma che i documenti sarebbero stati manipolati,[242] ma non fornisce dettagli.[243] Il *British Medicine Journal* (BMJ) ha però dato ugualmente un'occhiata, scoprendo tante cose poco piacevoli, che riassumo.[244] Innanzitutto, nel materiale trafugato (e-mail e documenti) l'EMA esprime la sua preoccupazione per lotti di vaccini di test difformi tra il 55% ed il 78% da quanto dichiarato e che perciò non si poteva sapere cosa facessero, visto che anche piccole variazioni dell'mRNA possono portare alla produzione di proteine molto diverse tra loro, inficiando (nel migliore dei casi) il loro impiego come vaccini contro la Covid-19 se gli epitopi non dovessero coincidere con quelli naturali: si pensi solo a

---

[239] ISS (13/3/2021) p. 7 e 8
[240] FDA (8/11/2021) p. 23
[241] Yarix (11/1/2021)
[242] EMA (15/1/2021)
[243] Euronews (15/1/2021)
[244] Tinari (10/3/2021)

cosa succederebbe nel rifare una ricetta, cambiando le proporzioni di farina, acqua, sale, zucchero, uova... tra il 55% ed il 78%. È per questo che quei lotti di vaccini sono definiti dagli hacker (ed a ragione) falsi. Su questa base BMJ ha quindi allargato l'indagine scoprendo che gli enti regolatori (come l'EMA europea o l'FDA statunitense) si sono *"appattati"* (come direbbe Montalbano) su una soglia di tolleranza da chiedere ai produttori ma, interpellati, si sono tutti incredibilmente rifiutati di fornire dettagli, perché si tratterebbe di informazioni "confidenziali". La risposta tipica dei tecnocrati che esercitano il loro potere nascondendosi dietro leggi, norme e regolamenti, approfittando del fatto che non rispondono delle loro azioni agli elettori in quanto semplici dipendenti pubblici che è difficile mandare a casa (cioè sono politicamente irresponsabili). Ma non dovrebbe sorprendere perché, per esempio, gli stipendi dell'EMA (e dell'OMS) sono pagati per la gran parte dalle *Big Pharma* (§14.3) così è verosimile che segua un'agenda diversa dal perseguire la salute pubblica. Rifiuto opposto anche dai produttori, ovviamente. Rifiuti che a chi pensa a male (ma spesso c'azzecca) potrebbero anche suggerire che enti regolatori e produttori di vaccini si siano "appattati" al punto di formare una "cupola" per consentire la commercializzazione di chissà cosa. Anche non pensando a male è, però, lecito temere che questi rifiuti siano dettati dal fatto che, diversamente dalle medicine tradizionali i cui controlli di qualità assicurano conformità prossime al 100%, la tecnologia delle terapie geniche è nuova, le variabili da tenere sotto controllo sono tante e le dosi da produrre così numerose che alla fine nessuno sa veramente cosa si inocula e quindi quali antigeni producono i "vaccinati".

Perché l'EMA ha documenti segreti a riguardo? Quanti altri documenti segreti di questo tipo esistono? E, visto che il tempo per prendere una decisione sulle terapie geniche scarseggiava, perché non sono stati trasparenti rendendo tutto pubblico, così da consentire a chi ne capiva di fornire il proprio contributo e magari scoprire qualche pericolosissima "magagna"? Se lo avessero fatto, avrebbero anche condiviso la responsabilità della decisione finale con l'intera comunità scientifica. Ora invece ricade tutta sulle loro spalle. Una cosa che forse a loro è sfuggito è, per esempio, che per autorizzare l'uso in emergenza di queste terapie, sia gli USA con la FDA[245] sia l'UE con l'EMA avevano comunque imposto ai produttori (almeno a parole) la presentazione di test clinici che attestassero un'efficacia minima del 50%:

> *medicine developers should design studies to demonstrate a rate of efficacy of at least 50%... gli sviluppatori di farmaci devono progettare studi per dimostrare un tasso di efficacia*

---

[245] FDA (2020) p.14

di almeno il 50%.[246]

Chi, però, ha analizzato i dati, ha notato che, in alcuni casi, la soglia del 50% era raggiunta inserendo tra le "cavie umane" un bel po' di casi sospetti di Covid-19, una parte dei quali nei test successivi risultavano "guariti", alzando la media; pertanto, a conti fatti, l'efficacia di quei vaccini non andrebbe oltre il 29%,[247] non l'80%[248] o più[249] dichiarato dai produttori ed avallato dalle autorità sanitarie,[250] mettendo in gioco quel che resta della loro credibilità. Speriamo che alla fine ulteriori dati smentiscono questa ricerca, altrimenti quanto è successo sarebbe molto, ma molto grave ed i responsabili morali noti a tutti. Sarebbe inoltre lecito pensare che l'obiettivo era fin dall'inizio imporre quella decisione a qualsiasi costo, senza ammettere discussioni.

A riguardo, non bisogna neppure dimenticare che i vaccini non sono sviluppati dalle *Big Pharma* lavorando sui virus naturali ma con degli pseudo-virus che si costruiscono in laboratorio a partire dal sequenziamento genetico di un virus,[251] reso pubblico da qualche istituto di sanità o università. In questo modo, evitano di dotarsi di laboratori di alta sicurezza per cercarli da sé, risparmiando un sacco di tempo e soldi. Soluzione poi usata anche per le varianti.[252] Insomma, è come se un'università o un istituto di sanità pubblicasse un catalogo di funghi buoni e cattivi (il sequenziamento genetico) e le aziende conserviere (le Big Pharma) lo usassero per costruire degli pseudo-funghi con cui addestrare i cercatori a distinguerli prima di mandarli nei boschi e poi utilizzarne il raccolto per confezionare i propri prodotti. Chi, sapendolo, li mangerebbe?

Tornando alla conformità delle terapie geniche, il dubbio perciò resta: qual è la soglia di tolleranza concordata con il virus naturale? Se fosse il 99,99%, lo direbbero. Forse lo direbbero anche se fosse il 99% o il 95%. Pertanto, deve essere vergognosamente bassa. L'80%? Il 70%? Un misero 50%? Meno del 50% come nelle e-mail trafugate? Informazioni indispensabili per dare il proprio consenso informato a vaccinarsi o rivaccinarsi. Chi lo avesse già fatto, può solo sperare per il meglio. Chi si apprestasse a farlo, farebbe bene a riflettere.

Visto, inoltre, che il sistema immunitario punta gli epitopi, siamo proprio certi che quelli delle spike dei vaccinati sono identici a quelli "naturali"? Un fatto cruciale soprattutto se si dovesse scoprire che il sistema immunitario umano dovesse soffrire del *peccato originale antigenico* (*OAS*) verso il SARS-

---

[246] EMA (s.d.)
[247] Doshi (4/1/2021)
[248] AGI (22/3/2021)
[249] ANSA (18/11/2020)
[250] AIFA (22/12/2020)
[251] Huang (2020)
[252] Pfizer (20/1/2021)

CoV-2, come con altri coronavirus.

Sarebbe anche interessante conoscere quali sono le procedure di controllo di qualità adottate e quante partite di vaccini sono scartate e se poi le distruggono o le mandano a chissà chi: siccome la verifica è fatta sicuramente a campione, non è che se non "piazzano" una partita in uno Stato ci provano con altri finché hanno fortuna? Quel che è certo è che le autorità sanitarie giapponesi, su segnalazione del produttore, ha ritirato alcune partite di vaccini contaminati prodotti in Spagna.[253]

Con questi presupposti e, soprattutto, con questi numeri è ovvio che le "penne" di regime sui media e gli apparati governativi si impegnino allo spasimo per persuadere i cittadini sulla sicurezza dei vaccini. Del resto basta vedere quanti, in nome della "scienza", si mettono docilmente in fila, sotto la pioggia come sotto il sole, per farsi inoculare terapie geniche sperimentali e perciò stesso *"non è ancora noto se le persone vaccinate possano comunque acquisire l'infezione da SARS-CoV-2 ed eventualmente trasmetterla ad altri soggetti [ed] è verosimile che alcune varianti possano eludere la risposta immunitaria evocata dalla vaccinazione, e, quindi, infettare i soggetti vaccinati"*.[254] Un esempio di uso della Scienza come vincolo esterno e non democratico alle scelte di governo. Cose che accadono quando si considerano gli "scienziati" e le loro previsioni come una volta si faceva con gli indovini ed i loro oracoli: quelli vestivano abiti da cerimonia e sentenziavano dall'uscio dei templi davanti ad una folla in delirio, questi indossano un camice bianco e blaterano seduti ad una scrivania davanti alle telecamere; oggi se la prendono con chi non partecipa al rito pubblico della vaccinazione di massa condizione ritenuta indispensabili per salvare l'umanità dalla pandemia, come allora se la prendevano con i cristiani che non partecipavano ai riti pubblici a cui tutti dovevano intervenire condizione ritenuta indispensabile per convincere le divinità a salvare la comunità da qualche flagello. Quanto siamo caduti in basso!

---

[253] Swift (26/8/2021)
[254] ISS (13/3/2021) p. 7 e 8

11. Sui contratti di fornitura

Come le autorità sanitarie, anche quelle politiche ci nascondono tante cose sul loro processo decisionale riguardo alla gestione della Covid-19. Ad esempio, i contratti di acquisto delle terapie che, come abbiamo appena visto con i test preclinici e come vedremo con la campagna vaccinale, non sono né risolutive né sicure: sebbene più volte sollecitata dal parlamento europeo[255] che, bene o male, rappresenta noi elettori-contribuenti, *"la Commissione Ue della von der Leyen non ha voluto rivelare i termini economici dei contratti con Pfizer/Biontech e Moderna, AstraZeneca, J&J e si è appreso dei costi solo dal tweet accidentale di un funzionario olandese Ue.[256] Risulta che Pfizer/Biontech e Moderna costano dieci volte di più di AstraZeneca. Nel caso di AstraZeneca il vaccino costa, meno di 2 euro a dose, è un vaccino che viene venduto al costo perché la scienziata di Oxford che ha creato la formulazione e aveva quindi il brevetto lo ha donato... Curiosamente il suo vaccino è venduto in 172 paesi del mondo, ma non negli Stati Uniti che non l'hanno mai autorizzato... Anche se von der Leyen non ha voluto rivelare i termini dei contratti con Pfizer e Moderna, basta comunque leggere le trimestrali per sapere come funziona l'economia dei vaccini. Martedì [3/8/2021] è uscita la trimestrale di Moderna e su 200 milioni di dosi vendute tra marzo e giugno ha ricavato 4,8 miliardi, quindi le ha vendute a una media di 18 dollari (ma il prezzo è appena stato aumentato a 22 dollari). La cosa strepitosa è che ha guadagnato di utile 2,8 miliardi in tre mesi su queste 200 milioni di dosi, un margine di profitto che è impossibile trovare da qualunque altra parte in nessun altro business, farmaceutico o di altro genere... Pfizer, assieme a Biontech (sono in joint-venture per il vaccino) e Moderna [...] in borsa sono aumentate di circa 300 miliardi di valore... Biontech è esplosa da circa 7-8 miliardi di valore pre-Covid a 95 miliardi oggi e Moderna (che produce il vaccino in combinazione con una dozzine di fornitori) valeva un borsa sui 10 dollari e oggi ne vale 400 e il suo valore è aumentato da pochi miliardi a 160 miliardi alla data di oggi. Chi avesse investito sui vaccini Biontech/Pfizer e Moderna avrebbe moltiplicato per almeno dieci volte i soldi."*[257]

I motivi che hanno consentito di decuplicare questi investimenti sono vari.

Il primo è certamente che le terapie contro la Covid-19 sono state ammesse all'uso dopo pochi mesi di sviluppo, a tutto vantaggio dei produttori che così hanno risparmiato sui costi e sui tempi di ricerca e messa a punto,[258] che fino

---

[255] Ad es. Parlamento UE (4/12/2020), Parlamento UE (16/6/2021)
[256] Caretto (22/12/2020)
[257] Becchi (7/8/2021)
[258] Garde (10/11/2020), CHD (8/4/2021)

al giorno prima prendevano 10 anni. Ora, perciò, se ne ignorano gli effetti a lungo termine: come sanno bene i vaccinati, uno dei punti del consenso informato (cioè la liberatoria a favore dello Stato di sapere cosa si sta facendo e conoscerne pro e contro) recita: *"non è possibile al momento prevedere danni a lunga distanza"*.[259] Un avvertimento che acquista un senso solo se si legge il punto 5.5 di una copia trafugata del contratto tra Pfizer e governo albanese (che conferma quanto già trapelato del contratto con l'UE):[260]

> *Purchaser acknowledges...the long-term effects and efficacy of the Vaccine are not currently known and that there may be adverse effects of the Vaccine that are not currently known... L'acquirente riconosce... che gli effetti a lungo termine e l'efficacia del vaccino non sono attualmente noti e che ci possono essere effetti avversi del vaccino che non sono attualmente noti.*[261]

Lo Stato scarica sul cittadino la responsabilità che prima era dei fornitori. E non è giusto. È però una rogna in meno ed una occasione di guadagno per i produttori, evitandogli di accantonare fondi per affrontare cause risarcitorie. Così rifugiati, migranti e richiedenti asilo non sono vaccinati se ONG o Stati ospiti non si accollano il rischio di cause risarcitorie per eventi avversi.[262]

Tra i "danni a lunga distanza" c'è, per esempio, anche la possibilità concreata di alterazione del DNA.[263] Che poi è quanto è stato fatto scientemente (trapiantando geni da un DNA all'altro) con tante piante per aumentarne la resa o renderle resistenti a certi antiparassitari ed erbicidi, trasformandole nei famigerati OGM che nessuno vorrebbe nel suo piatto, come il grano arricchito di glutine che ha fatto esplodere i casi di intolleranza.[264] Una cosa che va certamente a vantaggio dei coltivatori (che producono di più) e dei produttori di quegli antiparassitari ed erbicidi (che legano a sé i coltivatori per sempre) ma che nessun consumatore gli aveva mai chiesto visto che almeno in Italia (ed in Europa) sono ancora vietati ma li mangiamo ugualmente importandone i semi o alimenti che li contengono.[265] Un esempio di cosa accade quando per avidità si gioca con i geni credendo di aver capito tutto e poi si scopre di non aver capito niente. Che poi è quanto è successo anche con le terapie geniche contro la Covid-19, come vedremo nel prossimo capitolo.

Prima però esaminiamo qualche altro punto di questo presunto contratto: i governi non possono rescinderli anche se si dovessero scoprire farmaci migliori

---

[259] Ospedale San Raffaele (3/3/2021)
[260] López (21/4/2021)
[261] Pfizer (1/6/2021) p.19
[262] Guarascio (16/12/2021)
[263] Zhang Liguo (2020)
[264] Smith (22/3/2020)
[265] Videoinchiesta "Ogm fuori controllo" di Milena Gabanelli del 14/4/2002

(2.1b), il fornitore non può essere ritenuto colpevole di una mancata fornitura, la mancata fornitura non può essere usata per annullare gli ordini in corso e quanto già ricevuto non può essere restituito (2.1d), quanto pattuito deve essere pagato e non si riconosce nessuna ragione per non farlo (3.3c) mentre il fornitore può ritirarsi senza penali (6.2).

Non so se è chiaro ma mentre di norma le case farmaceutiche devono fare investimenti ingenti per mettere a punto i loro farmaci, accantonare fondi per far fronte a cause legali per eventi avversi e spendere non poco in pubblicità per piazzare i loro prodotti (si pensi solo agli informatori scientifici che vanno di studio in studio dei nostri medici curanti), chi è nel business della Covid-19 non ha di queste preoccupazioni, mettendosi tutto in tasca. Altri motivi che moltiplicano i margini di guadagno e quindi i dividendi degli investitori.

Una qualsiasi di queste condizioni sarebbe una giustificazione sufficiente per nascondere i contratti agli elettori-contribuenti-cavie. Tutte insieme sono assolutamente scandalose: se le cose stanno veramente così (e la segretezza sembra provarlo), allora è evidente che le aziende farmaceutiche hanno trovato nelle nostre autorità politiche e sanitarie non una controparte pronta a trattare duramente, minacciando anche di ricorrere al suo potere normativo, bensì dei complici che gli hanno concesso condizioni contrattuali inaudite e margini di guadagno a dir poco immorali. Soprattutto se si considera che *"i vaccini sono sviluppati anche con il denaro dei contribuenti dell'UE e degli Stati membri dell'Unione"*[266] e quando qualcuno fa qualcosa pagato da un altro, quel qualcosa è di chi lo ha pagato. Pertanto, come minimo l'UE doveva avere i vaccini al prezzo di costo e poi partecipare agli utili delle vendite a terzi.

Invece li abbiamo pagati "cari ed amari" ed in anticipo:[267] solo la necessità di doverli inoculare tutti per giustificare la spesa già affrontata può spiegare la pressione dei governi sui loro cittadini a vaccinarsi. Quello italiano, primo al mondo, ha addirittura introdotto l'obbligo per il personale sanitario[268] ed educativo,[269] fregandosene che con delle terapie sperimentali *"è non solo eticamente doveroso che i vaccini restino una libera scelta del singolo individuo, ma è anche giuridicamente dovuto nel rispetto dei massimi principi [costituzionali] posti a tutela della persona"*.[270]

Alla fine, le vaccinazioni di massa solo all'Italia costeranno 1,5milardi di euro

---

[266] Parlamento UE (4/12/2020)
[267] Parlamento UE (4/12/2020)
[268] Decreto-legge 44/2021, Art. 4
[269] Carlino (5/8/2021)
[270] Frassy (7/6/2021)

ed una decina agli altri stati UE.[271] Bisogna però ancora aggiungere il costo dei servizi correlati: fitto ed allestimento dei centri vaccinali e diarie di chi vi lavora (dalla protezione civile ai medici responsabili di vaccinazione e screening), senza dimenticare le spese di conservazione e trasporto dei vaccini stessi. I paesi poveri invece possono contare sui 650miliardi *"to help fight the pandemic, including to support vaccination programs... per combattere la pandemia, anche con la vaccinazione"*[272] che l'FMI intende creare dal nulla, visto che non prevedono un versamento da parte degli Stati soci (tutti quelli dell'ONU o quasi). Ma sono solo stime. Venendo ai soldi veri, è invece certo che a gennaio 2021, in appena 11 mesi

> *Il settore pubblico ha stanziato almeno 93 miliardi di euro per i vaccini e le terapie COVID-19 nel 2020. Più del 95%, circa 88,3 miliardi di euro, è stato assegnato ad aziende produttrici di vaccini. Solo il 5% dei fondi pubblici legati al COVID-19 è stato dedicato al settore terapeutico.*[273]

La logica dietro a questa scelta politica (e solo politica) è fin troppo chiara: non abbiamo intenzione alcuna di potenziare il Servizio sanitario per curarvi e sicuramente non con farmaci non specifici; al massimo, se non morite prima, vi forniamo il Servizio di vaccinazione (a vostro rischio e pericolo).

Qual è la differenza tra acquistare vaccini ed investire nel *"settore terapeutico"*? Mentre il *"settore terapeutico"* (gli ospedali e non solo) deve essere finanziato necessariamente con imposte progressive sui redditi e quindi con un carico maggiore sull'*élite*, i vaccini invece aumentano solo gli utili delle case farmaceutiche (dichiarati sicuramente nei "paradisi fiscali") perché sono tutti conteggiati nel debito pubblico, che è facile scaricare sulla popolazione. Tipicamente con la solita riduzione dello Stato sociale e nuove patrimoniali che non toccano gli utili societari dichiarati in paesi poco popolosi, come sono tutti i paradisi fiscali, e perciò dove la spesa per i vaccini è irrisoria. Forse la ragione principali dei guadagni esorbitanti nella vendita dei vaccini.

Le informazioni in questo capitolo sono da tenere ben presenti nel leggere i prossimi, per valutare quanto i nostri governanti sono stati oculati ed attenti nello spendere i nostri soldi, soprattutto se si dovesse scoprire che non è servito a nulla e ci hanno caricati di debiti solo per arricchire chi era già straricco.

---

[271] Report (18/12/2020)
[272] IMF (2021)
[273] ANSA (12/1/2021)

12. Sugli eventi avversi

Vale la pena iniziare la trattazione con qualche dato (al 22/5/21):

Each year, more than 165 million Americans.... Ogni anno più di 165 milioni di americani si vaccinano contro l'influenza. I casi di decessi sono stati 85 nel 2017, 119 nel 2018 e 203 nel 2019. Tra la metà di dicembre 2020 e il 23 aprile 2021, quando tra 95 milioni e 100 milioni di americani avevano ricevuto la vaccinazione contro la Covid-19, sono stati segnalati 3.544 decessi. Cioè circa 30 al giorno. In soli quattro mesi, i vaccini Covid-19 hanno ucciso più persone di tutti i vaccini disponibili messi insieme dalla metà del 1997 fino alla fine del 2013, per un periodo di 15,5 anni. Al 23 aprile 2021, VAERS[274] aveva anche ricevuto 12.618 segnalazioni di eventi avversi gravi. In totale, sono state archiviate 118.902 segnalazioni di eventi avversi.

In the European Union,... Nell'Unione Europea, al 17 aprile 2021 il sistema EudraVigilance[275] ha ricevuto 330.218 segnalazioni di eventi avversi dopo la vaccinazione con uno dei quattro vaccini contro la Covid-19 disponibili, inclusi 7.766 decessi.[276]

In Italia l'ultimo report annuale ante-pandemia (2019) informa che su 23milioni di vaccinazioni di tutti i tipi si sono registrate 6.757 reazioni avverse gravi e 19 decessi.[277] L'ISS invece ci dice che tra i primi 7milioni di vaccinati contro la Covid-19, in 1560 entro due settimane sono morti proprio di Covid-19[278] mentre l'AIFA dopo 84milioni di dosi ha contato 86mila eventi avversi gravi ma solo 16 decessi.[279] E quei 1560? Esclusi con un trucco, cioè assumendo che una *"malattia COVID-19 successiva alla vaccinazione, può essere causata solo da una infezione naturale del virus, contratta indipendentemente dal vaccino"*.[280] Che furbastri! Questo spiega la sproporzione con i dati registrati all'estero e che ci dicono cosa sono questi eventi avversi. Mentre, infatti, i nostri media ci raccontano solo delle trombosi in età lavorativa, notizie più precise giungono, per esempio, della Svizzera dove al 6/4 e 1,8milioni dosi si contavano, tra l'altro, 55 decessi e 44 casi di *herpes zoster* (Fuoco di Sant'Antonio).[281] Nel Regno Unito al 9/6 e 70milioni di dosi erano migliaia le segnalazioni di problemi immunitari, neurologici e cognitivi, perdita della vista, dell'udito, della parola, irregolarità riproduttive e mille decessi.[282] Riguardo alle irregolarità riproduttive

---

[274] VAERS (Vaccine Adverse Event Reporting System) è il sistema statunitense che raccoglie le segnalazioni di eventi avversi sui vaccini.
[275] EudraVigilance (European Union Drug Regulating Authorities Pharmacovigilance) è il sistema dell'UE che raccoglie le segnalazioni di eventi avversi sui farmaci.
[276] Mercola (22/5/2021)
[277] AIFA (2019), p. 13, tabella 5 p. 27 e ss
[278] ISS (3/6/2021) Fig. 2 p.6 e tabelle 2 e 3 p.14
[279] AIFA (28/9/2021)
[280] ISS (s.d.)
[281] SwissMedic (9/4/2021)
[282] E-BMC (9/6/2021) p. 9 e 10, tabelle 1 e 2

in UK al 5/4 si contavano 19 aborti spontanei, 5 parti prematuri e 2 nati morti con AstraZeneca, con Pfizer 42 aborti spontanei, 5 parti prematuri e 2 nati morti; negli USA 26 aborti spontanei o altri eventi di morte fetale.[283]

Come non ricordare, a questo punto, cosa rispose *Paolo Mieli* (1949-vivente) a chi gli chiedeva se era disponibile a farsi vaccinare?

> Io farei subito il vaccino. Se però fossi giovane e dovessi avere figli sarei più cauto. La tempistica ha avuto qualcosa di sospetto. Una casa farmaceutica annuncia che ha fatto un vaccino sicuro al 92%. Il giorno dopo il suo titolare vende parte delle sue azioni realizzando un buon guadagno, dicendo che gli serve per investire. Terzo giorno, arriva un'altra casa farmaceutica affermando di aver fatto un vaccino sicuro al 94,5%. Quarto giorno, la prima casa farmaceutica dice: il mio adesso è diventato sicuro al 95%. Poi arriva un'altra casa farmaceutica che dice: noi lo stiamo per fare e costerà 2€. Sono cinque fatti che evidenziano frettolosità. Lo ripeto: se fossi in età di far figli, per prudenza aspetterei che lo facessero le persone più anziane.[284]

Dichiarazione del novembre 2020: già prima dell'autorizzazione dei vaccini c'era chi sapeva di conseguenze emerse solo con la campagna vaccinale, non dai test. Se poi si considera che

> We know that the survivability rate [from COVID-19] for women of child-bearing age, as well as children, is exceedingly high at over 99.98%... Sappiamo che il tasso di sopravvivenza [da Covid-19] per le donne in età fertile [cioè fino a circa quarant'anni], così come per i bambini, è estremamente alto, oltre il 99,98% secondo il CDC,[285] anche senza trattamento, e certamente senza un agente biologico nuovo e non testato, tutt'oggi disponibile solo con un'autorizzazione di emergenza (EUA) come trattamento sperimentale. Usando la semplice logica per una valutazione del rischio, la decisione di somministrare uno qualsiasi dei vaccini sperimentali Covid a una donna incinta sarebbe straordinariamente avventata.[286]

Allora una lettura veramente scientifica dei fatti porta a domandarsi:
1. Perché la prevenzione di una malattia polmonare causa danni così vari?
2. Se questo accade nell'immediato, cosa ci riserva il futuro?

Questo si chiederebbe qualsiasi scienziato che volesse capire un fenomeno naturale (anche se indotto da terapie artificiali) dando un senso a tutti i dati disponibili. L'unico modo che abbiamo per spingere il progresso scientifico sempre più avanti. Che poi sono anche le domande che si porrebbe chiunque reputasse importanti la vita e la salute di tutti i suoi simili, da conservare e migliorare proprio grazie alla Scienza: raccogliere bene i dati che descrivono un fenomeno, formulare delle ipotesi su come si sviluppa e poi scegliere quella

---

[283] McGovern (19/4/2021)
[284] Videointervento di Paolo Mieli ad Otto e Mezzo di Lilli Gruber (23/11/2020)
[285] I CDC (Centers for Disease Control and Prevention) sono l'organismo di controllo USA sulla prevenzione di malattie, infortuni e disabilità negli USA e nel mondo, incluso le malattie infettive.
[286] McGovern (19/4/2021)

che si accorda con tutti i dati, è il principio guida per interpretare la Realtà con la Scienza, scoprire come (verosimilmente) funziona e trarne qualche vantaggio, come trovare una soluzione ai problemi che quei fenomeni pongono. Anche con gli eventi avversi di una terapia.

12.1. Sulle indagini accademiche

Le terapie geniche contro la Covid-19 causano la stessa Covid-19 insieme a malanni non polmonari forse perché, nella fretta di arrivare per prime sul mercato, le case farmaceutiche hanno preso *fischi per fiaschi*. Il mondo accademico ha infatti ormai appurato che la Covid-19 non è una malattia polmonare ma vascolare.[287] Il punto della situazione è stato fatto dal prof. *Byram Bridle* in un intervento radiofonico,[288] che rendo liberamente.

L'intervistatrice spiega che il prof. *Bridle* insegna in Canada e si occupa di immunoterapia tumorale, cioè cerca vaccini per istruire il sistema immunitario a combattere il cancro, e che si è interessato a quelli contro la Covid-19 con un finanziamento del suo governo. Da notare che tutte le sue attività sono finanziate da enti pubblici, interessati ai vaccini contro i tumori, per cui non ha conflitti di interesse come l'OMS o l'EMA (§14.3).

Prendendo la parola, il prof. *Bridle* premette di essere favorevole ai vaccini (ovvio, visto il mestiere che si è scelto) per poi aggiungere un'altra ovvietà spesso dimenticata: la Scienza deve seguire il suo corso per certificare la sicurezza dei vaccini. Poi rassicura gli ascoltatori che tutto quanto afferma è basato su studi peer-review pubblicati sulle migliori riviste. Studi che finalmente chiariscono le ragioni degli effetti collaterali: la loro natura molto diversa ha portato la comunità scientifica ad individuare la causa nelle proteine spike. Basta, infatti, esporre frammenti di tessuto epiteliale a questo antigene o iniettarlo nella trachea di criceti (i cui recettori ACE2 rassomigliano a quelli umani più che in altri animali da laboratorio come ratti e topi)[289] per innescare un'infiammazione.[290] Pertanto il SARS-CoV-2 agisce in due tempi: le proteine spike danneggiano le cellule epiteliali ovunque capiti, impegnando il sistema immunitario e provocando danni finora non associati al virus; questo semplifica l'attacco mirato di quelli che capitano dalle parti del sistema respiratorio e che ha portato fuori strada i ricercatori. Un uno-due micidiale. Ma, come scoperto già con i test clinici e come dimostrano gli eventi avversi ai vaccini, in tanti vanno al

---

[287] ANSA (14/5/2021) che commenta Lei (2021)
[288] Audiointervista a Byram Bridle di Alex Pierson del 12/5/2021
[289] Roberts (15/6/2021)
[290] Lei (2021)

tappeto già dopo il primo colpo. Di conseguenza, le terapie geniche, innescando la produzione di proteine spike, possono causare sia sintomi della malattia polmonare Covid-19 sia malanni a cui non si pensa (aborti, ictus, trombosi, problemi oculari, fuoco di sant'Antonio) perché i ricettori ACE2 sono sulle cellule epiteliali che si trovano ovunque nel corpo umano, anche nel cuore e nel cervello, da cui i problemi cardiovascolari e cognitivi. Tutto questo accade per la sorte molto particolare del materiale genetico inoculato: i vaccini tradizionali (cioè virus depotenziati o morti), restano nel sito della puntura; i liposomi usati per veicolare le nuove terapie geniche entrano invece in circolo. Lo attesta uno *"biodistribution study... studio di biodistribuzione"*[291] consegnato da Pfizer alla PMDA (l'omologa giapponese di EMA ed AIFA) per chiedere l'autorizzazione all'uso in emergenza del loro prodotto e che *Bridle* si è procurato con una *"request for information... richiesta di informazioni"* perché non era stato divulgato, tant'è che non è datato ed è classificato "PFIZER CONFIDENTIAL... RISERVATO PFIZER" (in inglese già nel testo originale giapponese). Secondo questo studio (sui ratti), i liposomi (con un tracciante al posto dell'mRNA) una volta inoculati non restano nel muscolo intorno alla puntura, come si credeva o almeno dicevano, ma entrano in circolo, accumulandosi in tessuti e cellule di ossa, occhi, cervello, cuore, reni, fegato, polmoni, linfonodi, pancreas, testicoli, ovaie ed in tanti altri "posti" ugualmente vitali. È ovvio che se invece di un tracciante ci fosse stato codice mRNA, in tutte quelle cellule si sarebbe innescata la produzione di proteine spike facendole attaccare dal sistema immunitario. Dati confermati da un'altra ricerca che ha accertato che liposomi e proteine spike sono entrati e restati in circolo per giorni in 11 sanitari vaccinati con Moderna sui 13 seguiti,[292] finendo ovunque. Questo basta per spiegare perché nei vaccinati si osservano sanguinamenti che coinvolgono il cuore, aggregazioni di piastrine con conseguente formazione di coaguli all'origine delle trombosi[293] e, superata la barriera ematoencefalica,[294] coaguli anche nel cervello e quindi ictus e danni neurologici. Visto, inoltre, che i liposomi si accumulano pure negli organi riproduttivi, è concreto il rischio di sterilità, specie nei giovani. Poiché, inoltre, le gestanti scambiano con i loro figli il sangue con tutte le sue proteine (antigeni ed anticorpi inclusi) che poi finiscono anche nel latte, questo può mettere in pericolo feti e lattanti delle neo vaccinate. Osservazione che vale pure per i donatori vaccinati il cui sangue, perciò, non dovrebbe essere usato per le trasfusioni. L'intervento termina così:

---

[291] PMDA (12/2/2021)
[292] Ogata (2021)
[293] Zhang Si (2020)
[294] Rhea (2020)

We made a big mistake... Abbiamo commesso un grosso errore: pensavamo che le proteine spike fossero un grande antigene target, non sapevamo invece che sono una tossina e un proteina patogena. Così, vaccinando, senza saperlo inoculiamo delle tossine.

12.2. Mala tempora currunt

Dopo l'intervista, il prof. Bridle è stato molto criticato, vedendosi costretto a rilasciare la seguente dichiarazione:

Such are the times... In questi nostri tempi un accademico e funzionario pubblico non può più rispondere alle legittime domande delle persone con onestà e sulla base della Scienza senza paura di essere molestato e intimidito. Tuttavia, non è nella mia indole permettere che i fatti scientifici vengano nascosti al pubblico [295]

Che ha accompagnato con una memoria della *Canadian Covid Care Alliance*, un gruppo indipendente di sanitari canadesi impegnato nella divulgazione di informazioni basate sull'evidenza sulla Covid-19, con l'intento di ridurre i ricoveri ospedalieri, salvare vite e ritornare alla normalità in modo sicuro ed il più rapidamente possibile. Servizio reso dalle pagine di un sito web molto ricco e dove ciascuno di loro ci mette la faccia.[296]

Il documento inizia affrontando uno degli argomenti più delicati dell'intervento radiofonico: la vaccinazione dei più giovani.

As of May 28, 2021... Al 28 maggio 2021, ci sono stati 259.308 casi confermati di infezioni da SARS-CoV-2 tra i canadesi con meno di vent'anni. Di questi, lo 0,048% è stato ricoverato, lo 0,006% è stato ricoverato in terapia intensiva e lo 0,004% è deceduto. L'influenza stagionale è più pericolosa della Covid-19. [297]

Poi fornisce i riferimenti ai lavori scientifici su quanto aveva detto in radio.

Riguardo ai commenti critici, sono poca cosa perché si concentrano su dettagli marginali o ventilano motivazioni recondite, evitando di affrontare le questioni poste: le proteine spike sono tossiche? I liposomi con dentro l'mRNA e le proteine spike di cui innescano la produzione restano nel deltoide o entrano in circolo? Si accumulano in organi vitali? Per quanto tempo? Possono passare nel cervello? Possono provocare trombosi, ictus e problemi riproduttivi? L'EMA e l'AIFA hanno ricevuto studi analoghi? Se non li avessero ricevuti, perché hanno concesso le EUA? Lo hanno però fatto gli autori di un lungo articolo dedicato alle dichiarazioni di Bridle, interpellando direttamente i produttori:

Pfizer, Moderna, and Johnson & Johnson did not respond to questions about Bridle's concerns. Pfizer did not respond to questions about how long the company was aware of its

---

[295] McGovern (31/5/2021)
[296] CanadianCovidCareAlliance (21/5/2021)
[297] CanadianCovidCareAlliance (30/5/2021)

research data that the Japanese agency had released, showing spike protein in organs and tissue of vaccinated individuals... Pfizer, Moderna e Johnson & Johnson non hanno risposto alle preoccupazioni di Bridle né Pfizer ha detto da quanto tempo fosse a conoscenza dei dati della sua ricerca divulgata dall'Agenzia giapponese che dimostra che le proteine spike finiscono negli organi e nei tessuti dei vaccinati [298]

Questo è importante. Tutto il resto è fuffa.

Un altro approfondimento è di *France soir* che ha raccolto una dichiarazione a *Luc Montagnier* (1932-vivente), Nobel 1983 per la scoperta del virus dell'HIV:

Au nom du principe de précaution: Il faut arrêter immédiatement toutes vaccinations Covid-19 utilisant la protéine Spike... per il principio di precauzione occorre fermare subito tutte le vaccinazioni contro la Covid-19 che utilizzano le proteine Spike.[299]

12.3. Su qualche altro studio

Sono tanti i lavori accademici sugli eventi avversi. Alcuni fanno il punto della situazione in modo più formale di un intervento radiofonico,[300] altri trattano temi specifici. Vediamone alcuni.

Il primo è un'analisi di quello di biodistribuzione, il cui *abstract* recita:

We summarize the findings.. Si riassumono i risultati di uno studio sugli animali presentato da Pfizer alle Autorità sanitarie giapponesi nel 2020 sulla distribuzione e sull'eliminazione di un ipotetico vaccino mRNA e si mostra che facesse già chiaramente presagire gravi rischi di coagulazione del sangue ed altri effetti avversi. Il fallimento nel monitorare e valutare questi rischi negli studi clinici, un meccanismo di revisione grossolanamente negligente, il tutto combinato con le autorizzazioni per l'uso di emergenza, hanno prevedibilmente portato ad un disastro sanitario senza precedenti... unprecedented medical disaster.[301]

Mentre lo studio vero e proprio esordisce così:

As with any drug, a key consideration for the toxicity of the COVID mRNA vaccines... Una considerazione chiave per valutare la tossicità dei vaccini COVID ad mRNA, come per qualsiasi altro farmaco, è conoscerne l'esatta distribuzione nell'organismo ed il tempo di permanenza. Tali problemi, trattati dalla farmacocinetica, sono solitamente vagliati con cura durante lo sviluppo di un farmaco. Gli studi iniziali sulla farmacocinetica e sulla tossicità sono condotti sugli animali. Se il risultato è favorevole, esperimenti analoghi sono poi eseguiti su un numero ristretto di volontari umani. Solo dopo la conclusione positiva di questi studi preliminari sono approvati gli studi clinici veri e propri che determineranno se il farmaco o il vaccino in questione ha l'efficacia clinica desiderata.

A causa della fretta per la cosiddetta emergenza e della grave e sistematica negligenza nello sviluppo e nell'approvazione dei vaccini COVID-19, la nostra conoscenza sulla loro

---

[298] McGovern (31/5/2021)
[299] FranceSoir (1/6/2021)
[300] Seneff (2021)
[301] Palmer (2021)

> *farmacocinetica è alquanto sommaria. L'unico studio animale in qualche modo dettagliato disponibile al pubblico riguarda il vaccino Pfizer.*

Vale la pena rimarcare che gli studi clinici che hanno portato all'autorizzazione delle terapie geniche non hanno registrato i problemi che ci si poteva attendere dallo studio di biodistribuzione di Pfizer e che sono emersi solo con le campagne vaccinali. Ad esempio, con il test diagnostico PULS che stima il rischio a 5anni di problemi cardiaci si è osservato nei vaccinati l'aumento della probabilità di infiammazione dell'endotelio (il rivestimento dei vasi sanguigni) e l'infiltrazione dei linfociti T nel muscolo cardiaco che sono all'origine di trombosi (coagulazione), di cardiomiopatie (malattie che colpiscono il muscolo cardiaco) ed altri eventi vascolari.[302] Questo forse spiega il record di decessi di calciatori professionisti sui campi da gioco già nel 2021.[303]

∗ ∗ ∗

Il secondo studio attribuisce alla risposta immunitaria alle proteine spike (sia dell'infezione naturale sia delle terapie geniche) effetti deleteri sui telomeri, la sequenza di proteine che protegge le estremità dei cromosomi e che ad ogni loro replicazione si accorcia nelle nuove copie del DNA (un processo noto come senescenza), finché diventano così brevi che non possono più svolgere la loro azione protettiva.[304] A quel punto il DNA si trova esposto a danni di vario tipo, compaiono delle mutazioni (spesso cancerose) e l'organismo invecchia precocemente, favorendo l'insorgere di malattie neurodegenerative come Parkinson ed Alzheimer. Lo studio è stato fatto in vitro per cui non è detto che sia vero per l'uomo. Se però fosse vero, e speriamo di no, le cellule entrate in contatto con le proteine spike ne risentiranno a partire dagli anziani (i cui telomeri sono ovviamente già corti) e dalle cellule di tutti che hanno un tasso di replicazione più alto (sistema immunitario, cute e capelli). Sia nei contagiati sia soprattutto nei vaccinati, visto che i liposomi che veicolano la terapia possono finire ovunque e lì innescare la produzione di proteine spike.

∗ ∗ ∗

Il terzo è di un team che intendeva studiare le proteine spike del virus naturale, scoprendo che, come quelle delle terapie geniche, si legano ai periciti, cellule che rivestono i capillari (anche del cuore), innescando il rilascio di sostanze chimiche che causano infiammazioni.[305]

∗ ∗ ∗

Qual è la soluzione ai problemi posti da questi studi ed a quelli sollevati da Bridle? I vaccini "tradizionali": virus morti o depotenziati che restano nel sito

---

[302] Gundry (2021)
[303] "List of association footballers who died while playing" su en.wikipedia.org
[304] Meyer (2021)
[305] Avolio (2020)

di inoculazione.[306] Cosa dovrà, invece, pensare un quarantenne o un ultrasessantenne se dopo un mese, un anno o dieci dalla terapia contro la Covid-19 soffrirà una trombosi, un ictus o altro che non è nella storia familiare? O un trasfuso? O chi lo ha persuaso a vaccinarsi, convinto di fare il suo bene? O un genitore che avrà fatto vaccinare i figli che da grandi dovessero scoprirsi sterili? O i cari di un giovane che per un malore improvviso ha un incidente?

12.4. SUL DA FARSI

Come rimediare a questo *"big mistake"* ed al conseguente *"unprecedented medical disaster"*? Seguendo il suggerimento alla MHRA (l'omologa britannica dell'EMA) di chi ha analizzato i dati su Yellow Card:[307]

> The MHRA now has more than enough evidence on the Yellow Card system to declare the COVID-19 vaccines unsafe for use in humans... L'MHRA ora ha prove più che sufficienti sul sistema Yellow Card per dichiarare i vaccini COVID-19 pericolosi per gli esseri umani. Dovrebbe essere fatta la preparazione per intensificare gli sforzi umanitari per assistere le persone danneggiate dai vaccini COVID-19 e per anticipare e mitigare gli effetti a medio e lungo termine. Poiché il meccanismo dei danni dei vaccini sembra essere simile allo stesso COVID-19, ciò include il coinvolgimento di medici e scienziati internazionali con esperienza nel trattamento di successo del COVID-19.[308]

Occorre prepararsi *"per anticipare e mitigare gli effetti a medio e lungo termine"* della vaccinazione contro la Covid-19. Ovvio. Eppure, anche su questo ci sono in giro diversi commenti critici, ma ancora una volta è solo fuffa perché, dando per scontata l'efficacia e la sicurezza delle terapie geniche, opinano per lo più sulla significatività statistica dei dati estratti (cioè minimizzano l'importanza dei costi umani delle vaccinazioni, accettandoli come inevitabili) e, soprattutto, evitano le 3 domande sensatissime che chiudono il documento:

> There are at least... Ci sono almeno 3 domande urgenti a cui l'MHRA deve rispondere:
> 1. Quante persone sono morte entro 28 giorni dalla vaccinazione?
> 2. Quante persone sono state ricoverate entro 28 giorni dalla vaccinazione?
> 3. Quante persone sono state rese disabili dalla vaccinazione?

Si è liberi di non credere alla significatività dei dati di *Yellow Card*, le vittime ed i loro familiari meritano però una risposta. Risposte che interessano tutti (eccetto gli incoscienti) e che portano a chiedersi anche: perché diffondono dati puntualissimi su contagi e decessi ma non sulla sorte dei vaccinati? Oggi che sono milioni una risposta avrebbe un valore statistico probante: se non ci fossero problemi ce lo direbbero, se non ce lo dicono è lecito temere il peggio.

---

[306] Infovac (17/3/2021)
[307] Yellow Card è il sistema che raccoglie le segnalazioni di eventi avversi ai trattamenti medici in UK
[308] E-BMC (9/6/2021) p. 9 e 10, tabelle 1 e 2

Trattandosi di terapie sperimentali, le autorità sanitarie e politiche se fossero stata mediamente intelligenti ed in buona fede, avrebbero anticipato queste necessità affiancando al sistema di segnalazione di eventi avversi anche un sistema di sorveglianza sanitaria passivo per conoscere la sorte dei vaccinati e valutare la reale efficacia o l'eventuale pericolosità delle terapie geniche incrociando i dati (in Italia) di INPS, INAIL, ISTAT, SSN, AIFA ed ISS:

1. Quanti sono stati gli accessi al pronto soccorso, le chiamate alle guardie mediche, i giorni di malattia, i ricoveri ed i decessi entro una settimana, un mese, tre mesi, sei mesi, un anno… dall'ultima dose?
2. Qual è la differenza fra la frequenza di questi eventi tra vaccinati e non?
3. C'è stata una variazione nell'emissione di ricette tra prima e dopo la pandemia e prima e dopo l'avvio delle vaccinazioni? Per quali principi attivi?

Statistiche costruibili facilmente: basta estrarre i dati utilizzando il codice fiscale e poi renderli anonimi aggregandoli per età e patologie sofferte individuate in base ai farmaci normalmente assunti.

Sarebbe gravissimo scoprire che esistono ma sono "confidenziali". Sarebbe ancora peggio però se si scoprisse che non ci sono, certificando la stoltezza e l'inettitudine delle nostre autorità politiche e sanitarie. Per quanto è dato sapere, la prima direttiva ufficiale agli ospedali di distinguere tra i ricoverati 'con' e 'per' la Covid-19 è dell'NHS (il Servizio Sanitario) britannico[309] ma

> NHS England has not yet confirmed whether the data will be made public, as it must be checked and verified first… L'NHS inglese non ha ancora assicurato che i dati saranno pubblici, poiché devono essere prima controllati e verificati.[310]

Chi pensa a male (ma spesso c'azzecca) potrebbe anche credere che i dati non saranno automaticamente pubblici perché temono che smentiscano la narrazione corrente sulla pandemia.

Per chiudere il discorso sugli eventi avversi, vale la pena leggere la dichiarazione del direttore generale dell'AIFA alla vigilia del lancio della campagna vaccinale, in occasione dell'autorizzazione del vaccino Comirnaty (Pfizer):

> Il vacccino Comirnaty è approvato per tutta la popolazione al di sopra dei 16 anni, non ha controindicazioni assolute e non sono richieste accortezze particolari per sottopopolazioni specifiche come anziani, immunodepressi o soggetti con disturbi della coagulazione e rischi di sanguinamento. Non esistono controindicazioni neppure per le donne in gravidanza e in allattamento[311]

---

[309] Lintern (11/6/2021)
[310] Knightly (11/6/2021)
[311] AIFA (22/12/2020)

13. Sulla vaccinazione di massa

Dopo gli INF, la ricerca dei contagiati casa per casa, i test PCR, le terapie geniche e le nuove regole di attribuzione dei decessi, un'altra novità tecnica introdotta con la pandemia è la vaccinazione di massa scavalcando i medici di famiglia che, conoscendo i pazienti, potevano, se ben informati, decidere caso per caso ed a ragion veduta. È lecito pensare che, così facendo, i più non si sarebbero mai vaccinati senza per questo influire, in quanto non a rischio, sulla cosa più importante: il numero di decessi. Per evitarlo hanno perciò introdotto un'altra novità tecnica: i "centri vaccinali" dove altri medici, protetti dalla firma del consenso informato e soprattutto dallo "scudo penale" (non punibilità degli operatori dei centri vaccinali per omicidio colposo) previsto dalla legge 44/2021[312] che ha consentito l'archiviazione di un caso di decesso che in tribunale era stato attribuito ai vaccini,[313] in pochi secondi decidono sull'opportunità dell'inoculazione in base alle scarne informazioni previste su un modulo, partendo dal presupposto che le terapie geniche sono innocue e funzionano, tanto da concederle a tutti. Due ipotesi che, come ogni altra, devono essere prima verificate per essere prese per buone. La scienza, infatti, è piena di ipotesi che sembravano ovvie ma che non hanno poi superato la verifica sperimentale.[314] Passando dai numeri piccoli (dei test) ai grandi (della popolazione), tutte le magagne erano destinate a venire a galla. Errori che tanti hanno pagato, pagano e pagheranno con la salute o la vita; sulla cui pelle pochi hanno guadagnato, guadagnano e guadagneranno vagonate di soldi che finiscono la loro corsa nei paradisi fiscali. Oltre ad arricchire ulteriormente sempre i soliti, la vendita dei vaccini ha "creato" ben 9 nuovi miliardari: gli amministratori delegati di Moderna e BioNTech (Pfizer), i dirigenti della cinese CanSino ed i primi investitori in Moderna.[315] A spese del debito pubblico mondiale.

13.1. Sulle "attuali evidenze"

La dimostrazione che la vaccinazione nei centri vaccinali è una teoria sbagliata è data dagli adattamenti in corso d'opera e senza precedenti sull'impiego dei vaccini, contando il numero di morti a pochi giorni dall'inoculazione, come in questa circolare del Ministero della Salute italiano:

---

[312] Decreto-legge 44/2021, Art. 3
[313] La Voce di Mantova (3/11/2021)
[314] Nel volume 3 di questa serie se ne esaminano diverse. Ad esempio, la velocità costante della luce che nessuno si attendeva e che è poi diventata uno dei pilastri della relatività di Einstein.
[315] Todhunter (3/7/2021)

> Sulla base delle attuali evidenze, tenuto conto del basso rischio di reazioni avverse di tipo tromboembolico a fronte dell'elevata mortalità da COVID-19 nelle fasce di età più avanzate si rappresenta che è raccomandato un suo uso preferenziale nelle persone sopra i 60 anni.[316]

"**Attuali evidenze**" significa cose sfuggite alle fasi di test e scoperte solo durante la vaccinazione di massa. Cioè non sapevano del rischio trombosi né che colpisse persone in età lavorativa, cioè chi è meno minacciato dal morbo: ma i vaccini non erano sicuri? E poi, perché solo tromboembolico, visto che gli eventi avversi gravi sono di tanti altri tipi? Veramente in Italia non si sono verificati né ictus né aborti né altro dopo le vaccinazioni?

È arrivato il momento di fare il punto della situazione. Cominciamo con la lettera aperta di una che ne capisce perché

> I have had more vaccines in my life than most people…Ho fatto più vaccini nella mia vita della maggior parte delle persone e provengo da un luogo di significativa esperienza personale e professionale in relazione a questa pandemia, avendo gestito un servizio durante le prime 2 ondate e tutte le contingenze che ne derivano.[317]

Che poi così descrive gli effetti delle vaccinazioni a tappeto tra i sanitari

> The levels of sickness after vaccination is unprecedented…I livelli di malattia dopo la vaccinazione sono senza precedenti: il personale si ammala gravemente ed alcuni presentano sintomi neurologici, con conseguenze enormi sul funzionamento del servizio sanitario. Anche i giovani ed i sani hanno postumi per giorni, alcuni per settimane e devono anche ricorrere a cure mediche. Così squadre intere sono state scompaginate dal momento che i loro membri si sono vaccinati insieme.

Quindi va alla radice del male, ribandendo cose che già sappiamo:

> It is clearly stated that these vaccine products do not offer immunity or stop transmission. In which case why are we doing it? There is no longitudinal safety data (a couple of months of trial data at best) available… è noto che questi vaccini non danno l'immunità né fermano la trasmissione del morbo. Allora, perché li somministriamo? Mancano anche dati longitudinali sufficientemente lunghi per valutarne la sicurezza (al più un paio di mesi di test).

Consideriamo ora un caso limite: la curva dei contagi e dei decessi per la Covid-19 in Mongolia dove la vaccinazione di massa (cominciando, al solito, dai sanitari) è iniziata a febbraio del 2021.[318]

---

[316] ANSA (8/4/2021)
[317] Polyakova (2/4/2021)
[318] Tumurkhuyag (26/2/2021)

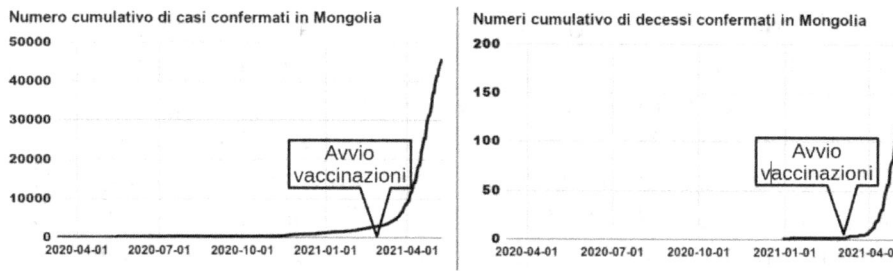

Figura 5: Cumulo dei casi confermati di contagio (a sinistra) e di decessi da Covid-19 in Mongolia (serie "OurWorldInData, Covid").

Fino al lancio della campagna vaccinale la Mongolia era un paradiso, trasformandosi in un inferno in pochi giorni. Il motivo lo ha scoperto un team di ricerca vietnamita: hanno effettuato tamponi con sequenziamento genico al personale di un ospedale (semplice, no?) scoprendo che i vaccinati sono portatori di una carica virale superiore agli altri ma accusano meno sintomi, allungandone la fase pre-sintomatica e diventando, con qualche insignificante colpo di tosse ogni tanto (di cui nessuno si preoccupa perché di "vaccinati"), super diffusori.[319] Perciò *"con i vaccini, la base dei soggetti infetti sicuramente si riduce, ma in termini percentuali aumenta il numero degli asintomatici"*.[320] È questo che sottintendono notizie come *"Con la prima dose di vaccino Astra-Zeneca 94% in meno di casi gravi, con Pfizer 85%"*,[321] *"aumenta incidenza ma meno casi gravi"*[322] o *"no casi gravi per il 99,9% dei completamente vaccinati"*,[323] aprendo uno scenario inquietante sulla vaccinazione a partire dal personale sanitario deciso dalle autorità: in contatto con i contagiati possono infettarsi senza mostrare sintomi a lungo, dandogli il tempo per contagiare altri pazienti ed i familiari in visita che poi a casa si ammalano, diffondendo l'infezione. Si innesca così una reazione a catena tragica e mortale che spiega le impennate dei contagi registrate ovunque (anche in Italia, come vedremo) con l'avvio delle vaccinazioni.

Prima di passare ai numeri, vale la pena chiudere questo paragrafo ricordando qualche fatto di cronaca: a Reggio Calabria si sono registrati 40 contagiati, alcuni sintomatici, tra gli invitati ad un matrimonio dove tutti erano vaccinati con doppia dose e green pass;[324] all'ospedale di Taormina è scoppiato un focolaio nel reparto di cardiologia dove avevano tutti ricevuto la copertura

---

[319] Chau (2021)
[320] ANSA (25/5/2021)
[321] ANSA (22/2/2021)
[322] ANSA (9/9/2021)
[323] IlSole24Ore (9/8/2021)
[324] Caridi (30/7/2021)

vaccinale completa;[325] un caso analogo si è registrato negli USA dove ha fatto notizia il contagio dei membri di una famosa squadra di *baseball*, dove tutti avevano ricevuto un ciclo completo di vaccinazione;[326] altri casi sono segnalati in diversi ospizi francesi;[327] sull'HMS *Queen Elizabeth*, l'ammiraglia della marina britannica dove sono tutti adulti e vaccinati (2 volte), il 14/7/2021 sono stati segnalati 100 casi di Covid-19 ed altri sulle navi che la scortano in una crociera intorno al mondo;[328] sempre negli USA, al 26/6/2021, tra chi aveva la copertura vaccinale completa si erano registrati 4115 ricoveri e 750decessi per la Covid-19[329] che 10 giorni dopo erano diventate 4909 e 988[330] e dopo aver analizzato un focolaio il *Massachusetts* scoprendo che il 74% aveva completato il ciclo vaccinale e che vaccinati e non avevano la stessa carica virale, la CDC si è vista costretta a raccomandare nuovamente l'uso delle mascherine.[331]

13.2. SULLA SORTE DEI VACCINATI ITALIANI

Secondo un rapporto dell'ISS del 3/6/2021 in Italia la Covid-19

- Al 4/4 tra 7milioni di vaccinati ne aveva falciati 1560 entro due settimane ed altri 974 nelle seguenti (cioè 2534 decessi in 98giorni: 26 al dì);
- Al 18/4 tra 10milioni di vaccinati ne aveva mandati all'ospedale 5600 in due settimane e poi altri 3560 (9160 ricoverati in 112giorni: 82 al dì);
- Al 2/5 tra 14milioni di vaccinati in 40mila erano positivi entro due settimane e altri 50mila nelle successive (90mila in 126 giorni: 714 al dì).[332]

Infettando a loro volta altri. Se si considera che nel periodo si contava un totale di 39mila deceduti, 160mila ricoverati e 2milioni di positivi,[333] tra loro i neo-vaccinati erano il 6,5%, il 5,7% ed il 4,5%, rispettivamente. Eppure, ancora il 30/3, con questa tragedia in corso, assicuravano che "*I vaccini a mRna proteggono dal contagio*"[334] e ad agosto hanno coniato l'espressione "*l'epidemia dei non vaccinati*".[335] Allora, chi sono questi 100mila neo-vaccinati vittime della Covid-19 in 4 mesi, più della metà con il *green pass* visto che è concesso a due settimane dall'inoculazione?

---

[325] Iannacone (6/5/2021)
[326] Wagner (14/5/2021)
[327] Videointervista a Christine Rouzioux di David Pujadas (14/5/2021)
[328] Beale (14/7/2021)
[329] Lee (26/6/2021)
[330] CDC (28/6/2021)
[331] CDC (6/8/2021)
[332] ISS (3/6/2021) Fig. 2 p.6 e tabelle 2 e 3 p.14
[333] Serie "OurWorldInData, Covid"
[334] ANSA (30/3/2021)
[335] Il Foglio (11/8/2021)

Che significa che in un tempo breve come 2 settimane in 40mila si sono scoperti contagiati, 5600 sono stati ricoverati e 1560 sono trapassati? Le proteine spike autoprodotte da queste 47mila persone che fino a quel momento stavano bene (altrimenti non le avrebbero mai vaccinate visto che non potevano uscire di casa) le ha rese facili prede dell'infezione naturale? Sono perciò vittime di eventi avversi?

A titolo di confronto, l'ultimo report annuale AIFA sui vaccini ante pandemia (2019) informa che su 23milioni di vaccinazioni di tutti i tipi si sono registrate 6.757 reazioni avverse gravi (lo 0,03%) e 19 decessi (lo 0,00004%).[336]

E poi: cos'è successo dopo? Quanti altri sono stati male o addirittura sono morti con sintomi diversi dalla Covid-19? Nessuno? Pochi? Tanti? Tantissimi? I loro conti però non tornano: se al 2/5 tra 14milioni di vaccinati hanno registrato 90mila contagiati e poiché il tasso di mortalità pre-campagna vaccinale dei contagiati era del 3,5%,[337] allora tra i 7milioni di neo vaccinati al 4/4 i contagiati dovevano essere 45mila (più o meno) il cui 3,5% fa 1575, non 2554 che è il suo 5,7%. È ovvio che i vaccinati, con un tasso di mortalità maggiore, hanno più problemi degli altri con la Covid-19. E se aumentano i decessi sono già aumentati necessariamente ricoveri e contagi, distruggendo in un sol colpo due miti: quello dell'efficacia dei vaccini e quello dei vaccinati che si ammalano meno gravemente degli altri: se muoiono di più si ammalano più gravemente. Ovvio. Perciò i dati di aprile consigliavano di fermare tutto. Situazione che alle nostre autorità politiche e sanitarie (che hanno dati più completi ed aggiornati di quelli disponibili pubblicamente) era nota almeno da marzo, altrimenti non si spiega perché a dicembre 2020 (in occasione della prima vaccinazione) affermavano *"In autunno immunità di gregge con 80% della copertura"*[338] e dopo qualche settimana *"l'immunità di gregge si raggiungerà a maggio 2022"*.[339] Questo getta anche nuova luce sulla decisione di due giorni dopo *"a Pasqua tutta Italia in zona rossa"*:[340] il lockdown non era la giusta punizione per noi discoli italiani ma un modo per tamponare il peggioramento della situazione per la vaccinazione di massa in attesa delle belle giornate.

Timori confermati dalle notizie che sarebbero poi giunte dal Regno Unito dove ben l'80% dei deceduti di agosto attribuiti alla Covid-19[341] era tra il 69% della popolazione vaccinata a fine luglio mentre a settembre si viene a sapere

---

[336] AIFA (2019), p. 13, tabella 5 p. 27 e ss
[337] Il 27/12/2020 si contavano 2.047.696 contagiati e 71.925 decessi: Serie "OurWorldInData, Covid"
[338] La Stampa (27/12/2020)
[339] ANSA (10/3/2021)
[340] ANSA (12/3/2021)
[341] Daily Expose (8/9/2021)

che *"doppio vaccino all'80% in GB ma è picco morti da marzo"*.[342] O da Israele dove l'8/9, con il 66% della popolazione vaccinata, si è registrato il massimo giornaliero di contagi con 2536 nuovi casi per milione (quello italiano di 667 è del 13/11/2020, cioè senza vaccini), battendo i record di pochi giorni prima: 1378 il 24/8 e 1892 il 1/9.[343] Se questo accade in estate, cosa succederà in inverno? Come si può chiamare la Covid-19 *"l'epidemia dei non vaccinati"*?[344]

La scadenza di maggio 2022 svela la data prestabilita per calare il sipario su questa farsa? Chi vivrà vedrà.

Facciamo ora l'*esperimento mentale* di vaccinare tutti gli italiani lo stesso giorno con i dati dell'ISS di prima: nel giro di due settimane si conterebbero 171mila contagi, 33mila ricoveri e 13mila decessi. È ovvio che, come vedremo nel resto del capitolo, con l'avvio della vaccinazione di massa si deve necessariamente assistere anche ad un rimbalzo di contagi, ricoveri e decessi. Questo spiega la censura sui media di regime dei casi avversi in Italia: usati per vendere giornali e pubblicità sul web durante le prime settimane della campagna vaccinale, sono poi stati ignorati quando i vaccinandi hanno cominciato a rifiutare selettivamente alcuni prodotti, preferendo puntare il dito contro chi ogni tanto muore di Covid-19 perché non si è voluto vaccinare, senza però mai lamentarsi dei 26 neo-vaccinati deceduti al dì ugualmente di Covid-19 nei primi 98 giorni di campagna vaccinale (ai quali occorre sempre aggiungere le vittime per altri malanni). Non bisogna neppure dimenticare che (almeno in Italia)[345] segnalare un evento avverso è tanto difficile che molti medici rinunciano, invalidando le relative statistiche ufficiali. Senza contare quelli che non arrivano al proprio medico: quanti gli hanno comunicato i propri malesseri?

Vediamo cosa si può fare con i dati ufficiali. Da tenere a mente la data della prima inoculazione: il 27/12/2020. Considereremo tre serie di dati: ricoverati e deceduti giornalieri ed età media dei deceduti.[346] Analizzandole, si vuole verificare se la campagna vaccinale ha portato un miglioramento (un'accelerazione nella diminuzione di morti e ricoverati o un rallentamento di un loro incremento) o, invece (come lasciano presagire i dati di prima), un peggioramento (un rallentamento della loro diminuzione o addirittura un aumento in una fase di discesa): se la realtà percepita fosse migliore di quella descritta dai numeri, l'unica spiegazione è che la propaganda funziona molto bene.

---

[342] ANSA (7/9/2021)
[343] Serie "OurWorldInData, Covid"
[344] Il Foglio (11/8/2021)
[345] Videointervista ad Antonio Marfella di Umberto Molini (19/3/2021)
[346] Non importa se, come abbiamo visto, il loro numero è esagerato in quanto lo è in modo sistematico per cui è un dato utilizzabile per un'analisi statistica.

13.3. Sui ricoverati in Italia

L'andamento dei ricoverati 2020 per la Covid-19 in Italia è il seguente:

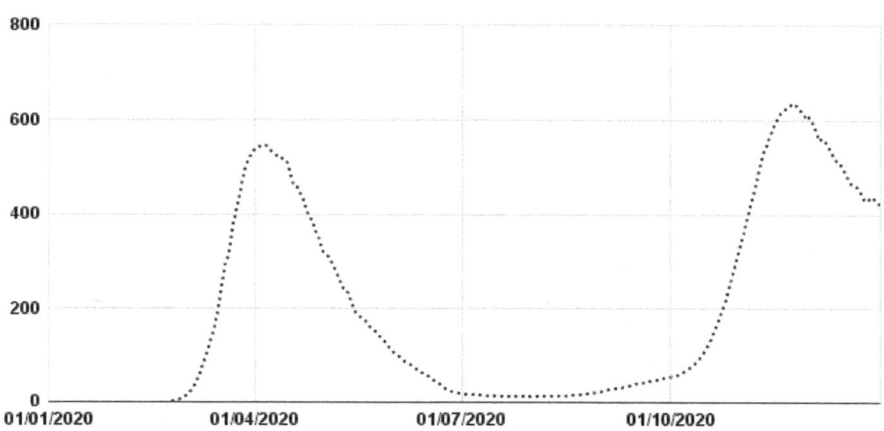

Figura 6: Ricoverati giornalieri in Italia nel 2020 per la Covid-19 ogni milione di abitanti (Serie OurWorl-dInData, Covid)

Vale la pena ricordare che al picco di marzo ha certamente contribuito il mancato approvvigionamento di mascherine (trattenute dai nostri alleati)[347] e quelle che abbiamo inviato in Cina quando tutto era già cominciato,[348] sebbene non ce ne fossero a sufficienza neppure per i nostri medici che nelle prime settimane morirono a decine[349] e non si sapeva cosa fare visto che il piano anti pandemia non era aggiornato da 11 anni.[350] Per non parlare di quanti potevano trarre giovamento da farmaci non specifici in attesa dei vaccini, se solo le autorità politiche e sanitarie non fossero state contrarie per principio. Dal grafico è chiaro che il picco successivo è raggiunto a fine autunno (il 23/11 con 637 ricoverati per milione di abitanti) dopodiché sebbene inizi l'inverno si scende fino ai 420 del 1/1 (5 giorni dopo la prima vaccinazione), un andamento inatteso per una malattia polmonare: di questo passo si sarebbe arrivati a zero il 17/3. L'unica spiegazione è che in Italia a fine novembre era stata conseguita l'immunità di gregge. Vediamo ora se nel 2021 la diminuzione dei ricoverati accelera man mano che la vaccinazione di massa va avanti.

---

[347] ANSA (15/3/2020)
[348] ANSA (15/2/2020)
[349] ANSA (3/4/2020), ANSA (25/4/2020)
[350] Ministero della Salute (8/6/2021), verbale desegretato del 15/2/2020

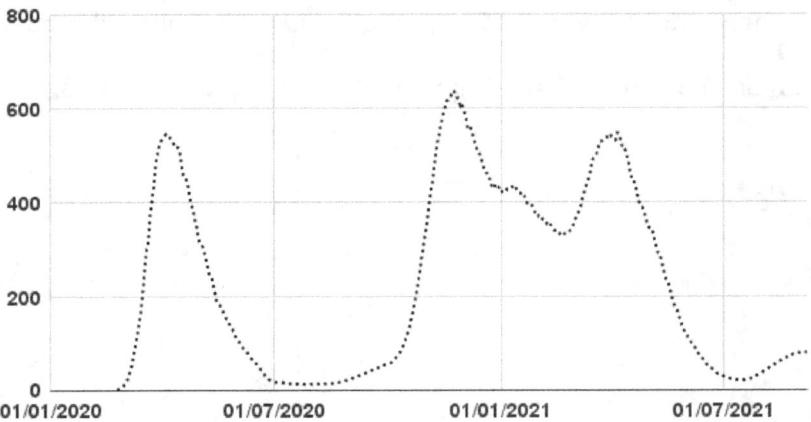

Figura 7: Ricoverati giornalieri in Italia per la Covid-19 ogni milione di abitanti (Serie OurWorldInData, Covid)

Invece di persistere sul trend positivo (e come lasciavano presagire già i numeri di prima sui neo-vaccinati vittime della Covid-19), con la campagna vaccinale i ricoverati prima aumentano fino al 12/1 (436), poi scendono lentamente fino al 19/2 (329) quando risalgono bruscamente toccando un massimo relativo il 6/4 di 547 ricoverati prima di tornare di nuovo giù con le belle giornate.

È anche evidente che, con o senza vaccini, l'andamento dopo marzo del 2020 e 2021 si rassomigliano. Verifichiamolo sovrapponendo i grafici:

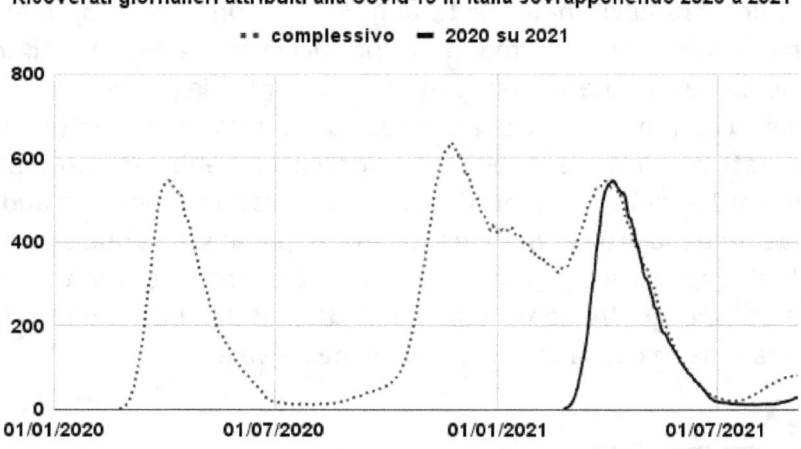

Figura 8: Ricoverati giornalieri per la Covid-19 in Italia ogni milione di abitanti, sovrapponendo 2020 su 2021 (Serie OurWorldInData, Covid)

I picchi del 2020 (545) è del 2021 (547) si verificano entrambi il 6/4, dopodiché l'andamento coincide giorno per giorno: più dei vaccini può il calendario! Da notare la coda del 2021 maggiore del 2020: un anticipo di quarta ondata?

13.4. Sui deceduti in Italia

Passiamo ora ai decessi il cui andamento non può che seguire quello dei ricoverati: prima ci si ammala, poi ci si aggrava, si è ricoverati e si muore, ovvio. In questo caso, oltre alla mancanza di mascherine e di un piano anti-pandemia, un buon numero di vite forse si poteva salvare se le autorità non fossero state così ostinatamente contrarie all'uso di farmaci non specifici, specie con i malati gravi che nulla avevano da perdere. Esemplare è il caso dei familiari di un anziano moribondo che si sono rivolti al giudice per costringere un ospedale a somministrargli l'ivermectina visto che i medici non lo facevano in quanto non previsto dai protocolli ufficiali, vedendo il loro caro rimettersi in 5 giorni.[351]

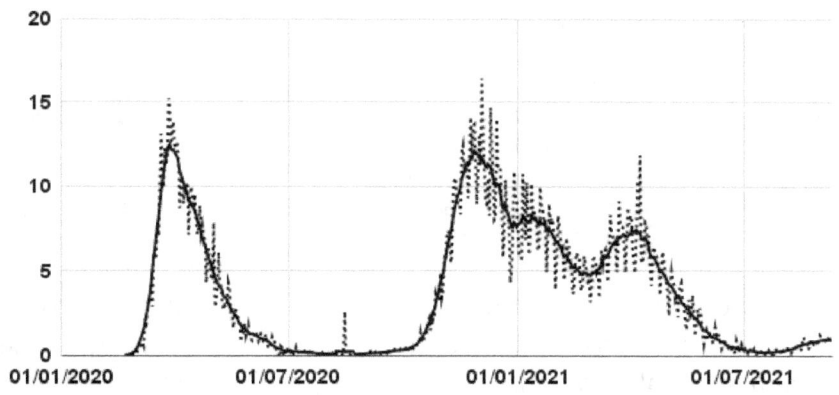

Figura 9: Decessi giornalieri attribuiti in Italia alla Covid-19 ogni milione di abitanti e media mobile su 15 giorni (Serie OurWorldInData, Covid)

Poiché i decessi giornalieri sono fortunatamente pochi e quindi la serie è "ballerina", per smussarne le asperità sul grafico è stata aggiunta una media mobile (semplice) calcolata su 15 giorni, i cui valori sono usati di seguito.

Come per gli ospedalizzati, anche il grafico dei decessi giornalieri per milione di abitanti (per questo e perché si usa la media, i valori non sono interi) ha un andamento "strano": il picco era stato raggiunto il 27/11 con 12,1 decessi; poi,

---

[351] Keilman (9/11/2021)

tra alti e bassi e benché in inverno, scende fino al minimo del 4/1 (8 giorni dopo la prima vaccinazione) con 7,6decessi: di questo passo si sarebbe arrivati a zero il 18/2. Allora è vero che a fine novembre era stata conseguita l'immunità di gregge! Invece di continuare con questa tendenza positiva, la curva si appiattisce fino al 12/1 (8,2decessi) per poi riprendere a scendere fino al 26/2 (4,7decessi). Toccato il minimo, risale inaspettatamente fino al nuovo massimo del 6/4 (7,4decessi) per poi diminuire costantemente con le belle giornate.

Proviamo ora a sovrapporre, come prima, 2020 su 2021:

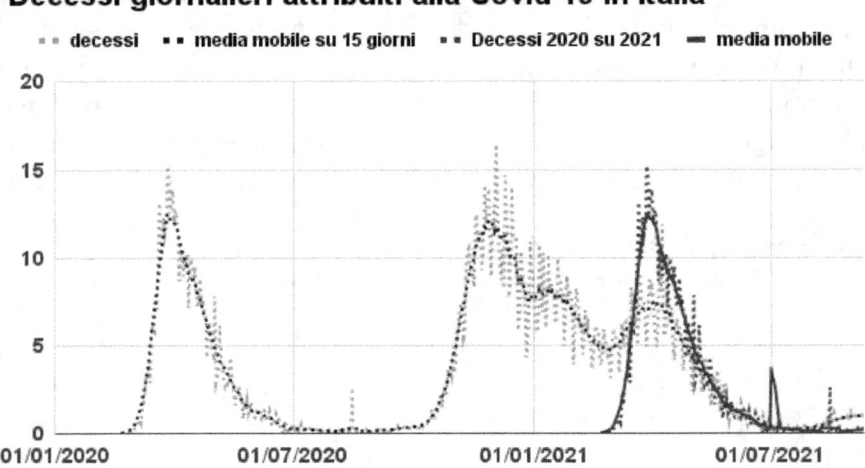

Figura 10: Decessi giornalieri e media mobile per milione di abitanti per la Covid-19, sovrapponendo il 2020 sul 2021 (Serie OurWorldInData, Covid)

In questo caso la differenza è prima minima poi si annulla. Quanto osservato finora conferma che da aprile la vaccinazione di massa non ha inciso neppure sui decessi attribuiti alla Covid-19 e che più del vaccino può il calendario!

E prima di aprile? Dall'autunno 2021 scopriremo (se non barano, cambiando qualche regola) quanto ha influito la campagna vaccinale su ricoveri e decessi. Da notare che qui si parla solo di ricoveri e di decessi per la Covid-19, non per altre cause. Se però le cose sono come sembrano, tanto basta per sospettare che siamo di fronte ad un vero e proprio democidio. Anche perché a febbraio 2021 la mortalità mensile complessiva era vicina alla media dei 5 anni precedenti alla pandemia.[352] Cioè la crisi pandemica era oggettivamente superata. Poi, proprio quando la campagna vaccinale entra nel vivo, invece di una diminuzione ancor più marcata si registra un aumento tragico ed inspiegabile.

---

[352] Serie: ISTAT, Tabella regionale dei decessi

13.5. Sul rimbalzo globale

I ragionamenti su ricoveri e decessi in Italia sono confermati dal "rimbalzo" della mortalità che si osserva anche a livello mondiale: quando si poteva pensare che fosse stato superato il picco grazie all'acquisizione dell'immunità di gregge, ecco una ripresa della mortalità con l'avvio delle campagne vaccinali ovunque le statistiche sono ben raccolte. Un fatto che non può essere un caso visto che il "caso" non ha diritto di cittadinanza nella Scienza. Ed in questo "caso" il campione non sono le 20mila cavie su cui si sono basate le EUA ma centinaia di milioni di persone qualsiasi. È pertanto statisticamente probante.

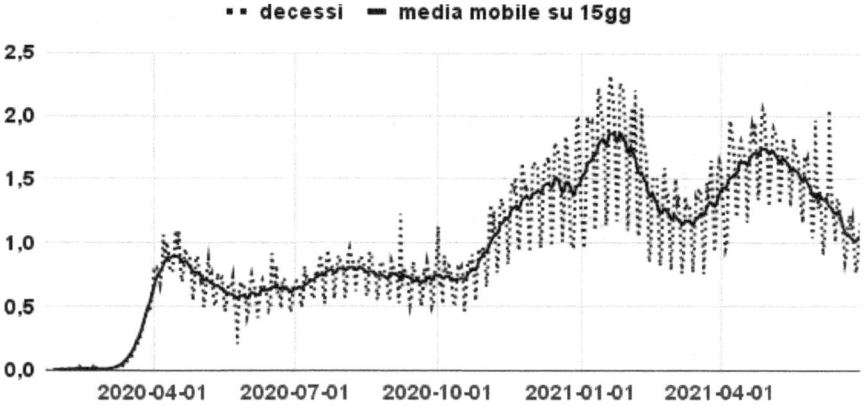

Figura 11: Decessi giornalieri e media mobile su 15 giorni per milione di abitanti attribuiti alla Covid-19 a livello mondiale (Serie "OurWorldInData, Covid")

Ha perciò ragione *Christian Perronne*, già vicepresidente del gruppo europeo di esperti in immunizzazione dell'OMS, quando avverte del deterioramento della situazione in paesi con alto tasso di vaccinazione:

> *Vaccinated people should be put in quarantine, and should be isolated from the society: unvaccinated people are not dangerous; vaccinated people are dangerous for others. It's proven in Israel now (I'm in contact with many physicians in Israel) they're having big problems, severe cases in the hospitals are among vaccinated people, and in UK also... I vaccinati dovrebbero essere messi in quarantena ed isolati dalla società: i non vaccinati non sono un pericolo, lo sono invece i vaccinati. La prova è Israele (sono in contatti con molti dei loro medici) che hanno grandi problemi in quanto i casi più gravi sono tra i vaccinati, come anche nel Regno Unito,*[353]

---

[353] Videodichiarazione di Christian Perronne del 17/8/2021

La ragione potrebbe essere proprio che la vaccinazione ritarda l'insorgere dei sintomi, rendendo i vaccinati dei super diffusori e quando è finalmente conclamata, è tardi per curarli.[354] Perciò, per prudenza e per avere cura di sé e di chi si frequenta (a partire dai familiari), i vaccinati farebbero bene a fare un test rapido ogni tanto ed ogni volta che non si sentono proprio in forma.

13.6. SULL'ETÀ DEI DECEDUTI IN ITALIA

Un terzo dato ufficiale italiano su cui ragionare è la distribuzione per età di vaccinati e deceduti: ai primi di maggio 2021 quasi il 90% degli ultraottantenni aveva ricevuto la prima dose e più del 75% anche la seconda; percentuali che per i settantenni erano 72% e 15% e per i sessantenni 46% e 10%, rispettivamente.[355] Con questi numeri, se i vaccini funzionassero veramente, si dovrebbe assistere almeno ad una diminuzione dei decessi per la Covid-19 delle persone più anziane a causa del morbo che, secondo logica, si dovrebbe riflettere immediatamente anche sull'età media dei deceduti che, dall'inizio della pandemia, è mostrato in questo grafico, insieme all'età media dei deceduti nel 2019 (cioè prima della pandemia).

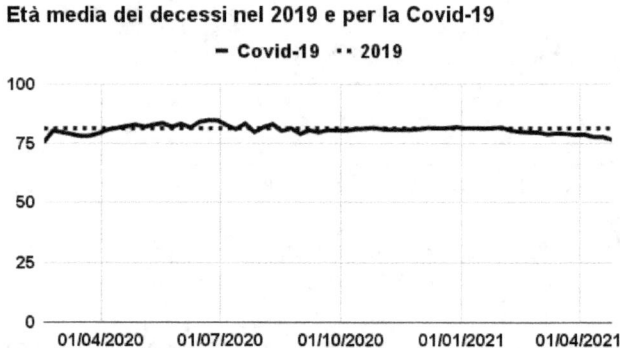

Figura 12: Età media dei deceduti in Italia per la Covid-19 (cnf. (ISS, 15/5/21)) confrontata alla mortalità media del 2019 (Serie Istat, decessi)

Da cui si evince che la mortalità associata alla Covid-19 oscilla, con o senza vaccini, intorno all'età media dei deceduti del 2019. Un altro indizio che la campagna vaccinale è, nel migliore dei casi, ininfluente. Ha però avuto effetti sulla speranza di vita che nel 2021 è diminuita di 1,2 anni rispetto al 2019.[356]

---

[354] Chau (2021)
[355] Percentuali ottenute incrociando le Serie "ISTAT, popolazione residente al 1° gennaio (2021)" e "Commissario Covid-19, anagrafica vaccini"
[356] ISTAT (2021), Cap. 2 p. 78

Se tre indizi fanno una prova, abbiamo la "prova" che la campagna vaccinale è stata ininfluente su decessi e ricoveri a partire da aprile. Nei prossimi mesi scopriremo se è addirittura controproducente.

Visto, inoltre, che le terapie geniche sono sperimentali, la campagna vaccinale di massa doveva essere l'occasione per verificarne l'efficacia[357] e decidere se insistere o annullarla. Invece l'ISS è felice di informarci che...

> *[su] circa 14 milioni di persone vaccinate con almeno una dose, che rappresentano quasi un quarto della popolazione italiana[,] i rischi di infezione da SARS-CoV-2, ricovero, ammissione in terapia intensiva e decesso diminuiscano rapidamente dopo le prime due settimane e fino a circa 35 giorni dopo la somministrazione della prima dose. Dopo i 35 giorni si osserva una stabilizzazione di questa riduzione che è di circa l'80% per il rischio di diagnosi, il 90% per il rischio di ricovero e di ammissione in terapia intensiva e il 95% per il rischio di decesso. Questi effetti sono simili sia negli uomini che nelle donne e in persone in diverse fasce di età. Anche per gli operatori sanitari e per gli ospiti delle RSA si osservano riduzioni di ricovero simili.[358]*

Affermazioni fuorvianti perché descrivono solo il miglioramento naturale della situazione atteso man mano che si esce dall'inverno. Denunciano, inoltre, una visione ideologica della realtà perché guarda il mondo esclusivamente attraverso le lenti distorte della Covid-19 (chi è vaccinato e chi no, chi è contagiato e chi no, chi è ricoverato o morto e chi no), perciò non è in grado di concepire, per esempio, eventi avversi di altra natura: veramente le persone possono essere divise in funzione della Covid-19 come se si trattasse di un'opinione politica? Un'ideologia propagandata in modo così efficace che ormai ha fatto breccia tra i cittadini, visto che non se ne lamentano ma addirittura prendono la tessera di partito: il green pass.

13.7. Sulle lezioni apprese

Dai grafici precedenti si possono dedurre diverse indicazioni:
1. Poiché i test sui vaccini sono stati condotti fra agosto e novembre, la loro significatività è molto ridotta. Chi pensa a male (ma spesso c'azzecca) potrebbe anche supporre che il periodo favorevole sia stato scelto di proposito (è lo stesso per tutte le malattie infettive che, come l'influenza, si tramettono per via aerea) e perciò che abbiano fermato tutto prima dell'aumento degli eventi avversi, a partire dal contagio da Covid-19.
2. Con un trend in diminuzione di ricoveri e decessi molto chiaro da novembre 2020, per semplice prudenza in Italia si doveva ritardare di qualche settimana

---
[357] Videointervista ad Antonio Crisanti di Tiziana Panella (14/6/2021)
[358] ISS (3/6/2021) p.1

l'avvio della campagna vaccinale e vedere che accadeva: chi pensa a male (ma spesso c'azzecca) potrebbe anche sospettare che abbiano invece iniziato prima che i più se ne accorgessero.

3. È incauto (per non dire stupido) vaccinarsi in primavera o in estate perché fino ad ottobre la probabilità di subire conseguenze gravi dal contrarre la Covid-19 sono ridottissime per tutti, fragili e non. Sarebbe come vaccinarsi contro l'influenza stagionale dopo l'inverno. Il momento migliore è invece settembre-ottobre. Anche perché centinaia di sanitari vaccinatisi all'inizio del 2021 con Pfizer, a giugno grazie a test sierologici si sono scoperti senza anticorpi.[359] Del resto per gli stessi produttori (che continuano a monitorare le loro cavie), in alcuni soggetti (non è dato sapere quanti) non si andrebbe oltre i 7mesi.[360] Pare, addirittura, che gli anticorpi comincino a scomparire appena un paio di mesi dopo la seconda dose.[361] Tutti fatti che smentiscono clamorosamente l'AIFA che a gennaio 2021 ipotizzava che:

> La durata della protezione [della vaccinazione con Pfizer] non è ancora definita con certezza perché il periodo di osservazione è stato necessariamente di pochi mesi, ma le conoscenze sugli altri tipi di coronavirus indicano che la protezione dovrebbe essere di almeno 9-12 mesi.[362]

L'ennesima previsione sbagliata degli esperti.

Per le altre terapie geniche è un dato non noto sempre perché, anche per loro, *"il periodo di osservazione è stato necessariamente di pochi mesi"*. Dura di più o addirittura di meno? Sono, pertanto, assolutamente irresponsabili gli appelli delle autorità politiche e sanitarie a vaccinarsi in un periodo diverso dall'inizio dell'autunno. Così facendo, inoltre, si comportano come gli addetti commerciali delle *Big Pharma* che almeno guadagnano una percentuale su quanto piazzano. E loro?

Un'altra lezione l'ha appresa anche l'OMS che dopo un anno di campagne vaccinali ha ammesso che *"non si esce dalla pandemia a colpi di booster"*.[363]

Per chiudere il discorso sulle lezioni apprese, vale la pena leggere le motivazioni di una lunga lista di associazioni italiane che perorano, giustamente, una moratoria almeno alla vaccinazione dei bambini che, se contagiati, hanno tassi di mortalità dello 0,008% (si può chiedere di più?):

> I vaccini in uso non azzerano la trasmissione dell'infezione, hanno durata sconosciuta ed efficacia ridotta su alcune delle varianti sinora emerse. Non è stata stabilita, ad oggi, la

---

[359] Di Benedetto (17/6/2021)
[360] Pancevski (25/7/2021)
[361] Shrotri (15/7/2021)
[362] AIFA (4/1/2021)
[363] ANSA (22/12/2021)

necessità e la frequenza di dosi di richiamo per mantenere l'immunità conferita con i vaccini (ma già si prospettano con insistenza rivaccinazioni almeno annuali), ed è sconosciuto l'effetto di una eventuale immunizzazione periodica. A fronte di benefici minimi o trascurabili riteniamo che non sia opportuno esporre i bambini al rischio di eventi avversi conosciuti e comuni, anche se probabilmente in gran parte reversibili, e al rischio di eventi avversi a lungo termine ancora non individuati, ma possibili. La sorveglianza post-marketing delle vaccinazioni è iniziata da poco tempo; le informazioni su eventi rari ma pericolosi si potrebbero presentare nel corso degli anni, ed evidenziarsi essenzialmente con lo sviluppo di programmi di sorveglianza attiva, ancora oggi lacunosi o completamente assenti. Si ritiene che la vaccinazione da sola non possa portare alla "immunità di gregge", quindi attualmente non esiste una giustificazione "altruistica" o "etica" nel vaccinare i bambini al fine di proteggere le popolazioni a rischio, già oggetto di un'intensa campagna vaccinale.[364]

13.8. Su Rischio Assoluto e Rischio Relativo

Facciamo ora un passo indietro e torniamo alla vigilia della vaccinazione di massa rileggendo alcuni lanci di agenzia del 2020:

- 11/11: *Pfizer, nostro vaccino anti-Covid efficace al 90%*,[365]
- 17/11: *Moderna annuncia vaccino 'efficace al 94.5%'*,[366]
- 18/11: *Pfizer, efficacia del nostro vaccino al 95%*,[367]
- 23/11: *Vaccino AstraZeneca, efficacia al 90% per dosi al pubblico*[368]

Tralasciando la guerra di cifre di Pfizer (che nel 2009, dopo essersi riconosciuta colpevole, è stata condannata dal Dipartimento di Giustizia USA a pagare ben 2,3 miliardi di dollari per marketing fraudolento nel più grande patteggiamento della storia per frodi sanitarie)[369] che dice tanto sulla loro affidabilità, che penserebbero gli ingenui che prendono per buono tutto ciò che leggono? Che per chi si vaccina il rischio di infettarsi (e poi di morire) si riduce del 90-95%. Una deduzione avallata pochi giorni dopo dalle nostre autorità sanitarie:

> L'Agenzia Italiana del Farmaco ha autorizzato l'immissione in commercio del vaccino anti COVID-19 Comirnaty, sviluppato da BioNTech e Pfizer. «Credo che quella di oggi sia una giornata eccezionale - ha affermato il Presidente Palù - perché abbiamo a disposizione, ad appena dieci mesi dalla pubblicazione delle sequenze del genoma del virus, un vaccino contro il COVID-19 con un'efficacia altissima, intorno al 95%, e altri 5-6 sono nella pipeline».[370]

---

[364] Rete Sostenibilità e salute (14/5/2021)
[365] ANSA (11/11/2020)
[366] ANSA (17/11/2020)
[367] ANSA (18/11/2020)
[368] ANSA (23/11/2020)
[369] DoJ (2/9/2009)
[370] AIFA (22/12/2020)

Per non parlare della promessa di fine dicembre *"In autunno immunità di gregge con 80% della copertura"*,[371] salvo poi accorgersi che i produttori, da buoni venditori, sono forse troppo ottimisti (abbiamo addirittura visto che la mortalità tra i vaccinati è del 5,7%, superiore al 3,5% degli altri) e poco dopo rimandare tutto: *"l'immunità di gregge si raggiungerà a maggio 2022"*.[372] Un peggioramento della situazione confermato anche dai dati provenienti a settembre dal Regno Unito: *"doppio vaccino all'80% in GB ma è picco morti da marzo"*.[373] Come può succedere con vaccini che hanno *"un'efficacia altissima, intorno al 95%"*?

Una prima risposta arriva da una metanalisi di diversi studi scientifici sull'efficacia dei vaccini che ha calcolato per ciascuno il cosiddetto NNV (*Number Needed to Vaccinate*, il Numero Necessario di Vaccinati affinché, teoricamente parlando, si prevenga un caso di Covid-19):

> 76 for the Moderna–NIH, 78 for the AstraZeneca–Oxford, 80 for the Gamaleya, 84 for the J&J, and 117 for the Pfizer–BioNTech vaccines.[374]

A titolo di confronto, un vaccino antinfluenzale che corrisponde molto bene alla variante in circolazione (cosa che non accade sempre) ha un NNV tra 12 e 37 tra la popolazione ma solo di 40 negli ospizi,[375] perché lo stile di vita e le condizioni ambientali influiscono moltissimo sulla possibilità di contrarre un'infezione. Contano però anche altri fattori come la durata della copertura vaccinale. Un dato che per le terapie geniche è ancora ignoto perché *"il periodo di osservazione è stato necessariamente di pochi mesi"*. Se infatti durasse settimane o mesi, il suo NNV aumenterebbe perché la campagna vaccinale è molto più lunga e nel frattempo si svilupperebbero nuove varianti capaci di schivare sempre meglio le terapie disponibili. È ovvio che con questi NNV è impossibile ottenere, nel nostro mondo globalizzato, l'immunità di gregge anche solo temporaneamente. Pertanto, l'affermazione che bastava vaccinare l'80% della popolazione per riuscirci era solo propaganda per gli sciocchi. Tanto per chiarire i termini della questione, NNV=76 significa che occorre vaccinare il 99,98% della popolazione per bloccare il contagio (NNV=12 ne richiede il 92%). Questo però non contraddice i titoli di prima dove, senza specificarlo, si parla di riduzione del *rischio relativo*, disinformando l'opinione pubblica tra i quali sono in pochi a conoscerne il significato che si comprende a pieno solo in rapporto al *rischio assoluto*:

---

[371] La Stampa (27/12/2020)
[372] ANSA (10/3/2021)
[373] ANSA (7/9/2021)
[374] Olliaro (20/4/2021)
[375] NCBI (01/1/2014)

- Il *rischio assoluto* misura la possibilità che si verifichi un evento (contrarre una malattia o un suo esito mortale) espresso in percentuale: il 10%, per esempio.
- Il *rischio relativo* confronta la possibilità del verificarsi di quell'evento tra gruppi di persone divisi per sesso, razza, età, patologie pregresse, stile di vita (fumatori, sportivi, utenti di mezzi pubblici, ospiti di un ospizio), ... o, per le cavie di un test, se hanno assunto il farmaco o un placebo. I gruppi sono poi confrontati tra loro per vedere se la sola appartenenza varia il rischio: quanto è maggiore la probabilità dei fumatori di sviluppare malattie cardiache rispetto ai non fumatori, per esempio.

Supponiamo che i dati indichino un *rischio assoluto* di sviluppare una malattia cardiaca entro i 60anni del 3% nei non fumatori e nei fumatori del 4,5%, questo significa che il *rischio relativo* di questi ultimi aumenta del 50%.

Supponiamo che i dati indichino un *rischio assoluto* del 4% di contrarre o morire per una malattia e che i test clinici di un vaccino dimostrino una riduzione all'1%, allora assumere il farmaco riduce il *rischio relativo* del 75%.

Dagli esempi è ovvio che per decidere se rinunciare ad una sigaretta o vaccinarsi serve sapere di quanto varia il *rischio assoluto* (3%→4,5%, 4%→1%) non quanto vale quello *relativo* (50% o 75%). Invece quei titoloni parlavano di quello *relativo*, fuorviando il lettore. Ebbene, c'è chi ha calcolato il *rischio relativo* ed assoluto di alcune terapie geniche:

> *Based on data reported by the manufacturer... Sulla base dei dati dei produttori, per il vaccino Pfizer/BioNTech si osserva una riduzione del rischio relativo del 95,1%... ma assoluto dello 0,7%... Per il vaccino Moderna, la valutazione mostra una riduzione del rischio relativo del 94,1%... ma assoluto dell'1,1%....*
>
> *Reporting absolute risk reduction... L'indicazione della riduzione del rischio assoluto è essenziale per evitare errori nel comunicare l'efficacia dei vaccini.* [376]

Stime ricavate dai dati dei produttori, non da evidenze sperimentali dalle campagne vaccinali. Cioè sono i dati usati dalle autorità politiche e sanitarie per autorizzare i vaccini, organizzare le vaccinazioni ed imporre l'obbligo, sui quali dunque ricade la responsabilità politica e morale di quanto è accaduto.

Applichiamo ora la massima riduzione del *rischio assoluto* (l'1,1% di Moderna) ad alcuni dei numeri che già conosciamo sul trapasso dei contagiati:

- Il 3,5%[377] italiano pre-campagna vaccinale scenderebbe a 3,4%;
- Il tasso mondiale del 2%[378] calerebbe all'1,98%;
- La stima dello 0,26%[379] diventerebbe 0,25%.

---

[376] Brown (2021)
[377] Il 27/12/2020 si contavano 2.047.696 contagiati e 71.925 decessi: Serie "OurWorldInData, Covid"
[378] Serie "OurWorldInData, Mortality Risk of COVID-19"
[379] Ioannidis (2021)

Vale a dire che per informare e non disinformare, quei titoli dovevano essere
- *Pfizer*, nostro vaccino riduce rischio relativo del 95,1%, assoluto dello 0,7%;
- Moderna annuncia riduzione rischio relativo del 94,1%, assoluto dell'1,1%.

Non può perciò sorprendere che l'analisi dei dati di 68 paesi non ho trovato correlazione alcuna tra popolazione vaccinata e contagi.[380] Stando così le cose, i vaccini sono poco più di una pernacchia contro il virus e quando le autorità politiche affermano che *"grazie a vaccini fine Covid finalmente in vista"*[381] fanno solo propaganda e preparano la normalizzazione perché sanno che non possono tirare oltre la corda.

Una pernacchia. In questo spera chi si vaccina, accettando però un rischio ignoto di eventi avversi. O, per meglio dire, questo è quanto le autorità politiche e sanitarie in piena coscienza offrono ai loro concittadini-elettori persuadendoli o costringendoli a vaccinarsi, sottoponendoli però ad un rischio ignoto di eventi avversi. Poiché, inoltre, una riduzione dell'1,1% (se è l'1,1%) è statisticamente invisibile, solo chi ignora questo valore può pensare che una campagna vaccinale possa salvarlo, migliorando l'andamento di contagi, ricoveri e decessi tra la sua gente e perciò accettare di buon grado strumenti di coercizione come il green pass. Perciò, occhio perché se un giorno mostreranno numeri che dicessero il contrario, saranno truccati.

A questo punto è lecito porsi e porre due domande:
1. 0,01% di differenza difronte al virus tra un vaccinato ed un non vaccinato giustifica la discriminazione in atto da parte dei governi attraverso il green pass di chi non si vuol vaccinare?
2. Questo misero 0,01% giustifica il mancato uso delle cure alternative?

Proviamo ora a rileggere due dei dati di sintesi sui decessi tra i contagiati:[382] il *rischio relativo* per gli ottantenni è del 41,27%, dello 0,014% per i bambini. La riduzione del 95% (se è il 95%) del *rischio relativo* grazie ad una terapia genica così trasforma queste percentuali: 41,27%→2,06%, 0,014%→0,0007%. A chi conviene vaccinarsi visto che il rischio assoluto è sempre lo stesso? Agli anziani, la cui riduzione compensa il rischio di eventi avversi. Per gli altri, gli INF (mascherine nei luoghi chiusi, arieggiare e lavarsi le mani spesso, ...) funzionano meglio dei vaccini (senza correre altri rischi).

Alle due domande precedenti si può ben aggiungere una terza:
3. Le nostre autorità politiche e sanitarie possono non sapere?

---

[380] Subramanian (2021)
[381] ANSA (8/10/2021)
[382] ISS (16/12/2020)

Allora, che significa che *"l'Italia donerà 45 milioni di dosi entro l'anno"*[383] ai paesi poveri? Che il debito pubblico italiano aumenterà di 1miliardo (+ gli interessi), i soliti ricaveranno uno sproposito mentre il virus ci fa una pernacchia.

13.9. Sulla propaganda

A questo punto è lecito affermare che, come i *lockdown*, anche la vaccinazione di massa attraverso centri vaccinali è un esperimento costosissimo, fallito miseramente. La propaganda è però sempre al lavoro per non far percepire ai più la Realtà qual è. Un caso esemplare è un articolo sul *Washington Post* dedicato alla campagna vaccinale italiana intitolato

> *Has Italy been vaccinating the wrong people? Its daily coronavirus death tolls suggest so… Forse in Italia vaccinano le persone sbagliate? Il bilancio quotidiano di vittime del coronavirus sembra suggerirlo.*[384]

Che esordisce così:

> *Looking at the day-by-day chart…Guardando il grafico giornaliero che tiene traccia dell'inarrestabile bilancio delle vittime del coronavirus in Italia, sarebbe impossibile indovinare che il paese ha avuto i vaccini dalla fine di dicembre. In un punto in cui la pandemia è diventata una corsa tra quei vaccini e una variante più letale, la maggior parte delle nazioni dell'Europa occidentale è riuscita a ridurre il proprio tasso di mortalità attraverso una combinazione di blocchi e vaccinazioni. Il tasso di mortalità dell'Italia, tuttavia, è più o meno lo stesso di 3 mesi e mezzo fa, nonostante abbia ricevuto la stessa proporzione di dosi degli altri membri dell'Unione europea.*

Per poi fare la sua analisi:

> *But some scientists… Secondo alcuni scienziati ed analisti di dati è tutta colpa della campagna di vaccinazione che ha vaccinato troppe persone sbagliate, dando priorità ai giovani lavoratori, tralasciando gli anziani vulnerabili.*

E conclude citando il caso di un trentasettenne vaccinato al contrario dei genitori sessantenni:

> *"If you look at the lethality of the virus, I should not be getting a vaccine right now," he said… Guardando alla letalità del virus, io non dovevo essere vaccinato.*

Insomma, i vaccini funzionano (il presupposto dato per scontato, così da inculcarlo profondamente nella mente dei lettori) ma in Italia i politici hanno preso decisioni sbagliate. Naturalmente, come in altri casi, solo apparentemente sembrano parlare dell'Italia. In realtà si rivolgono ai loro lettori per persuaderli che sono fortunati ad avere invece politici capaci, che sanno cosa fare.

---

[383] ANSA (23/9/2021)
[384] Harlan (8/4/2021)

14. Sull'origine del SARS-CoV-2

Nella città cinese di Wuhan, sede di un biolaboratorio di massima sicurezza (Livello 4 su una scala di 4) per lo studio di microrganismi altamente patogeni,[385] probabilmente da ottobre del 2019 si cominciarono ad osservare i primi casi di una polmonite atipica che sarà chiamata Covid-19, causata da un virus poi denominato SARS-CoV-2. La segnalazione parte il 30/12/2019 da due medici di un ospedale cittadino: l'oculista Li Wenliang che aveva osservato strane congiuntiviti associate alla malattia (e che morirà di Covid-19), ed Ai Fen, primario del pronto soccorso. La pandemia sarà poi dichiarata dall'OMS l'11/3/2020.[386] Il contagio si è diffuso da quel laboratorio? Una missione dell'OMS, dopo averlo visitato nel febbraio 2021 (ad oltre un anno dai fatti), dice solo che è *"'extremely unlikely' to have come from a lab... 'estremamente improbabile' che abbia avuto origine in un laboratorio"*,[387] incolpando invece un salto di specie "naturale" da pipistrelli a ferro di cavallo e pangolini all'uomo verificatosi in un mercato del luogo.[388] Ipotesi già ventilata da alcuni virologi in una lettera aperta del febbraio 2020,[389] quando il contagio (ancora limitato alla Cina e poco altro) cominciò a far notizia. Insomma, secondo loro (e parodiando una famosa canzone)[390] alla fiera di Wuhan venne un pipistrello che morse un pangolino (dentro cui si è formato il nuovo virus) che morse un uomo, che si infettò; oppure vennero un pangolino ed un pipistrello che hanno morso un uomo dentro cui si è formato il nuovo virus; oppure vennero un pangolino ed un pipistrello che morsero un altro animale che ha morso un uomo, infettandolo alla fiera di Wuhan.[391] Trattandosi di due insettivori, qual è la probabilità che un pangolino ed un pipistrello si prendano a morsi e/o mordano altri animali o addirittura un uomo?

Tornando all'indagine dell'OMS, visto che l'ispezione era programmata, che prove pensavano di trovare? Ragionamenti assolutamente logici (solo quelli ci restano) suggeriscono, invece, che l'origine del contagio sia proprio il biolaboratorio di WuHan.[392] Biolaboratorio che lavora da anni sul guadagno funzionale (*gain-of-functions*) proprio dei coronavirus (tipo indurre un salto di specie modificando gli antigeni per fargli agganciare ricettori umani e poi renderlo

---

[385] Cyranoski (2017)
[386] Adhanom (11/3/2020)
[387] UN (9/2/2021)
[388] ANSA (10/2/2021)
[389] Calisher (19/2/2020)
[390] Alla fiera dell'Est di Angelo Branduardi, traccia 1
[391] Sallard (2021)
[392] Wade (3/5/2021)

trasmissibile tra uomini). Ricerche finanziate anche da diversi dipartimenti (cioè ministeri) federali USA, incluso sanità e pentagono, per lo più attraverso *EcoHealth Alliance* di *Peter Daszak* (tra i commissari dell'OMS inviati ad indagare a Wuhan in palese conflitto di interessi),[393] società *non profit* che ha ricevuto fondi pubblici per un totale di 123milioni.[394] Tanto basta per configurare quella svolta in quel laboratorio (ed in altri in giro per il mondo)[395] come una vera e propria attività in subappalto.

Difficilmente noi poveri mortali sapremo mai qualche cosa sull'origine del SARS-CoV-2 e la narrativa ufficiale è insoddisfacente a riguardo, preferendo sviare l'attenzione con il solito schema: il martellamento dei media (*Argumentum ad nauseam*)[396] con l'opinione di presunti esperti (*Argumentum ab auctoritate*) ha indotto tanti a temere per il futuro proprio e dell'umanità (*Argumentum ad baculum*) facendo diventare popolari (*Argumentum ad populum*) opinioni senza alcun fondamento scientifico (*Fallacia della pratica comune*) tacitando chiunque osi opporsi accusandoli di "negazionismo" perché sottovaluterebbero la minaccia della Covid-19 o addirittura di essere "no-vax" quando contestano l'opportunità di vaccinarsi. Due accuse insulse perché attaccano le persone e le loro idee (*Argumentum ad hominem*) per evitare di entrare nel merito delle questioni poste:

- Lo 0,26% di mortalità tra i contagiati da Covid-19[397] (1 deceduto ogni 385 contagiati, al 97% soggetti fragili)[398] può essere considerata una minaccia?
- Accettare questo 0,26% di rischio di morire (cioè il 99,74% di possibilità di sopravvivere) invece di scommettere su una percentuale non quantificata per eventi avversi causati dalle terapie geniche è essere contro i vaccini?

Più interessante è mettere insieme i fatti e poi fare le proprie deduzioni. Premesso che la Covid-19 esiste ma, come è stato ampiamente dimostrato nelle pagine precedenti, è molto meno pericolosa di quanto le autorità con la complicità dei media lascino intendere, nei prossimi paragrafi la disamina sarà sviluppata come una sorta di indagine per individuare chi aveva l'opportunità, i mezzi ed il movente per montare la farsa a cui stiamo assistendo.

---

[393] "Investigations into the origin of COVID-19" su en.wikipedia.org
[394] Suryanarayanan (18/11/2020), Fendos (13/5/2020), Boswell (4/6/2021)
[395] Videointervista a Peter Daszak di Vincent Racaniello del 9/12/2019
[396] Questa e le seguenti sono altre fallacie logiche elencate nel volume 2 e 3 di questa serie. Vedi nota 133
[397] Ioannidis (2021)
[398] ISS (21/7/2021)

14.1. Sui mezzi: il contesto tecnico-scientifico

La prima informazione da tenere a mente per cercare di capire cos'è accaduto a Wuhan è che la Cina è l'unico grande paese al mondo che non ha sottoscritto la *Biological and Toxin Weapon Convention* (BTWC), il cui nome per esteso dice già tutto sul suo scopo: *Convenzione sulla proibizione dello sviluppo, produzione e immagazzinamento delle armi batteriologiche (biologiche) e sulle armi tossiche e sulla loro distruzione*.[399] La Cina ha però scuole e tecnici di prim'ordine ed è pertanto il territorio ideale dove altri (governi e privati) possono fare ciò che gli è legalmente impedito a casa propria. Non necessariamente ricerche su armi batteriologiche, ma test mal visti da noi, come quelli di vaccini ed antivirali sui primati.[400] Questo spiega perché il laboratorio di livello 4 (il livello massimo e perciò abilitati a fare qualsiasi cosa),[401] è stato costruito a partire dal 2004 con l'aiuto di capitali e tecnologie occidentali (all'inizio soprattutto francesi) visto che lì non avevano esperienze a riguardo.[402] Entrato in funzione nel 2018, i suoi tecnici si sono formati ed hanno conservato forti legami con centri occidentali.[403] Sulla sua sicurezza c'è però chi ironizza per un documentario (cinese) che lo descrive e che quando arriva alla sala di controllo che sorveglia tutti i tecnici nei laboratori spiega che di lì sono sempre pronti a supportarli quando c'è un incidente:[404] allora si verificano?

Tra i tanti dipartimenti del biolaboratorio, il più "interessante" riguardo alla Covid-19 è il *"Centro per le malattie infettive emergenti"* diretto da Shi Zhengli (1964-vivente), formatasi anche in Francia, specialista in SARS-CoV (CoronaVirus che causano la SARS) dei pipistrelli, tanto da essere detta "batwoman". Mettendo in fila le sue pubblicazioni scientifiche è possibile capire ciò che lì hanno fatto e sono in grado di fare. Da tenere a mente che il laboratorio di livello 4 fu inaugurato nel 2018, per cui almeno le ricerche precedenti sono state svolte in laboratori meno sicuri.

Partiamo dal 2005 quando la Shi annunciò (in un lavoro co-firmato da *Daszak* di EcoHealth Alliance) che i pipistrelli sono serbatoi naturali di SARS-CoV[405] e poi nel 2007 (sempre con *Daszak*), grazie ad analisi genetiche, che virus e pipistrelli erano in qualche misura evoluti insieme[406] (cioè il DNA dei

---

[399] "Convenzione per le armi biologiche" su it.wikipedia.org
[400] Cyranoski (2017)
[401] "Livello di biosicurezza" su it.wikipedia.org
[402] Videoinchiesta "Exposing the real origin of Covid-19" di Sharri Markson del 13/6/2021, min 0-3
[403] "Istituto di virologia di Wuhan" su it.wikipedia.org
[404] Videoinchiesta "Exposing the real origin of Covid-19" di Sharri Markson del 13/6/2021, min. 13-15
[405] Li (2005)
[406] Cui (2007)

pipistrelli ha assorbito geni del coronavirus). Le cose a questo punto si fanno più interessanti: dal 2008 ha pubblicato diversi lavori (ancora con *Daszak*) dove studia il legame tra i recettori ACE2 nelle cellule umane e proteine spike dei SARS-CoV, sia naturali sia chimerici (cioè OGM costruiti assemblando "pezzi" di virus diversi), per determinare il meccanismo con cui potevano adattarsi agli esseri umani;[407] nel 2014 con il professore statunitense Ralph Baric ha dimostrato che bastano due mutazioni geniche al MERS-CoV (Middle-East Respiratory Syndrome-CoronaVirus, Coronavirus che causa la Sindrome Respiratoria del Medio Oriente) per legarsi al ricettore ACE2 umano[408] e quindi che anche i SARS-CoV circolanti nelle popolazioni di pipistrelli in natura hanno il potenziale per colpire l'uomo;[409] ha poi diretto la squadra che ha campionato migliaia di pipistrelli a ferro di cavallo in tutta la Cina, annunciando nel 2017 (in un altro lavoro cofirmato da Daszak) che tutti i componenti genetici del SARS-CoV che ha causato l'epidemia di SARS del 2002-2004 esistevano in una colonia di pipistrelli di una grotta nella provincia dello Yunnan:[410] nessun singolo pipistrello catturato ospitava il ceppo esatto, l'analisi genetica ha però mostrato che i diversi ceppi spesso si mescolano, aprendo alla possibilità che sia emersa da una combinazione di quelli presenti.[411] Dallo scoppio della pandemia si è interessata anche al suo virus e già a febbraio 2020 aveva dimostrato che è un SARS-CoV, che il suo genoma è compatibile al 96,2% con quello di un altro coronavirus noto[412] e che il remdesivir (un antivirale usato con successo contro varie SARS e MERS) combinato alla clorochina inibiscono il virus in vitro.[413] La parte più "interessante" delle sue attività è, insomma, la ricerca e la catalogazione dei virus dei pipistrelli (perché potrebbe averne trovati di già pronti ad attaccare l'uomo o quasi) e la creazione di OGM/chimere. Da notare che per ammissione della stessa Shi, a Wuhan si conducono esperimenti anche in laboratori di livello 2 perché *"non c'è prova che i pipistrelli possano infettare direttamente gli uomini"*.[414] Ed il principio di precauzione?

Passando al succitato *Ralph Steven Baric* (1954-vivente), professore statunitense dell'Università di Stato del North Carolina a Cape Hill, è uno specialista sul guadagno di funzione dei coronavirus (cioè modificare con l'ingegneria genetica un coronavirus per fargli fare qualche cosa di nuovo) finalizzato ad

---

[407] Ren (2008), Hou (2010), Yang (2016), Ge (2013)
[408] Yang (2015b)
[409] Menachery (2015)
[410] Hu (2017)
[411] Qiu (2020)
[412] Zhou (2020)
[413] Wang (2020)
[414] Santevecchi (21/6/2021)

ideare vaccini efficaci contro di loro. Secondo lui, il risultato principale della sua collaborazione con Shi Zhengli del 2014 è stato "*un virus chimerico con una proteina spike di pipistrello su una matrice biologica SARS-CoV adattata al topo*",[415] vale a dire che hanno innestato su un SARS-CoV una proteina spike in grado di agganciare le ACE2 dei topi (che non è quella umana ma quasi).[416] In realtà nel lavoro che hanno pubblicato insieme nel 2015 (cioè sempre prima dell'inaugurazione del laboratorio di massima sicurezza) si afferma che: "*...[we] re-engineered HKU4 spike, aiming to build its capacity to mediate viral entry into human cells, [...and] to this end, we introduced two single mutations...mutations in these motifs in coronavirus spikes have demonstrated dramatic effects on viral entry into human cells...* abbiamo reingegnerizzato la spike HKU4, con l'obiettivo di modificare la sua capacità di mediare l'ingresso virale nelle cellule umane [ed] a questo scopo, abbiamo introdotto due singole mutazioni... tali mutazioni nelle spike dei coronavirus hanno causato effetti drammatici quando il virus è penetrato nelle cellule umane".[417] Da un'intervista rilasciata dallo stesso Baric si viene a sapere che erano finanziati dall'NIH (National Institutes of Health, Istituti Nazionali di Sanità), un dipartimento federale USA e poi aggiunge "*negli archivi della rete abbiamo scoperto che la professoressa Shi aveva messo a disposizione della comunità scientifica una ricchissima banca dati specializzata in virus di pipistrelli e roditori che conteneva dati relativi a più di 20mila campioni e virus raccolti negli anni in diverse parti della Cina. Riportava informazioni molto dettagliate: le coordinate GPS del luogo di campionamento, il tipo di virus trovato, se il virus era stato sequenziato o isolato (cioè fatto crescere in colture cellulari). Il database prevedeva un accesso tramite password per consultare i dati relativi a virus non ancora pubblicati, con l'obbligo solo di non divulgare le informazioni fino alla data di pubblicazione. Da giugno [2020] però la pagina intera è stata rimossa dal web. Addirittura, secondo un portale che monitora le banche dati di carattere scientifico della Cina, i dati erano inaccessibili già dal 12 settembre 2019. Perché? Che esperimenti si facevano a Wuhan?*"[418] Perché questa domanda? Se non lo sa lui che ha lavorato con batwoman, chi può saperlo? Chi pensa a male (ma spesso c'azzecca) potrebbe credere che "*fa lo scemo per non pagare il dazio*".

Database che sarebbe utilissimo per indagare l'origine della Covid-19: comparando il SARS-CoV-2 con i virus lì registrati si potrebbero trovare affinità tali da individuare il punto di partenza di uno sviluppo in laboratorio o addirittura

---

[415] "Ralph S. Baric" su en.wikipedia.org
[416] Roberts (15/6/2021)
[417] Yang (2015)
[418] Videointervista a Ralf Baric di Lisa Iotti del 14/9/2020 dal min. 35

che il virus era già bello e pronto in natura (qualche cosa in più di quel 96,2% dichiarato dalla Shi). La cosa "strana" è che l'OMS in visita a Wuhan (tra i quali c'era anche *Daszak* che doveva conoscerlo non bene ma benissimo) non ha mai chiesto di analizzarlo.[419] Quel che è certo è che l'antigene Spike del SARS-CoV-2 si lega ai ricettori ACE2 umani meglio che con quelli di qualsiasi altro essere vivente,[420] suggerendo che il virus è artificiale[421] e creato forse senza neppure ricorrere all'ingegneria genetica: se, per esempio, un virus quasi pronto ad attaccare l'uomo fosse stato "coltivato" su brandelli di tessuto epiteliale umano, prima o poi, per la grande variabilità tipica dei virus ad RNA, avrebbe imparato a legarsi ai suoi ricettori ACE2 in modo ottimale.[422]

Per finire, ritorniamo allo zoologo esperto di zoonosi (infezioni o malattie che passano dagli animali all'uomo) *Peter Daszak* e quindi alla *EcoHealth Alliance* di cui è presidente, che riceve fondi pubblici e privati per finanziare ricerche sui virus ed è l'unica società statunitense che finanzia ricerche sui coronavirus in Cina, proprio nel laboratorio di Wuhan che deve conoscere bene a giudicare dalle sue numerose pubblicazioni con la Shi.[423] È evidente che la sua partecipazione all'investigazione a Wuhan per conto dell'OMS è un palese conflitto d'interesse:[424] "qualcuno" molto influente sull'OMS lo ha voluto lì per indirizzare l'indagine? Fu, ad esempio, sempre lui ad indurre un gruppo di scienziati a scrivere la lettera su *The Lancet* del febbraio 2020 in cui si ipotizzava per la prima volta l'origine naturale del virus e che si concludeva con l'affermazione di assenza di conflitto di interesse:[425] *excusatio non petita, accusatio manifesta*? Una presa di posizione tanto criticata da chi era a conoscenza del retroscena che l'editore chiese ai firmatari di confermarla, ricevendo risposta solo da Daszak quale unico autore benché non risultasse tra i sottoscrittori:

> EcoHealth Alliance's work in China ... Il lavoro di EcoHealth Alliance in Cina comprende la collaborazione con una serie di università e organizzazioni governative per la sanità e la scienza ambientale, tutte elencate in pubblicazioni precedenti, tre delle quali hanno ricevuto finanziamenti da agenzie federali statunitensi come parte delle sovvenzioni di EcoHealth Alliance o accordi di cooperazione, come riportato pubblicamente dal NIH. ... Il lavoro di EcoHealth Alliance in Cina comporta la valutazione del rischio di ricaduta virale attraverso l'interfaccia fauna selvatica-allevamento-uomo, e comprende indagini comportamentali e sierologiche su esseri umani e analisi ecologiche e virologiche su animali. Questo lavoro

---

[419] Videoinchiesta "Exposing the real origin of Covid-19" di Sharri Markson del 13/6/2021, min. 5
[420] Piplani (2021)
[421] Videoinchiesta "Exposing the real origin of Covid-19" di Sharri Markson del 13/6/2021, min. 11
[422] Bryner (18/4/2020)
[423] "peter daszak zhengli shi" in https://scholar.google.it/
[424] Calisher (19/2/2020)
[425] "Peter Daszak" en.wikipedia.org

include l'identificazione di sequenze virali in campioni di pipistrelli e ha portato all'isolamento di tre coronavirus correlati al SARS dei pipistrelli, che sono ora utilizzati come reagenti per testare terapie e vaccini. Include anche la produzione di un piccolo numero di coronavirus ricombinanti di pipistrello per analizzare l'ingresso nelle cellule e altre caratteristiche dei coronavirus di pipistrello per i quali sono disponibili solo le sequenze genetiche.[426]

Dopo questa "puntualizzazione", Daszak si è dimesso dalla commissione di indagine sull'origine della pandemia istituita dalla rivista stessa.

Questo però non è l'unico depistaggio tentato da Daszak visto che nel dicembre 2020 ha più volte affermato che nel laboratorio di Wuhan non avevano pipistrelli né vivi né morti, venendo però sbugiardato.[427] Bugie che ha potuto diffondere per mesi influenzando l'opinione pubblica in quanto la comunità scientifica, compatta, non lo contraddiceva. Abbiamo infatti

> ...tutti presenti le torme di scienziati che, dopo aver passato un anno a spiegarci che il Sars-Cov-2 era un virus di origine naturale, che i primi focolai si erano sviluppati nel mercato di Wuhan, che il responsabile della zoonosi, l'intermediario dal pipistrello all'uomo, forse era il pangolino, si sono convertiti alla teoria della fuga dal laboratorio. Anzi, qualcuno di loro, come Anthony Fauci, ha addirittura ammesso di dubitare che il coronavirus possa essere del tutto naturale. Strangamente, è bastato che Joe Biden diventasse presidente degli Stati Uniti e imprimesse un'ulteriore accelerazione alla campagna anticinese, perché tutta la comunità scientifica ricompresse a scatola chiusa la versione fino ad allora ostinatamente negata. Ebbene, ora, a una vicenda già grottesca, si aggiunge un altro particolare. Una scienziata, Alina Chan, che il mese scorso ha firmato su Science una lettera per chiedere un'investigazione approfondita nei laboratori di Wuhan, sentita da Nbc news ha ammesso che, quando alla Casa Bianca c'era Donald Trump, gli scienziati non hanno supportato la teoria del Sars-Cov-2 nato in laboratorio per paura di essere associati con il brutto, cattivo e buzzurro presidente. "All'epoca, faceva più paura essere associati a Trump ed essere strumentalizzati dai razzisti, così le persone non volevano invocare pubblicamente un'investigazione sulle origini in laboratorio"[428] del Covid. Tant'è che, in una missiva uscita su The Lancet, i nostri luminari descrissero la teoria come "la cugina xenofoba del negazionismo del cambiamento climatico e dell'anti vaccinismo". Poi, il vento è cambiato: è arrivato Biden. Ormai si può dire che il virus è uscito dal laboratorio di Wuhan, o, addirittura, che è stato proprio creato artificialmente. Questa è la scienza di cui dovremmo fidarci. Quella che ammette candidamente di aver escluso un'ipotesi solo perché era quella sposata dall'avversario politico. Sulla serietà e il rigore della comunità scientifica sta cadendo il velo. Quello che viene alla luce è uno spettacolo desolante.[429]

Sempre a proposito di *EcoHealth Alliance*, vale la pena ricordare la richiesta

---

[426] Editors of The Lancet (26/6/2021)
[427] Videoinchiesta "Exposing the real origin of Covid-19" di Sharri Markson del 13/6/2021, dal minuto 6 al minuto 10
[428] Barnes (17/6/2021)
[429] NicolaPorro.it (18/6/2021)

del 2018 di un finanziamento al DARPA,[430] non accolta, su un *"project DEFUSE: defusing the threat of bat-borne coronaviruses... spargere la minaccia di coronavirus derivati dai pipistrelli"* dove la società dichiara di voler creare in laboratorio un virus artificiale dai coronavirus dei pipistrelli[431] ed un'intervista del 9/12/2019, cioè poco prima dello scoppio della pandemia, dove Daszak afferma che, non essendoci vaccini contro i coronavirus, la sua società si propone(va) di anticipare come qualche coronavirus ben adatto all'uomo potrebbe causare una pandemia, avvertendo che ne avevano individuati più di 100 che causano SARS, con alcuni che in laboratorio mostrano la capacità di agganciare cellule umane.[432] Quando l'intervistatore gli chiede cosa fare visto che non ci sono vaccini, rivela che l'obiettivo è di sviluppare un vaccino buono contro molti coronavirus contemporaneamente: *"coronaviruses are pretty good... you can manipulate them in the lab pretty easily... the spiked proteins drive a lot about what happens... and we work with Ralph Baric at UNC to do this.... I coronavirus si prestano... puoi manipolarli in laboratorio abbastanza facilmente... la proteina spike è responsabile di molto di ciò che poi accade... e lavoriamo con Ralph Baric dell'UNC [University of North Carolina] per riuscirci."*[433] E come si fa a "sviluppare" un vaccino buono contro molti coronavirus? Ad esempio, stimolando con una terapia genica la produzione della proteina spike che li accomuna. È una tossina? Pazienza!

Per quanto riguarda i vaccini, secondo certi documenti trafugati, già il 12/12/2019 presso l'Università del North Carolina a Cape Hill (quella di Baric) ne è stato registrato uno ad mRNA contro i coronavirus da parte di Moderna e *National Institute of Allergy and Infectious Diseases* (il NIAID di Anthony Fauci che nell'NIH conduce ricerche di base ed applicate per comprendere, affrontare e prevenire malattie infettive, immunologiche ed allergiche).[434]

A questo punto non resta che capire perché tutto questo interesse sui virus.

14.2. SUL MOVENTE: IL BUSINESS DEI VACCINI

L'interesse sui virus è una conseguenza del business dei vaccini, un modo facile (per alcuni) di guadagnare montagne di soldi:

1. Persuadendo le autorità a renderli obbligatori a spese della collettività;

---

[430] DARPA (Defense Advanced Research Project Agency) è l'agenzia del Dipartimento alla difesa USA incaricata dello sviluppo di nuove tecnologie di interesse bellico
[431] Lerner (23/9/2021)
[432] Probabilmente si riferisce al campionamento dei pipistrelli con la Shi.
[433] Videointervista a Peter Daszak di Vincent Racaniello del 9/12/2019 dal min. 27
[434] NIAID (12/12/2019) pp.105-107

2. Facendo pagare ai paesi "ricchi" la vaccinazione di quelli poveri;
3. Trasformando la vaccinazione in un servizio in abbonamento.

Del primo modo ne ha parlato *Barbara Loe Fisher*, fino al 2010 funzionario pubblico USA in ambito sanitario ed oggi un'attivista per un impiego consapevole dei vaccini, in un'intervista (che rendo liberamente) rilasciata nel 2011 sulle conseguenze delle vaccinazioni obbligatorie sull'immunità di gregge.[435] La parte interessante è la storia del vaccino contro la varicella sviluppato originariamente per una popolazione specifica: i bambini leucemici per i quali la malattia spesso aveva un esito fatale. *"But there's not a lot of money in only having it for a very small number of children so at any rate they decided they were to protect every child healthy or not from chickenpox"*. Ma sui bambini leucemici, fortunatamente pochi, si fanno pochi soldi. Senonché, sebbene i bambini in salute non ne abbiano alcun bisogno, a partire dagli anni '90 del secolo scorso gli Stati (dell'Unione prima e dell'ONU poi) hanno cominciato a rendere obbligatoria quella vaccinazione perfettamente inutile, aumentando vertiginosamente il fatturato dei produttori a spese della collettività. Una scelta politica solo apparentemente sensata dal punto di vista sanitario in quanto prima stabilisce e poi mina l'immunità di gregge (§6.6).

Principi che valgono anche per la Covid-19, ovviamente.

Ad esempio, visto che per la Covid-19 il tasso mondiale di mortalità dei contagiati va dal 2%[436] al 0,26%[437] e visto che "solo" il 3% di contagiati deceduti non aveva patologie pregresse note, allora la probabilità di decesso di una persona contagiata e sana (la gran parte della popolazione) si attesta tra lo 0,06% e lo 0,0078%. Cioè almeno il 99,94% dei sani supera la malattia ed incontrandola di nuovo rinnova la sua memoria immunitaria. Con questi numeri vaccinare solo i soggetti fragili e lasciare agli altri di contrarre la malattia e superarla è un modo sicuro e naturale per costruire una vera immunità di gregge. Se poi si considera che il tasso di mortalità dei bambini si attesta sullo 0,01%, degli adolescenti sullo 0,015% e dei ventenni sullo 0,05%, se si lasciasse fare alla natura, la Covid-19 nel giro di poco sarebbe destinata a diventare una malattia infantile innocua per i più, come la varicella o il morbillo.

Principi semplici da spiegare e facili da capire. Pertanto, quando le autorità politiche e sanitarie scelgono, lo fanno in modo consapevole: è evidente che l'obbligo vaccinale nel caso della varicella (come della Covid-19) baratta la salute pubblica con l'arricchimento di pochi. Questi due esempi svelano il modus

---

[435] Videointervista a Barbara Loe Fisher di Joseph Mercola del 29/10/2011 per lo più dal min. 25
[436] Serie "OurWorldInData, "Mortality Risk of COVID-19"
[437] Ioannidis (2021)

operandi delle autorità complici delle *Big Pharma*: imporre l'obbligo vaccinale.

Se l'obbligo vaccinale funziona tra i paesi "ricchi" che possono spendere, un altro modo inventato dai soliti per fare soldi con i vaccini sono le "sinergie" pubblico-privato promosse dalla GAVI (Alleanza Globale per i Vaccini fondata da filantropi come Gates, Banca Mondiale e *Big Pharma*): i governi dei paesi "ricchi" finanziano tramite la GAVI la vaccinazione di quelli poveri. Un altro *modus operandi* tipico delle autorità in combutta con i produttori. Ad esempio, nel quadriennio 2016-2020 la "ricca" Italia ha donato alla GAVI 100milioni di dollari, aumentando il proprio debito pubblico di 100milioni (più gli interessi).[438] È così, per esempio, che finanziano le campagne di vaccinazione in corso dal 1985(!) per sradicare la poliomielite,[439] con Gates in testa a tutti con il 25% del totale.[440] Purtroppo però dal vaccino (un virus depotenziato) si è poi sviluppata una variante più infettiva di quella naturale che ha già portato alla paralisi tanti bambini:[441] la strada per l'inferno è lastricata di buone intenzioni.

Lo stesso può dirsi del fatto che "*l'Italia donerà 45 milioni di dosi [contro la Covid-19] entro l'anno*"[442] ai paesi più poveri, aumentando il suo debito pubblico di 1miliardo (15€ a testa, più gli interessi) mentre i soliti "filantropi" guadagneranno uno sproposito. "Dosi" che comunque non sono per migranti, richiedenti asilo ed ospiti di campi profughi (i più poveri tra i poveri) finché ONG o Stati ospiti non si assumono i rischi di cause legali in caso di eventi avversi.[443] Ed i "filantropi"? Sanno che ci perderebbero, così non se ne accollano il rischio.

Un terzo modo, su cui lavorano da tempo è di "persuadere" i cittadini ad accettare la vaccinazione come un servizio tipo la revisione periodica dell'auto (però a spese dello Stato), assicurando così ai soliti pochi un introito costante e sicuro. Solo questo può, infatti, spiegare perché la *Commissione europea* già nel 2018 pensava ad una "*common EU citizens' vaccination card/passport... un passaporto vaccinale comune ai cittadini dell'UE*"![444] Uno strumento di pressione formidabile sulla popolazione per indurla a vaccinarsi, l'unico modo che gli vogliono lasciare per godere della libertà di movimento protetta dal 1948 dalla Dichiarazione Universale dei Diritti Umani:

> Ogni individuo ha diritto alla libertà di movimento e di residenza entro i confini di ogni Stato.[445]

---

[438] GAVI (s.d.)
[439] Polioeradication (s.d.)
[440] Polioeradication (31/12/2021)
[441] CDC (4/5/2018)
[442] ANSA (23/9/2021)
[443] Guarascio (16/12/2021)
[444] Commissione europea (26/4/2018), Great Game India (14/4/2021)
[445] OHCHR (1948), art. 13

Che poi è quanto accade oggi in Israele con la Covid-19 dove, con percentuali record di vaccinati hanno cominciato a somministrare una terza dose agli over 40, salvo poi scoprire che si infettano ugualmente. Così, per non riconoscere di aver fallito (errare è umano) ed evitare le ovvie conseguenze elettorali, lì ed altrove alla terza seguirà una quarta, una quinta... (perseverare è diabolico) trasformando la vaccinazione come un vero e proprio servizio in abbonamento "offerto" dallo Stato:[446] l'immunità di gregge promessa in Italia dal *commissario straordinario all'emergenza Covid-19* con l'80% di vaccinati[447] era solo un modo per promuovere i vaccini e raggiungere un target di consumo predeterminato. La dimostrazione è l'Islanda dove a fine agosto 2021 con l'80% della popolazione vaccinata hanno avuto a che fare prima degli altri con la terza ondata,[448] sciogliendo in senso negativo il dubbio dell'ISS: *"non è ancora noto se la vaccinazione sia efficace anche nella prevenzione dell'acquisizione dell'infezione e/o della sua trasmissione ad altre persone"*:[449] è sicuro che la vaccinazione non previene l'infezione né la trasmissione ad altre persone. Purtroppo.

14.3. Sull'opportunità: la preparazione alla pandemia

Abbiamo già visto numerosi indizi che portano a credere che quanto è successo prima a Wuhan e poi con la pandemia sia stato pianificato con cura nel corso degli anni. Tra gli artefici ci sono personaggi come Bill Gates ed i suoi amici miliardari che già nel 2017 avevano investito nel

> ...*progetto presentato al World Economic Forum di Davos, dalla CEPI (la Coalition for Epidemic Preparedness Innovations, Coalizione per le innovazioni necessarie ad affrontare le epidemie), una coalizione di governi e organizzazioni benefiche, che ha già impegnato 460 milioni di dollari per la realizzazione accelerata delle immunizzazioni.*[450]

Visto che c'è chi ha ucciso la madre per molto meno, figuriamoci se uomini d'affari abituati ad investire milioni per guadagnare miliardi non avevano già previsto come rifarsi. Per capire qual è il contesto, basta tenere occhi ed orecchie ben aperti e ricordarsi che proprio il "filantropo" Gates a Davos si è poi vantato che ogni dollaro che ha "donato" all'OMS gliene ha fruttati 20$, contro i 17$ che ha ottenuto investendo altrove.[451] Un ritorno sugli investimenti che

---

[446] Adnkronos (22/9/2021)
[447] Guidelli (28/12/2020)
[448] Serie "OurWorldInData, Covid"
[449] ISS (13/3/2021) p. 7 e 8
[450] ANSA (19/1/2017)
[451] Belvedere (23/1/2019)

la pandemia ha moltiplicato:[452] *"stando alle ultime informazioni della Securities and Exchange Commission (SEC) americana, la Fondazione Gates ha un portafoglio di investimenti di oltre 250 milioni di dollari in una dozzina di aziende impegnate nella ricerca contro Covid19 - vaccini, medicinali, diagnostici o altre produzioni medicali."*[453] Ad esempio solo *"L'investimento in Biontech, come è stato riportato dalla stampa finanziaria, in aprile valeva 550 milioni, ma da allora Biontech è raddoppiato ancora, da 200 a 400 dollari per cui vale ora circa 1 miliardo di dollari. Con questo investimento in Biontech Bill Gates ha recuperato 1 miliardo di dollari di quelli che da anni investe finanziando tutti i programmi e le agenzie pubbliche, dall'OMS fino alla FDA o quelle europee."*[454] I soldi in ballo sono tanti e sicuramente bastano per spiegare perché

1. Il vaccino britannico AstraZeneca che costa un decimo dello statunitense Pfizer/Biontech perché venduto al prezzo di costo (e quindi nessuno ci guadagna niente) è autorizzato ovunque ma non negli USA;[455]
2. Il 23/8/2021 l'FDA statunitense, a porte chiuse,[456] ha concesso la "piena approvazione" a Pfizer/Biontech,[457] pur sapendo che tra i partecipanti al test si sono registrate 21 morti tra i vaccinati e 17 nel gruppo placebo.[458] Esempio che sarà sicuramente seguito da altri, avvantaggiando gli investitori nel Made in USA.

Per inquadrare bene il ruolo giocato dall'OMS occorre sapere che:

> L'OMS negli anni è diventata un'agenzia privata, l'80% dei suoi finanziamenti arrivano da privati. Dopo gli Stati Uniti c'è Bill Gates che è quello che contribuisce di più, più di tutti gli altri Stati. Ma questo significa che è lui a determinare le politiche e le strategie dell'Organizzazione Mondiale della Sanità. La notizia più grande è che si è scoperto un investimento di Bill Gates di circa 400 milioni di dollari in aziende farmaceutiche. Lo fa attraverso il trust di famiglia che poi è quello che alimenta la sua fondazione con la quale dona all'OMS.
>
> Un circolo... Più che conflitto di interessi è un po' una visione del mondo! Bill Gates cosa fa? Incassa i soldi dalle azioni delle farmaceutiche, veste i panni del filantropo, dona i soldi all'OMS risparmiando di tasse, ridetermina le politiche e può indirizzare i soldi verso il vaccino contro la polio o per la malaria, e poi determina le politiche con cui vanno fatte le cure, magari con quegli stessi prodotti, dalle multinazionali in cui ha investito. Forse la salute della popolazione mondiale merita qualcosa di meglio...[459]

Ricostruzione confermata dal suo direttore generale:

---

[452] Gates Foundation (12/11/2020), Schwab (5/10/2020), FE (27/9/2020)
[453] Dentico (25/1/2021)
[454] Becchi (7/8/2021)
[455] Becchi (7/8/2021)
[456] Rappoport (23/8/2021)
[457] FDA (23/8/2021)
[458] FDA (8/11/2021) p. 23
[459] Vergovich (11/5/2020)

> My budget [is] highly earmarked, so it is driven by what I call donor interests... La destinazione dei fondi è vincolata ai desideri dei donatori.[460]

Cioè, chi dona all'OMS stabilisce anche come spendere quei soldi. Per capire cosa questo comporta ed a vantaggio di chi, basta chiedersi se nelle zone a rischio sanitario vale di più un vaccino o promuovere l'educazione e l'igiene personale insieme alle bonifiche, alla costruzione di pozzi, fognature ed acquedotti che renderebbero inutili i vaccini. Se, però, i donatori dicono vaccini, l'OMS spinge sui vaccini, fornendo la copertura scientifica necessaria per farli accettare all'opinione pubblica! Magari promuovendo iniziative pubblico-privato come la GAVI del paragrafo precedente alle quali i privati "donano", ma poi recuperano molto di più con i dividendi staccati dalle *Big Pharma* grazie agli utili consentiti dagli acquisti con la quota dei contributi pubblici. Questo spiega il già citato attivismo della "capa" dei consulenti dell'OMS contro l'ivermectina[461] in attesa dei vaccini contro la Covid-19. Spiega anche perché l'OMS nell'aprile 2021 qualificava come "inaccettabile" la lentezza delle vaccinazioni contro la Covid-19 in UE.[462] Da ricordare anche che Gates non è più il secondo investitore nell'OMS (dopo il governo USA)[463] ma, da quando Trump ha sospeso i finanziamenti governativi in segno di protesta per la gestione della pandemia,[464] il primo, rafforzandone l'influenza sul suo processo decisionale.

Conflitto di interessi presente anche nell'EMA, l'Agenzia europea per il farmaco, il cui budget di 358milioni è coperto per l'84% da contributi delle Big Pharma e solo il restante dall'UE![465] Ed è l'EMA che ha autorizzato in UE i vaccini anti Covid-19 secondo il *principio di incoscienza*: non so se fanno male però accetto le assicurazioni dei miei finanziatori che li producono, perciò ne autorizzo l'uso in via sperimentale (trasformando chi li riceve in cavie), vedo che succede e poi mi adeguo (*rolling review*) mentre i fornitori macinano fatturato e generano utili. Per non parlare dei contratti firmati con l'UE che proteggono gli amici produttori da cause di risarcimento, accollandone però il costo agli Stati,[466] che a loro volta li scaricano sui vaccinandi. Allora forse ha ragione chi ha denunciato un caso di corruzione nella Commissione europea che non riesce a trovare spazio nei media, con la commissaria alla Sanità *Stella Kirikiades* (quella che ha firmato i contratti per le terapie geniche contro la Covid-19) che

---

[460] Fink (4/9/2014)
[461] IBA (25/5/2021)
[462] ANSA (1/4/2021)
[463] Vergovich (11/5/2020)
[464] ANSA (15/4/2020)
[465] Oldani (4/9/2020)
[466] Dotti (27/1/2021)

si è ritrovata improvvisamente sul conto 4milioni di euro.[467] Pare addirittura, come ho letto da qualche parte ma non sono riuscire a trovare riscontri, che *Stella Kirikiades* ha sul curriculum la privatizzazione delle cure oncologiche cipriote (il suo paese di origine) che ne ha fatto esplodere il costo per le casse dello Stato, un fatto che sicuramente l'ha portata all'attenzione di chi conta e pilota le nomine in Commissione.

È evidente che negli organismi internazionali e non, esistono due livelli: uno politico che segue una agenda propria ed uno tecnico dove le persone fanno con diligenza il loro lavoro. Questo spiega perché da un lato l'OMS dice che le vittime della Covid-19 *"sono almeno il doppio, il triplo di quelle ufficiali"*,[468] dall'altro il suo bollettino accredita la stima del 0,26% del tasso di mortalità;[469] mentre il suo inviato speciale spiega che i lockdown non servono a contenere il contagio[470] c'è chi tra loro si lamenta della lentezza delle vaccinazioni,[471]... complicando la vita di noi poveri mortali che difficilmente abbiamo gli strumenti per distinguere tra scienza ed ideologia. Tutto questo offre una chiave di lettura "interessante" sul commento di un nostro governante alla notizia che 4 paesi UE avevano bloccato Moderna per i maschi sotto i trent'anni per rari casi di miocardite: *"Da noi nessuno stop, ci fidiamo dell'EMA"*.[472]

Un documento rivelatore della trasformazione della salute in business è il rapporto di ONU, Banca Mondiale ed OMS che nel settembre 2019 annunciava: *"there is a very real threat... è reale la minaccia di una pandemia letale causata da un agente patogeno delle vie respiratorie"*.[473] Del quale è interessante le valutazione delle epidemie del recente passato: la SARS (2003) è costata 40miliardi di dollari all'economia globale, l'influenza suina (2009) 50miliardi, l'Ebola (2014-16) 53miliardi... non un accenno alle vittime, solo ai soldi!

Queste sono però solo le stime dei mancati guadagni dell'*élite* che, come sempre, piange miseria. Passiamo, ora, ai soldi veri. Ebbene, già nel 2009/10 un'altra pandemia sembrò minacciare l'umanità: l'aviaria. In quel caso solo l'Italia acquistò vaccini per 230milioni (3miliardi a livello mondiale) che però nessuno si fece inoculare perché, in quell'occasione, non si assistette ad alcun martellamento mediatico. Poi l'aviaria scomparì ma ormai gli straricchi erano

---

[467] JEMINFORMETV (11/5/2021)
[468] ANSA (21/5/2021)
[469] Ioannidis (2021)
[470] Videointervista a David Nabarro di Andrew Neil (8/10/2020)
[471] ANSA (1/4/2021)
[472] Dusi (7/10/2021)
[473] GPMB (2019)

già diventati ancora più ricchi, a spese del debito pubblico mondiale,[474] impedendogli però di apparire i salvatori della Patria. Un errore che non hanno commesso nel caso della Covid-19. Ecco, questi sono soldi veri.

Solo nell'ottica di una accurata preparazione a quanto è poi successo durante la pandemia altre cose acquistano un senso.

Innanzitutto, c'è la definizione molto lasca di pandemia dell'OMS: "*pandemic is the worldwide spread of a new disease* una pandemia è la diffusione a livello mondiale di una nuova malattia",[475] semplicemente. Cioè non c'è alcun riferimento alla gravità o ad eventuali categorie di persone colpite. Insomma, e contrariamente a quanto ci si potrebbe attendere, per l'OMS qualsiasi nuova malattia contagiosa diffusa a livello globale è una pandemia, indipendentemente da quanti sono colpiti e quanto gravemente. Più vicina al sentimento comune era, invece, la definizione fino al 2008 di "pandemia influenzale": "*An influenza pandemic occurs when a new influenza virus appears against which the human population has no immunity, resulting in several, simultaneous epidemics worldwide with enormous numbers of deaths and illness* Una pandemia influenzale si verifica quando compare un nuovo virus influenzale contro il quale la popolazione umana non ha immunità, provocando diverse epidemie simultanee in tutto il mondo con un numero enorme di decessi e malattie", poi però anche qui il riferimento al numero enorme di vittime è sparito.[476] Solo una definizione così generica le ha consentito l'11/3/2020 di dichiarare la Covid-19 una pandemia.[477] Visto che, però, la mortalità era bassissima, dopo un mese hanno modificato le regole di attribuzione dei decessi[478] chiedendo di assegnare la causa di morte "COVID" a chiunque muoia con un test positivo o dubbio anche senza sintomi della malattia o chi ce li ha anche senza un test.

Poi c'è la *Commissione europea* che dal 2018 vuole un passaporto vaccinale,[479] allineandosi alla *ID2020 Alliance* (voluta dalle fondazioni dei Rockefeller e dei Gates con la GAVI come braccio operativo) che dal 2015 lavorava ad un'identità elettronica globale comprendente il passaporto vaccinale.[480]

Quindi c'è il "*Global Vaccination Summit*" organizzato dall'UE e dall'OMS il 12/9/2019 diviso in tre tavole rotonde:

Roundtable 1: In Vaccines we trust (Stepping up action to increase vaccine confidence)...

---

[474] Zunino (11/4/2014)
[475] Singer (2021)
[476] BMJ (6/6/2010)
[477] Adhanom (11/3/2020)
[478] WHO (16/4/2020) p.3
[479] Commissione europea (26/4/2018), Great Game India (14/4/2021)
[480] Brandi (26/11/2020)

> Tavola rotonda 1: Noi crediamo nei vaccini (Rafforzare le azioni per aumentare la fiducia nei vaccini)
> Tavola rotonda 2: La Magia della Scienza (Promuovere la ricerca, lo sviluppo e l'innovazione sui vaccini)
> Tavola rotonda 3: Vaccini che proteggono tutti, ovunque (galvanizzare una risposta globale per garantire salute, sicurezza e prosperità attraverso l'immunizzazione) [481]

Notevole (al limite del lapsus freudiano) è quel *"In Vaccines we trust"* che scimmiotta IN GOD WE TRUST scritto su tutti i dollari americani e che (questo è un altro lapsus freudiano) divide le persone tra chi "crede" nei vaccini e chi no, come se fosse una fede religiosa. Leggiamone gli obiettivi:

> *This high-level one-day event aims…* Questo evento di alto livello di una giornata mira a riunire circa 400 persone, tra cui leader politici, rappresentanti di alto livello delle Nazioni Unite e di altre organizzazioni internazionali, ministri della salute, eminenti accademici, scienziati e professionisti della salute, settore privato, influencer dei social media e ONG. L'obiettivo è spingere un'azione globale contro le malattie prevenibili con i vaccini e contro la diffusione della disinformazione sui vaccini. Dimostrerà la leadership dell'UE per la vaccinazione, stimolerà l'impegno politico verso l'eliminazione delle malattie prevenibili con i vaccini e coinvolgerà i leader politici e i leader della scienza, della medicina, dell'industria, della filantropia, dei media digitali e della società civile.

Da notare la presenza dei *"social media influencer"* e quel *"Dimostrerà la leadership dell'UE per la vaccinazione"*. A chi? Agli investitori nelle *Big Pharma*, presenti? Questo getta nuova luce sulle condizioni contrattuali sui vaccini contro la Covid-19 accettate dall'UE, *"sviluppati anche con il denaro dei contribuenti dell'UE e degli Stati membri dell'Unione"*[482] e quando qualcuno fa qualche cosa pagato da un altro, il frutto di quel lavoro è di chi lo ha pagato. Pertanto, l'UE doveva avere i vaccini al prezzo di costo e poi partecipare agli utili delle vendite. Invece li paghiamo cari ed amari. Come chiunque altro.

Dopo 7 giorni l'*ID2020 Alliance* avvia finalmente, in Bangladesh,[483] la prima sperimentazione di un'identità digitale con dentro il passaporto vaccinale.

Preparazione culminata nell'esercitazione *Event201*[484] organizzata il mese dopo (18/10/2019) dalla Fondazione "Bill & Melinda Gates", dal *World Economic Forum* e dal *Johns Hopkins Center for Health Security*, per istruire leader pubblici e privati su come gestire una epidemia da SARS-CoV trasmissibile tra persone con sintomi lievi.[485] La simulazione ipotizzava la nascita di un virus in Brasile da un salto di specie dai pipistrelli all'uomo attraverso i maiali, che poi

---

[481] WHO (2019)
[482] Parlamento UE (4/12/2020)
[483] PYMNTS (19/9/2019)
[484] Event201 (17/7/2021)
[485] ANSA (17/10/2019), WEForum (15/10/2019), Center for Health Security (18/10/2019)

supponeva diffondersi in modo inarrestabile nonostante gli sforzi profusi, fino a diventare pandemia. Un'altra assunzione forte è l'inadeguatezza degli antivirali disponibili e l'impossibilità di avere un vaccino specifico prima di un anno (ma all'epoca il *principio di precauzione* non ne imponeva dieci?). Raggiunto il picco in 18 mesi, diventa un comune raffreddore quando l'80-90% della popolazione mondiale contrae il morbo, dopo aver però causato 65milioni di morti.[486] La cosa notevole della simulazione è che

> non si concentra sulle cure mediche ma si preoccupa di gestire l'emergenza sul piano mediatico per rendere le persone più consapevoli dei rischi pandemici, ricorrendo anche ad attori e finti telegiornali, per seminare finto terrore [...] ed individua nel distanziamento sociale e nel lockdown le possibili soluzioni per fronteggiare l'emergenza sanitaria, ritenendo insufficienti i tradizionali farmaci antivirali. [...] Rimarca anche l'importanza che la popolazione mondiale venga rapidamente vaccinata, per superare la fase pandemica in modo definitivo. [... I lockdown in particolare sono una] misura [...] che vede tra i suoi principi ispiratori l'Imperial College di Londra, [il CTS britannico,...] anch'esso finanziato dalla Fondazione Bill Gates, [prevedendo anche che] il lockdown rigido della prima ondata venisse superato, in fase successiva, da un lockdown "alternato", ridotto a 2-3 settimane, caratterizzati da parziali riaperture e poi da nuove chiusure[:] la simulazione, da un lato, individua nel lockdown la "cura" per limitare la diffusione del virus e, dall'altro, rimarca l'importanza che la popolazione mondiale debba essere vaccinata.[487]

Insomma, le autorità, nazionali ed internazionali, hanno seguito una strada già tracciata su lockdown, uso dei media,[488] green pass ed antivirali da non usare in attesa dei vaccini che, come previsto dalla simulazione, sono giunti in un anno. Poiché c'è sempre chi è "più realista del re", solo questo può spiegare la seguente riclassificazione sulla Gazzetta ufficiale francese del 15/1/2020 dell'idrossiclorichina, uno dei farmaci "essenziali" per OMS in quanto sicuro ed efficace contro tante malattie tropicali[489] e che poi sarebbe stata usata con successo anche per curare la Covid-19 (ma non si poteva sapere, forse):

> Article 1: Est classée sur la liste II des substances vénéneuses l'hydroxychloroquine sous toutes ses formes... In tutte le sue forme l'idrossiclorochina è classificata nell'elenco II delle sostanze velenose.[490]

Degli organizzatori della simulazione, i Gates ed il *World Economic Forum* di Davos sono ben noti. Del *Johns Hopkins Center for Health Security* si ricorda che durante la pandemia vera gestisce il conteggio dei dati clinici relativi ai

---

[486] Center for Health Security (18/10/2019b)
[487] Esposito (23/3/2021)
[488] Una storia già vista: come dimostrò, non volendo, *Orson Welles* (1915-1985) nel 1938 interpretando il radiodramma "*La guerra dei mondi*", bastano notiziari finti ma realistici e convincenti per scatenare il panico e manipolare l'opinione pubblica sfruttando l'*Argumentum ad baculum*.
[489] WHO (2019b) p.51
[490] Journal officiel (15/1/2020) Texte n° 13

nuovi casi, ai decessi ed ai ricoveri ospedalieri che avvengono quotidianamente in ogni Paese del mondo.[491] Quelli che i media ci presentano continuamente per seminare terrore vero. Da notare anche che a noi i lockdown sono stati venduti come inevitabili, quel che è certo è che mentre i piccoli commercianti fallivano e tanti si impoverivano, *"le mega società tecnologiche hanno indirettamente beneficiato del lockdown cioè del costringere in casa centinaia di milioni di persone che quindi hanno fatto ricorso più di prima alla tecnologia per [lavorare,] passare il tempo o fare la spesa, quindi Google, Facebook, Amazon, Netflix, Apple e appunto Microsoft. Solo queste sei società sono aumentate di oltre 4mila miliardi di valore e ora valgono 9mila miliardi perché il loro prezzo in borsa è più che raddoppiato durante la pandemia"*.[492]

Per concludere, vale la pena ricordare quanto ha dichiarato *Jovanotti* (1966-vivente) su un summit dove l'élite coopta ed indottrina personaggi famosi (attori, cantanti, comici, sportivi, esperti,...) per promuovere la propria agenda:

> L'altr'anno sono stato invitato ad un summit segr... ehm privato, molto molto esclusivo organizzato in Italia da un'azienda importante del mondo di Internet [...] Non ne posso parlare liberamente perché era a porte chiuse. Posso però dirvi che a quell'incontro di quattro giorni c'erano premi Nobel, amministratori delegati di grandissime multinazionali farmaceutiche, tecnologiche... c'erano ingegneri, attivisti per i diritti umani, femministe, il più grade skater del mondo, surfisti, ma non c'era un politico. Neanche uno. C'era il capo della Banca Mondiale ma non c'erano politici. Io ho chiesto perché e mi hanno risposto: perché non servono, nel senso che qui si decidono le cose e la politica non è importante! Insomma, oggi le cose non si decidono più a livello politico. La visione non è più politica. È drammatico ma è la realtà: la politica amministra, ma le scelte non le fa più la politica come invece faceva una volta quando era l'unica a decidere[...] La visione è della politica mentre la gestione del contingente è del tecnocrate. La politica è la visione del futuro, cioè porsi un obiettivo e stabilire i passi per raggiungerlo. Una cosa che la politica non è più in grado di fare. Grazie al cielo la politica la fanno altri che cercano di realizzare le loro visioni del futuro.[493]

Possiamo però stare tranquilli almeno sulla pandemia visto che, dopo aver ipotizzato un ritorno alla normalità nel 2022,[494] Gates ha acquisito la maggioranza in una catena di alberghi:[495] ora basta cambiare una regoletta o due ed anche quest'investimento (e chissà quanti altri) decuplicherà.

---

[491] Johns Hopkins Center for Health Security (s.d.)
[492] Becchi (7/8/2021)
[493] Video dell'incontro di Jovanotti con gli studenti dell'università di Firenze (3/6/2015) dal minuto 1:01:00
[494] Scipioni (26/4/2021)
[495] ANSA (8/9/2021)

14.4. Cui prodest?

Come leggerebbe i fatti esposti nei paragrafi precedenti un complottista?
1. Che a Wuhan in tanti hanno giocato con il fuoco;
2. Che alcuni hanno guadagnato un mare di quattrini mentre i più si sono impoveriti ed i debiti pubblici sono esplosi;
3. Che nella gestione della pandemia i politici hanno seguito una strada già tracciata su lockdown, green pass, uso dei media, degli antivirali e dei vaccini.

Poiché la Covid-19 è una malattia con una mortalità indistinguibile da quella standard, la sua gestione è una operazione di guerra psicologica che, amplificando a dismisura la percezione del rischio, terrorizza l'opinione pubblica per instaurare uno Stato di biosicurezza, un regime dittatoriale a livello mondiale: come insegna la Storia (anche recente) una dittatura si riconosce perché chi comanda è in grado di chiedere, senza addure una spiegazione logica, qualsiasi cosa (sterminare un altro popolo o farsi iniettare un farmaco è lo stesso), ed i più si adeguano per conformismo. Esattamente quanto accade in questi mesi.

Tra gli strumenti di ingegneria sociale usati per imporre il conformismo ci sono: arresti domiciliari di massa; scuole chiuse; mascherine; distanziamento sociale; diminuzione dell'assistenza sanitaria per ogni altra malattia a favore dei reparti Covid, creando l'illusione di un sistema sanitario sovraccarico; test PCR incapaci di diagnosticare la contagiosità; un conteggio dei deceduti capzioso... sono serviti per dare l'impressione ingannevole di un'emergenza, fornendo una giustificazione fraudolenta per la vaccinazione di massa e condizionandoci a credere che conformarsi alle "regole" sia l'unica scelta responsabile e morale, al punto da trattare chi le contesta come un paria. Si sono così assicurati la docile sottomissione dei più ai diktat dello stato di biosicurezza, preparando la società alla transizione da Repubbliche democratiche fondate sul lavoro a regimi democratici fondati sul green-pass. Un obiettivo da decenni perseguito da istituzioni pubbliche e private.[496]

Gli altri sono invece persuasi che al mercato di Wuhan due insettivori hanno azzannato qualcuno dentro cui i loro virus si sono ricombinati dando vita al SARS-CoV-2, perfettamente adatto all'uomo e che provoca una malattia trasmissibile tra persone anche con sintomi lievi; che le Big Pharma hanno salvato l'umanità e che chi non è d'accordo non crede nella Scienza.

Per decidere con chi stare basta riflettere su una massima di Seneca:
Cui prodest scelus, is fecit... colui al quale il crimine porta vantaggi, egli l'ha compiuto.[497]

---

[496] Argomento ampiamente trattato nel volume 3 di questa serie, specie nel cap. 11
[497] Medea di Seneca, atto III, vv. 500-501

15. Sul futuro del SARS-CoV-2

Come tutti i virus ad RNA,[498] anche il SARS-CoV-2 muta velocemente in nuove varianti.[499] Ci sono perciò due possibilità: o evolverà in qualche cosa di innocuo,[500] oppure no. Cosa accadrà, lo scopriremo solo vivendo.[501]

15.1. Su un futuro innocuo

La prima possibilità potrebbe verificarsi se la Covid-19 divenisse endemica, trasformandosi in una malattia infantile (§14.2) o in un comune raffreddore.[502] Il raffreddore, infatti, è un coronavirus[503] che forse ha avuto la stessa origine. L'idea che c'è dietro a quest'ipotesi è che, proprio come con il raffreddore, i contagi saranno ricorrenti ma mai letali perché il sistema immunitario sarà spesso "rinverdito" e quindi sempre pronto a combattere.[504] Amen!

15.2. Su un futuro pernicioso

Un'altra possibilità, nell'ipotesi che i vaccini funzionino abbastanza bene, che si perseveri con la vaccinazione di massa (e tralasciando gli eventi avversi a medio-lungo termine), è invece che diventi sempre più letale a causa proprio della vaccinazione di massa che potrebbe essere causa di

> a global catastrophe [...] prompting both weakened natural immunity and vaccine resistance to variants... una catastrofe globale [...] perché induce un indebolimento sia dell'immunità naturale sia dell'efficacia dei vaccini alle varianti.[505]

Che poi è quanto già osservato con lo sviluppo di batteri resistenti agli antibiotici o di parassiti ai pesticidi quando si esagera con le medicine: antibiotici e pesticidi creano un ambiente ostile che stermina le varianti più deboli, lasciando sopravvivere solo quelle più forti. Più forti e quindi letali: la ben nota grande variabilità dei virus ad RNA fa sì che i vaccini selezionino, generazione di virus dopo generazione, i più abili a schivarli e ad infettare. Senza contare i danni collaterali come lo sterminio di api e lucciole degli antiparassitari o di soggetti deboli delle terapie geniche contro la Covid-19. Supposizione avvalorata da un altro che ne capisce, ricordando una nozione che

---

[498] Balboni (2012), p. 15
[499] Gray (20/1/2021)
[500] Haseltine (19/2/2021)
[501] Geoghegan (2018)
[502] King (2021)
[503] ISS (23/1/2020)
[504] WHSC (12/1/2021)
[505] Covexit (6/3/2021)

si impara al primo anno di specializzazione [è che] non si vaccina mai durante una epidemia. Perché il virus reagirà mutando, producendo varianti e sarà sempre più veloce di noi.[506]

Lo dimostra la variante Delta (già indiana, individuata nell'ottobre 2020)[507] più contagiosa delle precedenti: nel Regno Unito a metà giugno 2021 rappresentava, con la gran parte della popolazione già vaccinata, *"ormai il 99% del totale, con un aumento del 79% rispetto ai 7 giorni precedenti"*[508] ed il 19/7 il consigliere scientifico del governo informava che tra i ricoverati, i vaccinati erano il 40%[509] (che diventeranno il 100% quando il 100% dei sudditi di Sua Maestà si sarà vaccinata); sempre a luglio 2021, in Africa dove solo l'1,2% della popolazione aveva completato il ciclo vaccinale, si diffondeva al ritmo di +25% a settimana ed i decessi avevano subito un balzo del 15% in 38 paesi africani.[510] In Italia, a giugno 2021, eravamo più "indietro", con la variante Alfa (inglese, individuata nel settembre 2020)[511] ancora responsabile del 95% dei contagi. Ma la globalizzazione ci metterà subito al passo con gli altri, visto che secondo l'ECDC (European Centre for Disease Prevention and Control, Centro Europeo per la Prevenzione e il Controllo delle Malattie), a fine giugno 2021 (neppure un mese dopo i primi casi nel Regno Unito):

> Based on the estimated transmission advantage of the Delta variant and using modelling forecasts, 70% of new SARS-CoV-2 infections are projected to be due to this variant in the EU/EEA by early August and 90% of infections by the end of August… *In base alla progressione stimata della diffusione della variante Delta ed utilizzando i modelli previsionali, è possibile che nell'UE/SEE entro l'inizio di agosto il 70% delle nuove infezioni da SARS-CoV-2 sarà dovuto a questa variante ed il 90% entro la fine del Agosto.*[512]

E dopo la variante delta, ecco l'epsilon che, grazie a tre mutazioni delle sue proteine spike è, ovviamente, ancor più resistente agli anticorpi e virulenta della delta:[513] teniamo conto che ogni nuova variante ha qualche cosa (nelle spike) che la differenzia dalle precedenti, rendendo le terapie attuali sempre meno efficaci con il passare del tempo (e perciò devono essere "aggiornate" proprio come con l'influenza stagionale). Tanto è vero che, oltre alla variante Delta, anche la Beta (sudafricana) e la Gamma (brasiliana) *"sfuggono ai vaccini dopo la prima dose e in alcuni casi dopo la seconda"*.[514] Perciò, farsi inoculare le terapie geniche attuali sarebbe come vaccinarsi contro l'influenza dell'anno

---

[506] Camozzi (20/3/2021)
[507] OMS (6/7/2021)
[508] ANSA (18/6/2021)
[509] Vallance (19/7/2021)
[510] ANSA (2/7/2021)
[511] OMS (6/7/2021)
[512] ECDC (23/6/2021)
[513] ANSA (2/7/2021b)
[514] ANSA (15/6/2021)

prima. Tanto è vero che per il CDC a fine luglio 2021 stimavano che al virus servano poche altre mutazioni per schivare tutti i vaccini.[515] Così può anche accadere che dove ci sono più vaccinati, aumentino i contagi.[516] Insomma, non c'è speranza che i vaccini siano la risposta alla Covid-19 e l'unica possibilità sono i tanto bistrattati trattamenti alternativi (tipo idrossiclorochina ed ivermectina) che non creano un ambiente ostile al virus allenandolo a diventare sempre più forte, ma alleviano i sintomi e gli effetti più gravi, lasciando il tempo al sistema immunitario di imparare a cavarsela da solo. A riguardo, il giudizio più duro ed autorevole è del Nobel *Luc Montagnier*:

> *Les nouveaux variants sont créés par la sélection des anticorps produits par la vaccination... Le nuove varianti nascono dalla selezione effettuata dagli anticorpi prodotti dalla vaccinazione... C'est une énorme erreur, c'est une erreur scientifique et une faute médicale inexplicable: l'histoire fera le bilan un jour de tout ça, car c'est effectivement la vaccination qui a créé le variant... È un errore enorme, è un errore scientifico ed uno sbaglio medico inspiegabile: la storia ci giudicherà perché è la vaccinazione che crea le varianti.*[517]

Nel prossimo paragrafo vedremo qual è questa *faute médicale inexplicable*.

15.3. Sull'arte medica

Curare le malattie è una pratica medica. La vaccinazione di massa non è, invece, una pratica medica perché viene meno il rapporto medico-paziente che assegna al medico la responsabilità, in base alla sua conoscenza del paziente, della medicina e dei farmaci, di decidere sul da farsi, evitando che la cura sia peggiore del male. O, nelle parole del medico, alchimista ed astrologo *Paracelso* (1493-1541):

> *Colui che può curare le malattie è un medico. Curare le malattie è un'arte che non può essere acquistata solo leggendo libri, ma deve essere appresa con l'esperienza. Né imperatori né papi né collegi né università possono creare un medico. Essi possono conferire privilegi e far sì che una persona che non è un medico appaia tale; ma non possono fare in modo che sia quello che non è; possono dargli la licenza di uccidere, ma non possono renderlo capace di curare i malati, se non è stato già ordinato da Dio. La teoria dovrebbe precedere la pratica, ma, se consiste in pure supposizioni ed assunzioni e non è confermata dal lavoro pratico, la teoria è inutile e dovrebbe essere abbandonata. Lo pseudo medico fonda la sua arte sui libri, ossia su ciò che crede sia stato conosciuto dagli autori di quei libri; l'arte del vero medico è fondata sulle sue proprie conoscenze e sulla sua abilità ed è sostenuta dai quattro pilastri della medicina: filosofia, astronomia, alchimia e virtù.*[518]

---

[515] Pentchoukov (27/7/2021)
[516] Toledo (28/7/2021)
[517] Videointervista a Luc Montagnier di Pierre Barnérias (13/5/2021)
[518] Citato in Hartmann (1982) p. 176

Fin da allora ere ben chiaro che la medicina usa la Scienza (la *"teoria"*) ma non è Scienza perché i medici si affidano all'*"esperienza"* più che dalla *"teoria"* se *"non è confermata dal lavoro pratico"*: l'efficacia della vaccinazione di massa, dei vaccini autorizzati secondo il principio di incoscienza e dei *lockdown* sono *"pure supposizioni ed assunzioni"*, sono solo *"teorie"* per di più contestate con argomenti validissimi e palesemente smentite dai fatti.

Insomma, è scandalosa la sconsideratezza e la tracotanza (hybris)[519] che ha portato *"imperatori e papi a... conferire privilegi e far sì che una persona che non è un medico appaia tale"* per essere confortati nella scelta (ate) di optare per una lenta, costosa e rischiosa vaccinazione di massa invece che per una più economica, veloce e prudente vaccinazione mirata dei soli soggetti a rischio (anziani e fragili) visto che, per nozioni ben note oltre che facili da spiegare e da capire, non potevano non sapere che autorizzavano l'uso di prodotti insicuri che, se fossero stati almeno un po' efficaci, avrebbero potuto favorire (com'è poi accaduto) la diffusione delle varianti della Covid-19 con una resistenza sempre più difficile da vincere, avviandoci verso una catastrofe globale (nemesis) perché troverà indifesa l'umanità, vaccinata e non. Discorso analogo vale anche per i *lockdown*, naturalmente.

L'arroganza e l'ignoranza delle autorità politiche e sanitarie che hanno riposto tutte le loro speranze nei vaccini, nelle vaccinazioni di massa e nei lockdown hanno portato l'umanità intera in un vicolo cieco. L'unico modo per uscirne è che i più prendano coscienza del fallimento delle politiche attuate finora e pretendano un dibattito aperto e pubblico tra tutti gli esperti, anche e soprattutto quelli che finora hanno parlato fuori dal coro, mettendo a loro disposizione tutte le informazioni disponibili, soprattutto quelle "riservate" (cominciando dai contratti tra enti pubblici e produttori di vaccini e tutta la documentazione su cui si sono basati per autorizzare l'uso in emergenza delle terapie geniche). Uno scenario che difficilmente vedremo realizzarsi perché le nostre autorità (e chi sa e può), per non perdere potere e prestigio, useranno la propaganda per imporre vaccinazioni a ripetizione scaricando la colpa di quanto accade sui "no-vax" che non c'entrano nulla e in tanti gli daranno anche ragione, purtroppo.

---

[519] *Hybris* → *Ate* → *Nemesis* (*Hybris* implica *Ate* che implica *Nemesis*) è una "formula" che ricorre spesso nel volume 1 e 3 di questa serie in quanto descrive esattamente le tragedie umane (personali e collettive) e sfruttato già dagli autori del genere dell'antica Grecia: il protagonista per sconsideratezza o tracotanza (hybris) compie un atto folle (*ate*) che lo porterà alla rovina (*nemesis*). Una "formula" ineguagliabilmente "esatta" per quelle di qualsiasi scienza "esatta".

16. Sugli Interventi Farmaceutici Terapeutici

Vale la pena spendere, a questo punto, due parole anche sugli interventi farmaceutici terapeutici. In particolare, sull'impreparazione di tanti paesi, cominciando dall'l'Italia, ad affrontare la pandemia. Se, infatti, nel 2016/17 registrarono ben 25mila morti di influenza stagionale,[520] è lecito chiedersi quanti furono ospedalizzati e tra questi in quanti passarono per le terapie intensive e quante volte hanno superato le soglie critiche negli anni scorsi, così da capire perché il nostro Servizio sanitario è stato messo in crisi. Anche perché uno studio italiano sulle conseguenze di epidemie e pandemie dal 1969 al 2001 così conclude:

> *In conclusion, our results suggest that geographic synchrony In conclusione, i dati suggeriscono che in Italia è alta la sincronia geografica dell'influenza e che è probabile che in una futura pandemia i tassi di mortalità tra la popolazione con meno di 65 anni saranno sostanzialmente elevati rispetto ad altre stagioni epidemiche. [...]*
>
> *Such results provide insight for the Italian pandemic preparedness Tali risultati forniscono informazioni per gli sforzi italiani per prepararsi a rispondere ad una pandemia e potrebbero essere utilizzati in modelli matematici per la diffusione dell'influenza a livello nazionale.*[521]

"*Prepararsi a rispondere ad una pandemia*" significa, ad esempio, organizzarsi per poter predisporre un numero congruo di terapie intensive e reparti per malattie infettive in rapporto alla popolazione senza sacrificare gli altri malati, invece di operare tagli alla sanità; "*sincronia alta*" significa che epidemie e pandemie colpiscono tutto il territorio nazionale allo stesso tempo per cui ciascuna regione deve fare da sé. Da notare che lo studio, condotto da membri dell'Istituto Superiore della Sanità, è del 2007!

Una mancanza ben nota alle nostre autorità politiche e sanitarie, come risulta dal già citato verbale desegretato della "task-force coronavirus" del 15/2/2020, dove il rappresentante della Direzione Generale della Prevenzione Sanitaria "*evidenzia la necessità di procedere ad un aggiornamento del piano nazionale di preparazione e risposta ad una pandemia influenzale, risalente al 2009*".[522]

---

[520] Rosano (2019)
[521] Rizzo (2007)
[522] Ministero della Salute (8/6/2021), verbale desegretato del 15/2/2020

17. Sulle "mezze misse"

Da quanto visto finora è evidente che imporre distanziamenti sociali e lockdown o vietare passeggiate è, per dirla alla Montalbano, un *"contare una mezza missa"* molto furba in quanto induce a credere che la semplice vicinanza a degli sconosciuti sia un rischio, senza spiegare il perché ed in palese contraddizione con quanto le autorità politiche e sanitarie sanno bene: *"la trasmissione da parte dei casi asintomatici è rara [ed] è la tosse lo strumento attraverso cui il virus si diffonde"*[523] in quanto *"non c'è trasmissione del virus prima della comparsa della sintomatologie e, quindi, il contagio può avvenire al più contemporaneamente al verificarsi della sintomatologia stessa"*.[524]

Sono tante le *"mezze misse"* come questa "contate" sulla Covid-19 che fanno vivere nella menzogna i tanti che le ascoltano acriticamente. Nuvole di inchiostro e di parole che funzionano come una cortina fumogena alzata attraverso i media, presentando continuamente notizie anche vere in modo sempre preoccupante per diffondere la paura ed orientare l'opinione pubblica con l'*Argumentum ad baculum*. Un modo di fare che ricorda, in una certa misura, quanto fece, non volendo, *Orson Welles* nel 1938 interpretando il radiodramma "La guerra dei mondi". Ma forse, per durata ed obiettivi, un'analogia più attinente è la *Strategia della Tensione* degli *Anni di Piombo* degli anni Settanta del secolo scorso che consentì alla classe politica di allora di restare in sella un altro ventennio presentandosi ai borghesi, agli imborghesiti ed alla loro "maggioranza silenziosa" come garanti e difensori dell'ordine costituito, prima di essere spazzata via con le inchieste di *Mani Pulite*, venendo sostituita da quella attuale che, terminato ormai il suo ciclo storico, ora fa lo stesso per restare in sella ancora un po'. Allora il nemico erano i terroristi eterodiretti da agenti provocatori di servizi segreti "deviati" e che con i loro attentati, secondo autorità e media, mettevano a rischio la tenuta democratica dello Stato, giustificando leggi liberticide in sua difesa. Oggi invece i nemici sono i *no vax* (infiltrati durante le loro manifestazione da altri agenti provocatori) che non accettano la narrativa di servizi sanitari ugualmente "deviati" e che scegliendo di non farsi inoculare terapie geniche oggettivamente inutili e pericolose, sempre secondo autorità e media, metterebbero a rischio la salute pubblica, giustificando leggi altrettanto liberticide in sua difesa. Sorprende che anche chi ha vissuto quell'epoca oggi non riconosca le analogie palesi tra la strategia della tensione degli anni della pandemia e quella degli anni di piombo.

---

[523] Ministero della Salute (8/6/2021), verbale desegretato del 2/2/2020 p.1 e p.2
[524] Ministero della Salute (8/6/2021), verbale desegretato del 6/2/2020 p.2

17.1. Sulle tracce dei virus

Sono *"mezze misse"* le notizie delle tracce del virus trovate nei supermercati[525] o sui mezzi pubblici[526] che seminano paranoia e panico quando non si indica se e come possano contagiare. Basta scambiare il proprio bancomat con una cassiera portatrice asintomatica e poi stropicciarsi gli occhi per infettarsi? Basta afferrare il poggiamano di un bus dove si era aggrappato prima un portatore asintomatico e poi mettere le dita nel naso per fare le "grandi pulizie" per contagiarsi? Veramente sui bancomat e sui poggiamani hanno trovato cellule infette e vitali e toccandoli se ne raccolgono in quantità sufficienti a contagiare o c'erano solo cadaveri da cui hanno estratto il solito singolo gene dopo un numero spropositato di cicli PCR? Chi sa e può, infatti, sa anche che, senza queste informazioni, la gente applica giustamente il *principio di precauzione* (che proprio "loro" hanno ignorato con i vaccini) che facilmente degenera in fobie (*paura eccessiva, che appare irrazionale ed immotivata, per qualche particolare tipo di oggetti o situazione*),[527] consentendo di orientare l'opinione pubblica con l'*Argumentum ad baculum*: quanti in un negozio si disinfettano diligentemente le mani dopo aver toccato un oggetto, sebbene lo avessero già fatto solo un minuto prima, convinti che un virus possa sopravvivere su delle mani appena disinfettate?[528] Terrore diffuso con una delle novità tecniche della gestione della pandemia: stanare i contagiati casa per casa così da diffondere una sensazione di accerchiamento, pur sapendo che solo se vediamo qualcuno che tossisce intorno a noi in un luogo chiuso e non arieggiato abbiamo motivo di preoccuparci. Pertanto, logica vorrebbe che, chi è senza sintomi, dovrebbe essere sempre libero di accedere agli ambienti di lavoro e di fruire di servizi pubblici o privati (ristorazione, accoglienza, spettacolo, trasporti, ...) e, sempre secondo logica, dovrebbe bastare un tampone rapido a chi ha sintomi riconducibili alla Covid-19 per rassicurare chi gli è intorno che si tratta di altro mentre ne fruisce. Fare altrimenti è irrazionale e ciò che è irrazionale è sempre dettato da interessi personali o corporativi: come abbiamo visto, al 5/5 almeno 40mila neo-vaccinati erano positivi entro due settimane dall'inoculazione[529] ed un numero imprecisato è diventato un super-diffusore perché proprio il vaccino ha ritardato l'insorgere dei sintomi gravi[530] che forse non si sono mai manifestati, trasformando il green pass in licenza di contagiare.

---

[525] ANSA (26/4/2021)
[526] SkyTg24 (6/4/2021)
[527] Dizionario Zingarelli nella versione per Kindle
[528] Stesso ragionamento vale anche per interruttori e maniglie per aprire i portoni dei nostri condomini.
[529] ISS (3/6/2021) Fig. 2 p.6 e tabelle 2 e 3 p.14
[530] Chau (2021)

Copertura vaccinale che, nel migliore dei casi, non supera i 6/8 mesi[531] mentre il passaporto ha una validità di 12.[532] Chi pensa a male (ma spesso c'azzecca) potrebbe anche credere che vogliano rendere la vita dei non vaccinati così difficile da costringerli a vaccinarsi rinunciando alla copertura legale prevista per le vaccinazioni obbligatorie.[533] Senza contare che accettare la logica del "passaporto" è molto pericoloso giuridicamente, visto che impone a dei liberi cittadini di dimostrare il loro stato di salute, introducendo in campo sanitario il concetto di presunzione di malattia, che equivarrebbe alla presunzione di colpevolezza in campo penale: come in campo penale sono richiesti dei ragionevoli sospetti di comportamento criminale per limitare la libertà personale di un libero cittadino che altrimenti è innocente fino a prova contraria, così in campo sanitario occorrerebbero dei ragionevoli sospetti (ad esempio sintomi manifesti di malattia) per limitare la libertà di un cittadino che deve essere considerato non contagioso fino a prova contraria. Fare altrimenti è arbitrario e dovrebbe mettere in allarme tutti gli spiriti libertari.

17.2. SULL'EFFICACIA DELLE TERAPIE

Un altro esempio di *"mezze misse"* sono gli annunci alle porte dell'estate del calo dei decessi e dei ricoveri tipo *"Covid: 44 morti, numero più basso dal 14 ottobre"*[534] che non si può addebitare alla campagna vaccinale in quanto qualsiasi epidemia virale trasmessa per via aerea perde forza con le belle giornate. Come afferma anche uno studio dell'ISS.[535]

Come pure "Vaccino AstraZeneca, efficacia al 90% per dosi al pubblico"[536], *"Moderna annuncia vaccino 'efficace al 94.5%'"*[537] o *"Pfizer, efficacia del nostro vaccino al 95%"*,[538] senza mai specificare che queste percentuali parlano di riduzione del rischio relativo, non assoluto.

Piuttosto che *"Con la prima dose di vaccino AstraZeneca 94% in meno di casi gravi, con Pfizer 85%"*,[539] *"aumenta incidenza ma meno casi gravi"*[540] o *"no casi gravi per il 99,9% dei completamente vaccinati"*,[541] senza puntualizzare

---

[531] Di Benedetto (17/6/2021)
[532] ANSA (2/9/2021)
[533] Legge 210/1992
[534] ANSA (30/5/2021)
[535] ISS (15/5/2021)
[536] ANSA (23/11/2020)
[537] ANSA (17/11/2020)
[538] ANSA (18/11/2020)
[539] ANSA (22/2/2021)
[540] ANSA (9/9/2021)
[541] IlSole24Ore (9/8/2021)

che così i vaccinati diventano degli untori, minacciando la salute di chi frequentano. Mostrando, inoltre, i sintomi in ritardo è spesso troppo tardi per curarli, come dimostra il loro tasso di mortalità più alto dei non vaccinati.

Un altro ancora sono i titoli che chiamano la pandemia *"l'epidemia dei non vaccinati"*[542] come quelli dedicati ai "no-vax" morti con la Covid-19, ignorando i neo-vaccinati morti allo stesso modo (26 al dì nei primi 98 giorni di campagna vaccinale). Ai quali occorre sempre aggiungere le vittime di eventi avversi.

Vale anche la pena ricordare una strana coincidenza: il 24/11/2021 il Sud Africa chiede alle *Big Pharma* di ritardare la spedizione di vaccini perché ha scorte a sufficienza,[543] il 26 l'OMS classifica come "variante preoccupante" la omicron isolata proprio in Sud Africa[544] ed il 27 in tanti si affrettano ad isolare il paese,[545] danneggiandolo. Non fanno così anche i mafiosi?

17.3. SUGLI STUDI ACCADEMICI

Poi ci sono i titoli basati su lavori accademici tipo *"Covid, lo studio: latte delle mamme vaccinate contiene anticorpi e può proteggere i bebè"*[546] che

1. Non si capisce da cosa li protegge visto che il tasso di mortalità per la Covid-19 dei lattanti è praticamente nullo
2. Dice un'ovvietà (la madre passa tutte le sue proteine al figlio, anche antigeni ed anticorpi, sia con lo scambio sanguigno della gestazione sia con il latte)
3. Non avverte che le proteine spike delle neo-vaccinate hanno già causato decine di aborti ed ucciso almeno un lattante.[547]

Un altro è *"il virus SarsCov2 viaggia anche sui pollini"*[548] che è un puro esercizio intellettuale visto che si pone nella situazione peggiore (*"the highest pollen concentration season...* la stagione con la alta concentrazione di polline") per poi trarre delle conclusioni attraverso una *"computational multiphysics, multiscale modeling and simulations"* (una simulazione molto ma molto complicata che, come tutte le simulazioni, usa condizioni a contorno scelte più o meno arbitrariamente) senza perdere tempo a condurre studi sul campo (tanto è vero che, nel caso particolare, gli autori operano a Cipro ma usano dati buoni per gli USA). In pratica hanno supposto che un po' di persone su un

---

[542] Il Foglio (11/8/2021)
[543] Mukherjee (24/11/2021)
[544] WHO (26/11/2021)
[545] Euronews (27/11/2021)
[546] SkyTg24 (30/8/2021) basato su Valcarce (2021)
[547] VAERS (4/4/2021)
[548] ANSA (20/6/2021) basato su Dbouka (2021)

prato respirino e che alcune di queste emettano continuamente pollini carichi di virus che trasportate dal vento sono inspirati da altri. Ora, sarebbe interessante sapere in quanti di questi tempi e con la tosse se ne vanno su un prato a fare un pic-nic, e su quanti granelli di polline che inspirano poi si attaccano veramente delle cellule infette, quanti virus aggrappati al polline espirato sopravvivono ai raggi UV e sono poi inspirati da chi è sottovento, infettandolo. Insomma, quante possibilità ci sono che in un prato una persona sottovento di una piacevole brezza respiri il respiro di un altro? Il titolo però fa paura, svelando lo scopo di chi lo ha scelto.

Uno studio siffatto sarebbe stato utile se avesse prima verificato sperimentalmente quante particelle di polline cariche di cellule infette sono espirate e quante ne servono, se messe a coltura, per sviluppare una colonia di agenti patogeni. Su questa base occorreva andare in una galleria del vento e mettere una sorgente di particelle analoghe e dei ricettori che riproducono l'inspirazione umana più a valle ed a diversa distanza per verificare quante di queste particelle sono effettivamente inalate. Poi trarre le conclusioni.

17.4. Sulle "misse" al Vaticano

A proposito di *"misse"* è da stigmatizzare la scelta del Vaticano di ascoltare diligentemente quelle "contate" dal potere temporale accettando, come novelli farisei, tante nuove regole di comportamento invece di impegnare la sua prestigiosa *Pontificia accademia delle scienze* per verificare se assistere ad una funzione religiosa in una cattedrale o in una chiesetta è veramente occasione di contagio, se processioni e cortei funebri (all'aria aperta) favoriscono realmente la diffusione del morbo, se distribuire l'ostia in bocca o scambiarsi il segno della pace propaga l'infezione per davvero,... e soprattutto se le politiche di contenimento della Covid-19 e le spese per le vaccinazioni di massa, sono giustificate oppure no e così difendere gli *"ultimi"*, sulla cui pelle i ricchi si arricchiscono sempre più. Chissà oggi cosa avrebbero fatto e detto al loro posto *Giovanni da Capestrano, Anselmo da Pietramelara, Marco d'Aviano* o anche "solo" *Francesco d'Assisi*? Avrebbero chinato il capo o dato battaglia? Così può anche accadere che le guardie svizzere alle quali è stato imposto l'obbligo vaccinale preferiscano piuttosto lasciare il servizio:[549] loro giurano di difendere il papa a rischio della vita, non della salute.

---

[549] ANSA (3/10/2021)

18. "A CHI CREDI, A ME O AI TUOI STESSI OCCHI?"

Siamo sempre in tempo per porre rimedio, ciascuno per conto proprio, alla confusione dei dati ufficiali: basta rispondere a qualche domanda in base a quanto è successo a noi stessi ed alla nostra cerchia di conoscenze: quanti sono i contagiati e, di questi, quanti mostravano sintomi e quanti no? Quanti sono stati curati a casa, quanti ricoverati, quanti "intubati"? Quanti sono guariti e quanti sono deceduti? Quanti deceduti avevano un disastroso quadro clinico pregresso e qual era la loro età? Quanti in salute hanno superato la malattia senza conseguenze? Quanti vaccinati invece hanno sofferto, dopo giorni, settimane o mesi, malanni gravi? ... Il quadro che uscirà da quest'analisi della situazione "fai da te" sarà probabilmente diverso ma anche più affidabile e veritiero di quello tratteggiato dai dati governativi. A quel punto basta ricordarsi della fulminante battuta nel film *La guerra lampo dei Fratelli Marx* (1933) di *Chico* (1887-1961) nelle vesti del fratello *Groucho* (1890-1977) in una scena degna dei *Menecmi* di *Plauto* (250-184 a.C.)

Who ya gonna believe, me or your own eyes?... A chi credi, a me o ai tuoi stessi occhi?[550]

Una domanda che invita ad indagare accuratamente la Realtà per scoprirla qual è. A non fermarsi alle apparenze (come in quella scena del film), per non rischiare di confonderla con qualche credenza, sogno o illusione. Magari persuasi da tipi come *Chico*, capaci di sfruttare abilmente i nostri pregiudiziali, i nostri desideri, i nostri bisogni e le nostre debolezze (spesso instillandoci anche dei sensi di colpa ingiusti), per propinarcene una lettura ideologica. E si sa che in alcuni la capacità di persuasione è tanto sviluppata che riuscirebbero a vendere ghiaccioli al Polo Nord, in altri di spingere popoli interi a commettere i crimini più efferati.

"A chi credi, a me o ai tuoi stessi occhi?", basta questo per giudicare chi ha raccolto e diffuso i dati ufficiali e capire anche che i media, accettandoli acriticamente, hanno agito da organi di disinformazione di regime, collaborando a mettere in atto una vera e propria strategia della tensione che strumentalizza le vittime della pandemia per giustificare leggi liberticide e quindi antidemocratiche (ad esempio gli arresti domiciliari di massa che hanno chiamato *lockdown*, coprifuochi, autocertificazioni per uscire, passaporti vaccinali per fruire dei servizi pubblici e multe salate per i trasgressori), come il secolo scorso strumentalizzarono le vittime di terroristi ed apparati deviati dello Stato (cioè che non servivano gli interessi dei cittadini ma di qualche centro di potere "oc-

---

[550] Who ya gonna believe, me or your own eyes? da La guerra lampo dei Fratelli Marx di Leo McCarey

culto") per giustificare altre leggi ugualmente antidemocratiche e quindi liberticide (l'estensione a ben 4 giorni della custodia preventiva senza la convalida da parte dell'autorità giudiziaria, anche in assenza di flagranza di reato, cioè in base ad un semplice sospetto degli investigatori). Un paragone per nulla esagerato visto che un giudice di Reggio Emilia il 21/1/2021 ha dichiarato i DPCM anti Covid-19 illegittimi e incostituzionali in quanto violano proprio l'articolo 13 della Costituzione che definisce "inviolabile" la libertà personale.[551] Concetto ribadito con una sentenza di un giudice di Pisa del 17/3/2021.[552]

C'è chi giustifica le bugie di Stato perché *"il fine giustifica i mezzi"*, secondo cui qualsiasi azione di chi governa, anche se in contrasto con le leggi della morale, sarebbe accettabile per raggiungere il fine di conservare e potenziare lo Stato (come può essere sopravvivere ad una pandemia). Ma è facile zittirli. Basta fargli notare che questa è un'affermazione "machiavellica" che, come certificano i vocabolari, la saggezza popolare giudica negativamente (*astuto, privo di scrupoli, subdolo*)[553] e perciò facilmente motivata da fini meno nobili di conservare e potenziare lo Stato tipo conservare ed aumentare il proprio potere (e/o intascare qualche "bustarella"). Riguardo alle bugie di Stato e dei Media vale la pena ricordare *Gramsci*:

> La Verità deve essere rispettata sempre, qualsiasi conseguenza essa possa apportare... Sulla bugia, sulla falsificazione facilona non si costruiscono che castelli di vento, che altre bugie e altre falsificazioni possono far svanire.[554]

Solo valutando la tara ideologica delle notizie ci si può liberare dal condizionamento di chi le diffonde e dei loro padroni: *veritas vos liberat*... la verità vi farà liberi.[555] Sempre.

---

[551] Donegà (12/3/2021)
[552] Ferrari (5/7/2021)
[553] Dizionario Zingarelli nella versione per Kindle
[554] Gramsci (1960), p.34
[555] Gv 8,32

19. Sulla sperimentazione medica

Le terapie geniche contro la Covid-19 sono farmaci sperimentali ancora in fase di sviluppo e di ricerca clinica, tanto è vero che sono distribuiti con autorizzazione d'uso in d'emergenza (o almeno è stato così per mesi). Se questo è vero (com'è vero) allora chi li assume partecipa (in coscienza o meno, per libera scelta o meno) ad un esperimento medico e gli esperimenti medici sono regolamentati anche da trattati internazionali. Tra questi c'è il *Codice di Norimberga* redatto dopo uno dei tanti processi al nazismo celebrati nell'omonima città tedesca: quello ai medici che ne fecero di cotte e di crude sui prigionieri dei campi di sterminio. Processo che fu l'occasione per tracciare la linea di divisione tra sperimentazione ben regolata e quindi lecita e quelle illecite in quanto prive di fondamenti etici, stabiliti già da Ippocrate nel suo giuramento.

19.1. Sul giuramento di Ippocrate

L'etica della professione medica è tutta definita nel giuramento che *Ippocrate di Coo* (460-377 a.C.) formulò per i suoi seguaci e successori:

> *Giuro per Apollo medico e Asclepio e Igea e Panacea e per gli dèi tutti e per tutte le dee, chiamandoli a testimoni, che eseguirò, secondo le forze e il mio giudizio, questo giuramento e questo impegno scritto: di stimare il mio maestro di questa arte come mio padre e di vivere insieme a lui e di soccorrerlo se ha bisogno e che considererò i suoi figli come fratelli e insegnerò quest'arte, se essi desiderano apprenderla; di rendere partecipi dei precetti e degli insegnamenti orali e di ogni altra dottrina i miei figli e i figli del mio maestro e gli allievi legati da un contratto e vincolati dal giuramento del medico, ma nessun altro.*
>
> *Regolerò il tenore di vita per il bene dei malati secondo le mie forze e il mio giudizio, mi asterrò dal recar danno e offesa.*
>
> *Non somministrerò ad alcuno, neppure se richiesto, un farmaco mortale, nè suggerirò un tale consiglio; similmente a nessuna donna io darò un medicinale abortivo.*
>
> *Con innocenza e purezza io custodirò la mia vita e la mia arte.*
>
> *Non opererò coloro che soffrono del male della pietra, ma mi rivolgerò a coloro che sono esperti di questa attività.*
>
> *In qualsiasi casa andrò, io vi entrerò per il sollievo dei malati, e mi asterrò da ogni offesa e danno volontario, e fra l'altro da ogni azione corruttrice sul corpo delle donne e degli uomini, liberi e schiavi.*
>
> *Ciò che io possa vedere o sentire durante il mio esercizio o anche fuori dell'esercizio sulla vita degli uomini, tacerò ciò che non è necessario sia divulgato, ritenendo come un segreto cose simili.*
>
> *E a me, dunque, che adempio un tale giuramento e non lo calpesto, sia concesso di godere della vita e dell'arte, onorato degli uomini tutti per sempre; mi accada il contrario se lo violo*

e se spergiuro.[556]

19.2. Sul codice di Norimberga

È dal primo articolo del codice di Norimberga che, per esempio, è nato il concetto di "consenso informato", ovvero il diritto del paziente che gli siano spiegati i pro ed i contro di una terapia prima di acconsentire a riceverla. Chi si è appresta a vaccinarsi o a rivaccinarsi, dovrebbe riflettere su tutti e ciascuno gli articoli di questo codice per capire se, nei suoi confronti, le autorità politiche e sanitarie (sia di governo che dettano la linea, sia periferiche che spiegano le conseguenze della terapia, raccolgono il consenso e poi inoculano il farmaco) fanno tutto come va fatto o, in violazione dell'etica medica, c'è coercizione attraverso la cattiva informazione e l'introduzione del passaporto vaccinale. Tra parentesi quadra aggiungo qualche punto di riflessione eccetto che al primo (che li compendia tutti) a cui è dedicato il prossimo paragrafo:

1. *Il soggetto volontariamente dà il proprio consenso a essere sottoposto a un esperimento. Prima di dare il consenso, la persona deve conoscere: natura, durata e scopo della sperimentazione clinica, il metodo e i mezzi con cui sarà condotta, eventuali effetti sulla salute e sul benessere della persona, eventuali pericoli cui sarà sottoposta.*
2. *L'esperimento dovrà essere tale da fornire risultati utili al bene della società; la natura dell'esperimento non dovrà essere né casuale, né senza scopo [la vaccinazione assicura l'immunità e blocca la trasmissione del contagio?].*
3. *Ci dovrà essere una pianificazione dell'esperimento sulla base degli esperimenti in fase preclinica in vivo, e sulla base della conoscenza approfondita della malattia [la Covid-19 è una malattia polmonare o vascolare? I test erano sufficienti per avviare una vaccinazione di massa?].*
4. *L'esperimento dovrà essere condotto in modo tale da evitare ogni sofferenza o lesione fisica o mentale che non sia necessaria [le proteine spike sono tossiche?]*
5. *Non si deve eseguire la sperimentazione se a priori si è a conoscenza che tale sperimentazione possa causare danni o morte [cosa dicono gli studi di biodistribuzione?]*
6. *Il grado di rischio da correre non dovrà oltrepassare quello dei vantaggi, determinati dalla rilevanza umanitaria del problema che l'esperimento dovrebbe risolvere [Qual è la riduzione del rischio assoluto di contagiarsi e morire e qual è il rischio di accusare eventi avversi?]*
7. *Si dovrà fare una preparazione tale da evitare che il soggetto abbia lesioni, danni o morte [le informazioni sugli eventi avversi e lo screening prima dell'inoculazione sono sufficienti per individuare eventuali controindicazioni sui singoli soggetti?].*
8. *L'esperimento potrà essere condotto solo da persone scientificamente adeguate e qualificate, con il più alto grado di attenzione verso la sperimentazione e l'essere umano [i*

---

[556] "Giuramento di Ippocrate" su it.wikipedia.org

medici dei centri vaccinali responsabili dello screening quanto sanno e quanta attenzione pongono nell'esame dei singoli casi?].
9. *Nel corso dell'esperimento il soggetto umano dovrà avere la libera facoltà di porre fine ad esso se ha raggiunto uno stato fisico o mentale per cui gli sembra impossibile continuarlo [il passaporto vaccinale costituisce un impedimento?].*
10. *Durante l'esperimento lo scienziato responsabile deve essere pronto a interromperlo in qualunque momento se indotto a credere che la continuazione dell'esperimento comporterebbe probabilmente lesioni, invalidità o morte per il soggetto umano [autorità politiche e sanitarie e produttori di vaccini bloccherebbero mai la vaccinazione di massa anche se sapessero che è pericolosa?].*[557]

19.3. Sul consenso informato

Quali sono le domande a cui un vaccinando deve avere una risposta chiara e motivata da parte delle autorità sanitarie, del mondo accademico e dei produttori delle terapie geniche per poter dare un consenso informato all'inoculazione delle terapie geniche?

1. Le proteine spike sono tossiche? Se sì, quali danni possono provocare a breve, medio e lungo termine? Accelerano la senescenza cellulare? Si fondono con il DNA dei vaccinati?
2. I liposomi che veicolano le terapie geniche per innescare la produzione di proteine spike, possono entrare in circolo? Se sì, possono accumularsi in organi e tessuti? Quali? Per quanto tempo? Con quali conseguenze?
3. Il sistema immunitario umano soffre di *potenziamento anticorpo-dipendente* e/o di *peccato originale antigenico* verso il SARS-CoV-2?
4. La terapia proposta, contro quali varianti è efficace? Quanto dura la sua copertura vaccinale? Qual è il livello di conformità accertato verso le varianti e com'è valutato? Di quanto riducono il Rischio assoluto di contagio e decesso?
5. Quali sono le varianti predominanti? Qual è il loro tasso di incremento di diffusione? Cosa si prevede nel periodo di copertura vaccinale della terapia proposta?
6. Quali sono le conseguenze di vaccinazioni periodiche?
7. Quanti vaccinati e trasfusi con sangue di vaccinati sono finiti all'ospedale o al cimitero a qualsiasi titolo entro 1, 3, 6, 12 mesi dall'inoculazione o dalla trasfusione? Ci sono differenze statisticamente rilevanti su ricoveri e decessi a qualsiasi titolo tra vaccinati e non vaccinati, trasfusi con sangue di vaccinati e non?
8. Quanti, per ciascuna classe di età e stato di salute (eventuali patologie di cui si soffre), sono stati ricoverati o sono diventati invalidi o sono deceduti a qualsiasi titolo senza o con la vaccinazione, trasfusi con sangue di vaccinati e non?

---

[557] *Codice di Norimberga* in it.wikipedia.org

9. Quanti sono i deceduti "per" la Covid-19? Quanti "con" la Covid-19? Quanti solo con sintomi della Covid-19?
10. Quanti sono i contagiati senza sintomi? Quanti con sintomi? Quanti con sintomi sono stati curati a casa? Quanti sono stati ospedalizzati? Quanti sono passati per le sale di rianimazione? Quanti hanno recuperato pienamente? Quanti contagiati, infine, hanno avuto conseguenze a lungo termine e di che tipo?

Nel raccogliere le risposte occorre ricordarsi di scegliere quella più sfavorevole se si applica il *principio di precauzione* (siamo andati avanti così per decenni senza problemi), la più favorevole se si applica il *principio di incoscienza o di ignoranza*. In ogni caso, chi accetta di vaccinarsi senza una risposta chiara, motivata e tranquillizzante a queste domande, affida il proprio corpo non alla Scienza, bensì agli "scienziati" (ed ai loro padroni). Chi invece si è già vaccinato e sente di essere stato fuorviato deliberatamente, può fare due cose:

1. Pretendere dai propri eletti
   a. Una commissione d'inchiesta sulle terapie geniche per supervisionare la ricerca di risposte piene ed esaustive a tutte le domande di prima da parte di organi tecnici dello stato (ISTAT, ISS, AIFA, INSP, INAIL) e verificarne l'efficacia e, se inefficaci, attivare la clausola di rimborso.[558]
   b. Uno screening periodico da parte del Sistema Sanitario Nazionale per individuare precocemente eventuali problemi e provvedere;
   c. Il ripristino del principio di precauzione in campo medico per legge, ammettendo le autorizzazioni in emergenza per i soli soggetti fragili;
   d. Come con le terapie geniche, autorizzare l'uso di farmaci non specifici contro la Covid-19 con il consenso informato dei pazienti;
   e. La trasparenza piena dei processi decisionali delle autorità sanitarie;
   f. L'istituzione di un sistema di farmacovigilanza che incrocia i dati di ISS, SSN, ISTAT, Agenzia delle Entrate, INPS, INAIL, ... a partire dall'introduzione delle ricette elettroniche.
   g. Imporre che in testa ai bugiardini di tutti i farmaci e per le principali categorie di pazienti (età, sesso, razza e patologie sofferte) sia dichiarata la riduzione del rischio assoluto e relativo, l'elenco degli eventi avversi e la loro frequenza, accusando di truffa i produttori quando le discrepanze con quanto appurato dal sistema del punto precedente fossero eccessive.
2. Cercare vendetta nelle urne, cominciando dai politici che hanno dato il "buon" esempio e dai partiti che hanno voluto ed appoggiato certe politiche.

Vendetta elettorale disponibile anche a chi si sente danneggiato nel fisico, nello spirito o nel portafogli da lockdown e green pass, ovviamente.

---

[558] Carraretto (6/2/2021)

20. QUID ULTRA? COS'ALTRO SOPPORTARE?

In linea con lo spirito del libro di cui questo è un'appendice,[559] chiudo la trattazione con un passo dell'esortazione al popolo romano del console *Marco Emilio Lepido* (80-13 a.C.) a ribellarsi al tiranno di turno, tramandataci da *Gaio Sallustio Crispo* (86-23 a.C.):

> *Agundum atque obviam eundum est, Quirites,...* Bisogna agire! Bisogna reagire, cittadini, se non volete che le vostre spoglie restino in mano loro! Non bisogna rimandare, non bisogna cercare aiuto negli dèi. Vi illudete forse che Silla ormai provi noia o vergogna della sua tirannide, e che rinunci più pericolosamente a ciò che scelleratamente ha arraffato? No: egli si è spinto tanto avanti, che niente ormai ritiene glorioso se non ciò che sia sicuro; e considera onorevole solo tutto ciò che vale a conservargli il dispotismo. Perciò, di quella famosa tranquillità e pace, congiunta a libertà, che molte persone per bene preferivano ad una vita faticosa, accompagnata però da onori, non c'è proprio traccia. E un momento, questo, cittadini, in cui bisogna o servire o dominare, o aver paura o incuterla.
>
> *Nam quid ultra? Quaeve humana superant aut divina impolluta sunt?* Che altro si aspetta? Quali leggi umane sopravvivono? Quali divine non sono state violate? Il Popolo Romano, sino a poco fa signore delle genti, ora, spogliato della sua sovranità, della sua gloria, dei suoi diritti, messo nell'impossibilità di un'autentica vita, oggetto di disprezzo, non ha più neppure ciò di cui si nutrono gli schiavi. A gran parte dei nostri associati, a gran parte del Lazio, per il capriccio di un solo uomo viene tolto quel diritto di cittadinanza che voi avevate dato loro in cambio di molte e straordinarie benemerenze. Un pugno di satelliti, in compenso dei suoi crimini, ha occupato le dimore di una plebe innocente. Nelle mani di un sol uomo stanno le leggi, i tribunali, le casse dello Stato, le province, i regni, persino il libero arbitrio di vita e di morte sui cittadini. Ai veri uomini che altro rimane se non restaurare la legalità o morire da valorosi? Sì, perché la natura ha fissato per ciascuno, anche cinto da catene, una sola fine; e nessuno, se non con l'animo di una donnicciola, attende l'estrema ineluttabilità senza nulla tentare.[560]

---

[559] In particolare, del capitolo 11 del volume 3 di questa serie dove si parla dell'eterno conflitto fra l'élite ed il resto della popolazione
[560] Casorati (2011) P. 959

21. RIFERIMENTI ESTERNI

Qui sono raccolti tutti i riferimenti esterni citati nelle note. In particolare
- *Bibliografia*, elenca per autore e anno, libri, articoli scientifici e altro;
- *Iconografia*, elenca per numero e pagina, le immagini da fonti esterne;
- *Mediateca*, elenca per titolo, contenuti audio e video;
- *Serie numeriche*, elenca le fonti usate per produrre molti dei grafici;
- *Sitografia*, elenca per autore e data, lanci di agenzia, articoli di quotidiani e periodici di attualità, blog personali o istituzionali e quant'altro;
- *Wikipedia*, elenca alfabetico delle voci dell'omonima Enciclopedia Libera.

Quando disponibile, aggiungo l'indicazione della pagina web di una sua versione elettronica.

21.1. BIBLIOGRAFIA

Libri, lavori scientifici, leggi ed altro ordinati per autore ed anno di pubblicazione.

- AIFA, 2019: Rapporto vaccini 2019, la sorveglianza post marketing in italia
  http://www.quotidianosanita.it/allegati/allegato7725043.pdf (18/9/21)
- Alegria, 2024. Alegria, C. et Al.: US - Death Trends for Neoplasms ICD codes:C00-D48, Ages 15-44
  https://doi.org/10.13140/RG.2.2.16068.64645 (28/3/24) [PrePrint]
- Avolio, 2020. Avolio, Elisa et al.: The SARS-CoV-2 Spike protein disrupts human cardiac pericytes function through CD147-receptor-mediated signalling: a potential non-infective mechanism of COVID-19 microvascular disease,
  https://doi.org/10.1101/2020.12.21.423721 (13/8/21)
- Azimi, 2021. Azimi, Parham et. al.: Mechanistic transmission modeling of COVID-19 on the Diamond Princess cruise ship demonstrates the importance of aerosol transmission. Proceedings of the National Academy of Sciences of the United States of America, Feb 2021
  https://doi.org/10.1073/pnas.2015482118 (21/2/21)
- Bazant, 2021. Bazant, Martin Z. et al.: A guideline to limit indoor airborne transmission of COVID-19. Proceedings of the National Academy of Sciences, vol. 118.
  https://doi.org/10.1073/pnas.2018995118 (2/5/21)
- Bendavid, 2020. Bendavid, Eran et al.: *Assessing mandatory stay-at-home and business closure effects on the spread of COVID-19.*
  https://doi.org/10.1111/eci.13484 (23/1/21)
- Biber, 2021. Biber, Asaf et. al.: Favorable outcome on viral load and culture viability using Ivermectin in early treatment of non-hospitalized patients with mild COVID-19 – A double-blind, randomized placebo-controlled trial
  https://doi.org/10.1101/2021.05.31.21258081 (1/8/21)
- Brown, 2021. Brown, Ronald B.: *Outcome Reporting Bias in COVID-19 mRNA Vaccine Clinical Trials.* Medicina (Kaunas). 2021 Mar; 57(3): 199.
  https://doi.org/10.3390/medicina57030199 (17/8/21)
- Bryant, 2021. Bryant, Andrew et. al.: *Ivermectin for Prevention and Treatment of COVID-19 Infection: A Systematic Review, Meta-analysis, and Trial Sequential Analysis to Inform Clinical Guidelines.* American Journal of Therapeutics: July/August 2021 - Volume 28 - Issue 4 - p e434-e460
  https://doi.org/10.1097/MJT.0000000000001402 (17/8/21)
- Bullard, 2020. Bullard, Jared et al.: *Predicting Infectious Severe Acute Respiratory Syndrome Coronavirus 2 From Diagnostic Samples.* Clinical Infectious Diseases, Volume 71
  https://doi.org/10.1093/cid/ciaa638 (24/7/21)
- Cao, 2020. Cao, S. et al.: Post-lockdown SARS-CoV-2 nucleic acid screening in nearly ten million residents of Wuhan, China. Nat Commun 11, 5917 (2020).
  https://doi.org/10.1038/s41467-020-19802-w (10/1/21)
- Carson, 1962. Carson, Rachel: Silent spring, Crest book, 1962
  https://library.uniteddiversity.coop/More_Books_and_Reports/Silent_Spring-Rachel_Carson-1962.pdf (1/8/21)

- Casorati, 2011. Casorati, F. et al.: Storici Latini, Newton Compton Editori s.r.l., Roma
  https://books.google.it/books?id=3nHY9ILE5vwC (8/10/21)
- CDC, 2003. *CDC: Medical Examiners' and Coroners' Handbook on Death Registration and Fetal Death Reporting*
  https://www.cdc.gov/nchs/data/misc/hb_me.pdf (17/4/21)
- CDC, 2021. CDC: COVID-19 vaccine breakthrough case investigation - Information for public health, clinical, and reference laboratories
  https://www.cdc.gov/vaccines/covid-19/downloads/Information-for-laboratories-COVID-vaccine-breakthrough-case-investigation.pdf (23/5/21)
- Chau, 2021. Chau, N. et al.: Transmission of SARS-CoV-2 Delta Variant Among Vaccinated Healthcare Workers.
  https://ssrn.com/abstract=3897733 o http://dx.doi.org/10.2139/ssrn.3897733 (27/8/21)
- Cicerone, 2020, Cicerone, Marco Tullio: De Oratore, wikisource, 10/5/2020
  https://la.wikisource.org/w/index.php?title=De_oratore&oldid=129308 (30/1/21)
- Cui, 2007. Cui, Jie et al.: Evolutionary Relationships between Bat Coronaviruses and Their Hosts. Emerging Infectious Diseases, 13(10), 1526-1532.
  https://doi.org/10.3201/eid1310.070448 (14/8/21)
- Cyranoski, 2017. Cyranoski, David: Inside the Chinese lab poised to study world's most dangerous pathogens, Nature 542, 399–400, 23/2/2017
  https://doi.org/10.1038/nature.2017.21487 (23/1/21)
- Dbouka, 2021. Dbouka, T. et al: *On pollen and airborne virus transmission*. Physics of Fluids 33, 063313
  https://doi.org/10.1063/5.0055845 (1/8/21)
- Decreto Legge 44/2021
  https://www.gazzettaufficiale.it/eli/id/2021/04/01/21G00056 (1/5/21)
- Ealy, 2020. Ealy, Henry et al.: COVID-19 Data Collection, Comorbidity & Federal Law: A Historical Retrospective.
  https://www.researchgate.net/publication/344753727_COVID-19_Data_Collection_Comorbidity_Federal_Law_A_Historical_Retrospective (16/4/20)
- Eroshenko, 2020. Eroshenko, N. et al. Implications of antibody-dependent enhancement of infection for SARS-CoV-2 countermeasures. Nat Biotechnol 38, 789–791 (2020).
  https://doi.org/10.1038/s41587-020-0577-1 (16/6/21)
- FDA, 2020. Development and Licensure of Vaccines to Prevent COVID-19, Guidance for Industry. Giugno 2020
  https://www.fda.gov/media/139638/download (20/2/21)
- Fowler, 2021. Fowler et al.: Acute-onset central serous retinopathy after immunization with COVID-19 mRNA vaccine, Am J Ophthalmol Case Rep. 2021 Sep; 23: 101136.
  https://doi.org/10.1016/j.ajoc.2021.101136 (17/10/2021)
- Foksova, 2024. Faksova K. et al.: COVID-19 vaccines and adverse events of special interest: A multinational Global Vaccine Data Network (GVDN) cohort study of 99 million vaccinated individuals
  https://doi.org/10.1016/j.vaccine.2024.01.100 cit
- Francis, 1960. Francis, Thomas: *On the Doctrine of Original Antigenic Sin*. Proceedings of the American Philosophical Society, vol. 104, no. 6, 1960, pp. 572–578. JSTOR,
  https://www.jstor.org/stable/985534 (16/6/21)
- Gandini, 2020. Gandini, S. et al.: *No evidence of association between schools and SARS-CoV-2 second wave in Italy*.
  https://doi.org/10.1101/2020.12.16.20248134 (27/3/21)
- Ge, 2013. Ge, Xing-Yi et al.: Isolation and characterization of a bat SARS-like coronavirus that uses the ACE2 receptor. Nature 503, 535–538
  https://doi.org/10.1038/nature12711 (15/8/21)
- GEDI, 2021. Coronavirus, le vaccinazioni in Italia regione per regione
  https://lab.gedidigital.it/gedi-visual/2021/report-vaccini-anti-covid-aggiornamento-vaccinazioni-italia/ (14/5/21)
- Gibo, 2024. Gibo, M. et al.: *Increased Age-Adjusted Cancer Mortality After the Third mRNA-Lipid Nanoparticle Vaccine Dose During the COVID-19 Pandemic in Japan*. Cureus 16(4): e57860.
  https://doi:10.7759/cureus.57860 (14/4/24)
- GPMB, 2019, Global Preparedness Monitoring Board: A WORLD AT RISK, who.int, 9/2019
  https://apps.who.int/gpmb/assets/annual_report/GPMB_annualreport_2019.pdf (24/1/21)
- Gramsci, 1960. Gramsci, Antonio: *Sotto la mole: 1916-1920*, Einaudi, Torino. 1960.
  https://www.liberliber.it/online/autori/autori-g/antonio-gramsci/sotto-la-mole/

- Gundry, 2021. Gundry, Steven R.: mRNA COVID Vaccines Dramatically Increase Endothelial Inflammatory Markers and ACS Risk as Measured by the PULS Cardiac Test: a Warning
  https://www.ahajournals.org/doi/abs/10.1161/circ.144.suppl_1.10712 (4/12/21)
- Hawkes, 1964. Hawkes, R.A.: *Enhancement of the infectivity of arboviruses by specific antisera produced in domestic flows*. Australian Journal of Experimental Biology and Medical Science, V.42, I.4, 1/8/1964
  https://doi.org/10.1038/icb.1964.44 (28/12/20)
- Horimoto, 2006. Horimoto, T. et al.: Strategies for developing vaccines against H5N1 influenza A viruses
  https://doi.org/10.1016/j.molmed.2006.09.003 (22/6/24)
- Hou, 2010. Hou, Y. et al.: *Angiotensin-converting enzyme 2 (ACE2) proteins of different bat species confer variable susceptibility to SARS-CoV entry*. Arch Virol (2010) 155:1563–1569
  https://doi.org/10.1007/s00705-010-0729-6 (14/8/21)
- Hu, 2017. Hu, Ben; Daszak ,Peter; Shi, Zhengli et al.: Discovery of a rich gene pool of bat SARS-related coronaviruses provides new insights into the origin of SARS coronavirus. PLOS Pathogens, 30/11/2017
  https://doi.org/10.1371/journal.ppat.1006698 (14/8/21)
- Huang, 2020. Huang, Sheng-Wen et al.: Assessing the application of a pseudovirus system for emerging SARS-CoV-2 and re-emerging avian influenza virus H5 subtypes in vaccine development
  https://doi.org/10.1016/j.bj.2020.06.003 (23/10/21)
- ILO, 2020. International Labour Organization monitor: COVID-19 and the world of work. Fourth edition - Updated estimates and analysis. 27/5/2020
  https://www.ilo.org/wcmsp5/groups/public/---dgreports/---dcomm/documents/briefingnote/wcms_745963.pdf (13/3/20)
- IMF, 2021. IMF: IMF Executive Directors Discuss a New SDR Allocation of US$650 billion to Boost Reserves, Help Global Recovery from COVID-19. IMF.org, 23/3/2021
  https://www.imf.org/en/News/Articles/2021/03/23/pr2177-imf-execdir-discuss-new-sdr-allocation-us-650b-boost-reserves-help-global-recovery-covid19 (27/3/21)
- Ioannidis, 2021. Ioannidis, John P.A.: The infection fatality rate of COVID-19 inferred from seroprevalence data. Bull World Health Organization 2021;99:19–33F
  http://dx.doi.org/10.2471/BLT.20.265892 (1/8/21)
- ISTAT, 2021: RAPPORTO ANNUALE 2021 - LA SITUAZIONE DEL PAESE
  https://www.istat.it/it/archivio/259060 (2/9/21)
- Jaafar, 2021. Jaafar, Rita et al.: *Correlation Between 3790 Quantitative Polymerase Chain Reaction–Positives Samples and Positive Cell Cultures, Including 1941 Severe Acute Respiratory Syndrome Coronavirus 2 Isolates*.
  https://doi.org/10.1093/cid/ciaa1491 (31/7/21)
- King, 2021. King, Anthony: *The coronavirus could end up mild like a common cold*, New Scientist, Volume 249
  https://doi.org/10.1016/S0262-4079(21)00084-1 (22/5/21)
- Kory, 2021. Kory, P. et al.: *Review of the Emerging Evidence Demonstrating the Efficacy of Ivermectin in the Prophylaxis and Treatment of COVID-19*. American Journal of Therapeutics: May/June 2021 - Volume 28 - Issue 3
  https://doi.org/10.1097/MJT.0000000000001377 (17/8/21)
- Legge 210/1992
  https://www.trovanorme.salute.gov.it/norme/dettaglioAtto?id=13249 (28/12/20)
- Lei, 2021. Lei, Yuyang et al.: SARS-CoV-2 Spike Protein Impairs Endothelial Function via Downregulation of ACE 2, Circulation Research. 2021;128:1323–1326
  https://doi.org/10.1161/CIRCRESAHA.121.318902 (24/7/21)
- Li, 2005. Li, Wendong; Shi, Zhengli et al.: *Bats Are Natural Reservoirs of SARS-Like Coronaviruses*. SCIENCE28 OCT 2005: 676-679
  https://doi.org/10.1126/science.1118391 (14/8/21)
- Menachery, 2015. Menachery, V.D.; Shi, Zhengli, Baric, Ralph S. et al.: *A SARS-like cluster of circulating bat coronaviruses shows potential for human emergence*. Nature Medicine volume 21, pp1508–1513
  https://doi.org/10.1038/nm.3985 (14/8/21)
- Meyer, 2021. Meyer, K. et al.: SARS-CoV-2 Spike Protein Induces Paracrine Senescence and Leukocyte Adhesion in Endothelial Cells. Journal of Virology. Vol. 95, No. 17
  https://doi.org/10.1128/JVI.00794-21 (21/8/21)
- Moritz, 2020. Moritz, S. et al.: *The Risk of Indoor Sports and Culture Events for the Transmission of COVID-19* (Restart-19),

https://doi.org/10.1101/2020.10.28.20221580 (10/4/21)
- Mulroney, 2023: Mulroney, T.E. et al.: *N^1-methylpseudouridylation of mRNA causes +1 ribosomal frameshifting.* Nature 625, 189–194 (2024).
  https://doi.org/10.1038/s41586-023-06800-3 (19/2/24)
- Munro, 2020. Munro, A. et al.: Children are not COVID-19 super spreaders: time to go back to school. Archives of Disease in Childhood 2020;105:618-619.
  http://dx.doi.org/10.1136/archdischild-2020-319474 (24/7/21)
- Ogata, 2021. Ogata, Alana F. et al.: *Circulating SARS-CoV-2 Vaccine Antigen Detected in the Plasma of mRNA-1273 Vaccine Recipients*. Clinical Infectious Diseases, ciab465
  https://doi.org/10.1093/cid/ciab465 (13/6/21)
- OHCHR, 1948. DICHIARAZIONE UNIVERSALE DEI DIRITTI UMANI, 10/12/1948
  https://www.ohchr.org/EN/UDHR/Documents/UDHR_Translations/itn.pdf (30/12/20)
- Palmer, 2021. Palmer, M. et al.: The Pfizer mRNA Vaccine: Pharmacokinetics and Toxicity
  https://www.globalresearch.ca/pfizer-mrna-vaccine-pharmacokinetics-toxicity/5751519 (1/8/21)
- Piplani, 2021. Piplani, S. et al. In silico comparison of SARS-CoV-2 spike protein-ACE2 binding affinities across species and implications for virus origin. Sci Rep 11, 13063 (2021).
  https://doi.org/10.1038/s41598-021-92388-5
- Qiu, 2020. Qiu, Jane: How China's 'Bat Woman' Hunted Down Viruses from SARS to the New Coronavirus. Scientific American 322, 6, 24-32 (June 2020)
  https://www.scientificamerican.com/article/how-chinas-bat-woman-hunted-down-viruses-from-sars-to-the-new-coronavirus1/ (15/8/21)
- Ren, 2008. Ren, W.; Shi, Zhengli et al.: *Difference in Receptor Usage between Severe Acute Respiratory Syndrome (SARS) Coronavirus and SARS-Like Coronavirus of Bat Origin*. Journal of Virology V.82, No.4
  https://doi.org/10.1128/JVI.01085-07 (14/8/21)
- Rhea, 2020. Rhea, E.M. et al.: *The S1 protein of SARS-CoV-2 crosses the blood–brain barrier in mice*. Nat Neurosci 24, 368–378 (2021).
  https://doi.org/10.1038/s41593-020-00771-8
- Rosano, 2019. Rosano, A. et al.: *Investigating the impact of influenza on excess mortality in all ages in Italy during recent seasons (2013/14-2016/17 seasons)*. Int J Infect Dis. 2019 Nov;88:127-134. Epub 2019 Aug 8.
  https://doi.org/10.1016/j.ijid.2019.08.003
- Rota, 2020. Rota, M. C. et al.: *Apertura delle scuole e andamento dei casi confermati di SARS-CoV-2: la situazione in Italia*. Rapporto ISS COVID-19 n. 63/2020 del 30/12/2020
  https://www.iss.it/documents/20126/0/Rapporto+ISS+COVID-19+n.+63_2020.pdf (20/3/21)
- Rubio-Casillas, 2024. Rubio-Casillas, A. et al.: *Review: N1-methyl-pseudouridine (m1Ψ): Friend or foe of cancer?* International Journal of Biological Macromolecules Volume 267, Part 1, May 2024, 131427
  https://doi.org/10.1016/j.ijbiomac.2024.131427 (14/4/24)
- Sallard, 2021. Sallard, E et al.: *Tracing the origins of SARS-COV-2 in coronavirus phylogenies: a review* Environ Chem Lett. 2021;1-17.
  https://doi.org/10.1007/s10311-020-01151-1 (1/8/21)
- Santovito, 2021. Santovito, Luca Spiro e Pinna, Graziano: *Acute reduction of visual acuity and visual field after Pfizer-BioNTech COVID-19 vaccine 2nd dose: a case report*
  https://doi.org/10.1007/s00011-021-01476-9 (17/10/21)
- Seneff, 2021. Seneff, S. et al.: *Worse Than the Disease? Reviewing Some Possible Unintended Consequences of the mRNA Vaccines Against COVID-19*. International Journal of Vaccine Theory, Practice, and Research, 2(1), 38–79.
  https://ijvtpr.com/index.php/IJVTPR/article/view/23 (4/7/21)
- Servellita, 2021. Servellita, Venice et al.: Predominance of antibody-resistant SARS-CoV-2 variants in vaccine breakthrough cases from the San Francisco Bay Area, California
  https://www.medrxiv.org/content/10.1101/2021.08.19.21262139v1 (15/10/21)
- Shrestha, 2024. Shrestha, N.K. et al. : Effectiveness of the 2023-2024 Formulation of the Coronavirus Disease 2019 mRNA Vaccine against the JN.1 Variant
  https://doi.org/10.1101/2024.04.27.24306378 (5/5/24) [in preprint alla data di consultazione]
- Singer, 2021. Singer, B.J.; Thompson, R.N. e Bonsall, M.B.: The effect of the definition of 'pandemic' on quantitative assessments of infectious disease outbreak risk. Sci Rep 11, 2547 (2021).
  https://doi.org/10.1038/s41598-021-81814-3 (20/2/22)

- Subramanian, 2021. Subramanian, S.V., Kumar, A. Increases in COVID-19 are unrelated to levels of vaccination across 68 countries and 2947 counties in the United States. Eur J Epidemiol (2021).
  https://doi.org/10.1007/s10654-021-00808-7 (6/11/21)
- Surkova, 2020. Surkova, Elena et al.: False-positive COVID-19 results: hidden problems and costs, The Lancet, Volume 8, Issue 12, P1167-1168, December 01, 2020
  https://doi.org/10.1016/S2213-2600(20)30453-7 (31/7/21)
- Urdaneta, 2024. Urdaneta, V. ed al.: *Global Safety Assessment of Adverse Events of Special Interest Following 2 Years of Use and 772 Million Administered Doses of mRNA-1273*. Open Forum Infectious Diseases, Volume 11, Issue 3, March 2024, ofae067.
  https://doi.org/10.1093/ofid/ofae067 (28/3/24)
- Valcarce, 2021. Valcarce, Vivian et al.: Detection of SARS-CoV-2-Specific IgA in the Human Milk of COVID-19 Vaccinated Lactating Health Care Workers. Breastfeed Med. 2021 Aug 20.
  https://doi.org/10.1089/bfm.2021.0122 (11/9/21)
- Verzani, 2021. Verzani, M. et al.: *Impact of COVID-19 pandemic lockdown on early onset of puberty: experience of an Italian tertiary center*. Ital J Pediatr 47, 52 (2021).
  https://doi.org/10.1186/s13052-021-01015-6 (20/3/21)
- Wang, 2020. Wang, Manli; Shi, Zhengli et al.: Remdesivir and chloroquine effectively inhibit the recently emerged novel coronavirus (2019-nCoV) in vitro. Cell Res 30, 269–271 (2020)
  https://doi.org/10.1038/s41422-020-0282-0 (20/8/21)
- Watanabe, 2001. Watanabe, Y. Et al.: Native-like SARS-CoV-2 Spike Glycoprotein Expressed by ChAdOx1 nCoV-19/AZD1222 Vaccine ACS Cent. Sci. 2021, 7, 4, 594–602, April 2, 2021
  https://doi.org/10.1021/acscentsci.1c00080 (20/1/24) in preprint in questa data
- Wei, 2024. Wei, Lay; L. et al.: Lethal Infection of Human ACE2-Transgenic Mice Caused by SARS-CoV-2-related Pangolin Coronavirus GX_P2V. bioRxiv 2024.01.03.574008
  https://www.biorxiv.org/content/10.1101/2024.01.03.574008v2
- WHO, 2019. Global Vaccination Summit
  https://www.who.int/news-room/events/detail/2019/09/12/default-calendar/global-vaccination-summit (28/12/20)
- WHO, 2019b: World Health Organization model list of essential medicines: 21st list 2019. World Health Organization.
  https://apps.who.int/iris/handle/10665/325771 (17/8/21)
- Wölfel, 2020. Wölfel, R. et al.: Virological assessment of hospitalized cases of coronavirus disease 2019, MedRxiv
  https://doi.org/10.1101/2020.03.05.20030502 (31/7/21)
- Yang, 2015. Yang, Y.; Shi, Zhengli; Baric, Ralph S. et al.: *Two Mutations Were Critical for Bat-to-Human Transmission of Middle East Respiratory Syndrome Coronavirus*. Jpurnal of Virology, 2015 Sep 1; 89(17): 9119–9123
  https://doi.org/10.1128/JVI.01279-15 (17/8/21)
- Yang, 2015b. Yang, Y.; Shi, Zhengli; Baric, Ralph S. et al.: Two Mutations Were Critical for Bat-to-Human Transmission of Middle East Respiratory Syndrome Coronavirus. Journal of Virology, Vol.89, N.17
  https://doi.org/10.1128/JVI.01279-15 (18/8/21)
- Yang, 2016. Yang, X.; Daszak, Peter; Shi, Zhengli et al.: Isolation and Characterization of a Novel Bat Coronavirus Closely Related to the Direct Progenitor of Severe Acute Respiratory Syndrome Coronavirus. Journal of Virology. Vol. 90, No. 6
  https://doi.org/10.1128/JVI.02582-15 (15/8/21)
- Yang, 2021. Yang, Fan et al.: Shared B cell memory to coronaviruses and other pathogens varies in human age groups and tissues, Science14 May 2021 : 738-741
  https://doi.org/10.1126/science.abf6648 (24/7/21)
- Yang, 2024. Yang, W. et al.: Establishment and application of a surrogate model for human Ebola virus disease in BSL-2 laboratory
  https://doi.org/10.1016/j.virs.2024.03.010 (7/21/2024)
- Yanovskiy, 2022. Yanovskiy, M and Socol, Y.: Are Lockdowns Effective in Managing Pandemics? Int J Environ Res Public Health. 2022 Aug; 19(15): 9295.
  https://doi.org/10.3390/ijerph19159295 (28/1/24)
- Zhang Liguo, 2020. Zhang, Liguo et al.: *SARS-CoV-2 RNA reverse-transcribed and integrated into the human genome*. PMID: 33330870 PMCID: PMC7743078
  https://doi.org/10.1101/2020.12.12.422516

- Zhang Si, 2020. Zhang, Si et al.: *SARS-CoV-2 binds platelet ACE2 to enhance thrombosis in COVID-19*, J Hematol Oncol 13, 120 (2020).
    https://doi.org/10.1186/s13045-020-00954-7 (24/7/21)
- Zhou, 2020. Zhou, Peng; Shi, ZhengLi et al: A pneumonia outbreak associated with a new coronavirus of probable bat origin. Nature 579, 270–273.
    https://doi.org/10.1038/s41586-020-2012-7 (15/8/21)

21.1. ICONOGRAFIA

Immagini e grafici ripresi da fonti esterne elencate per pagina e progressivo.

- p. 18, Figura 1: Mortalità in eccesso in Italia (in alto) e Svezia durante la pandemia. Serie "EuroMOMO, Graphs and maps"

21.2. MEDIATECA

Album musicali, film, documentari, trasmissioni radiofoniche e video citati nel testo:
- Audiointervista a Byram Bridle di Alex Pierson del 12/5/2021
    https://www.podbean.com/media/share/dir-5hdqm-e5c28b7 (2/6/21)
- *Alla fiera dell'est* di Angelo Branduardi, Polidor, 1976
- Audizione di Pfizer al Parlamento UE (10/10/22)
    https://www.youtube.com/watch?v=5A2ZkW8pUWg (11/2/24)
- *La guerra lampo dei fratelli Marx* (Duck Soup) di Leo McCarey, USA, 1932
- Orsobruno del 10/4/2024
    https://www.byoblu.com/2024/04/10/sapevano-degli-effetti-avversi-gravi/ (10/4/24)
- Video A Hearing with Dr. Anthony Fauci (3/6/2024)
    https://oversight.house.gov/hearing/a-hearing-with-dr-anthony-fauci/ (8/6/2024)
- Video "Green Pass, Brunetta "misura geniale" (11/9/2021)
    https://www.youtube.com/watch?v=L-pISaRHT2E (23/6/24)
- Video corriere.it dell'incontro di Jovanotti con gli studenti dell'università di Firenze, 3/6/2015
    https://www.youtube.com/watch?v=rb_1ego6Ls8 (28/12/20)
- Video Fuori dal coro (28/3/23)
    https://mediasetinfinity.mediaset.it/video/fuoridalcoro20222023/puntata-del-28-marzo_F312336201001201 (16/4/23)
- Video "Rapporto annuale sulla Sicurezza dei vaccini Covid-19" (9/2/22)
    https://www.youtube.com/watch?v=cVud5h9mukg&t=1186s (17/1/24)
- Video Conferenza Stampa "Bambini e vaccini anti-covid: pro e contro" a Palazzo Madama (16/6/2021)
    https://www.facebook.com/ArmandoSiri/videos/196630875677207/ (26/4/21)
- Videoinchiesta "Exposing the real origin of Covid-19" di Sharri Markson del 13/6/2021
    https://www.youtube.com/watch?v=ANRs4DojOek (1/8/21)
- Videoinchiesta "Ogm fuori controllo" di Milena Gabanelli del 14/4/2002
    https://www.rai.it/programmi/report/inchieste/Ogm-fuori-controllo-3b93ebe5-e2c3-400a-8b47-daac9254d1ef.html (16/10/21)
- Videodichiarazione di Christian Perronne del 17/8/2021
    https://americasfrontlinedoctors.org/frontlinenews/immunization-expert-unvaccinated-people-are-not-dangerous-vaccinated-people-are-dangerous-for-others/ (27/8/21)
    https://streamable.com/h881fu (27/8/21)
- Videodichiarazione di Julian Reichelt su twitter del 2/8/2021
    https://twitter.com/MrsT106/status/1422147592239124481 (17/8/21)
- Videodichiarazione di Mario Draghi del 22/luglio/2021
    https://www.rainews.it/archivio-rainews/articoli/Draghi-conferenza-stampa-green-pass-covid-variante-delta-ca93a3f4-1891-434b-adc5-8b590814bc9d.html (11/2/24)

- Videodichiarazione di Ngozi Ezike del 27/4/2020
  https://www.youtube.com/watch?v=Tw9Ci2PZKZg (11/29/21)
- Videointervento di Paolo Mieli ad Otto e Mezzo di Lilli Gruber, 23/11/2020
  https://www.youtube.com/watch?v=QZiq-ok9jA8 (20/3/21)
- Videointervista ad Antonio Crisanti di Tiziana Panella, Tagadà del 14/6/2021
  https://www.la7.it/tagada/video/cocktail-di-vaccini-il-prof-crisanti-stiamo-facendo-una-cosa-non-prevista-dalla-sperimentazione-14-06-2021-386914 (3/7/21)
- Videointervista ad Antonio Marfella di Massimo Pacilio, TV Channel Sinapsi, 1/6/2017
  https://www.youtube.com/watch?v=HEtJTRYoYxE (28/12/20)
- Videointervista ad Antonio Marfella di Umberto Molini, 19/3/2021
  https://twitter.com/molumbe/status/1372990063290810370 (27/3/21)
- Videointervista a Barbara Loe Fisher di Joseph Mercola del 29/10/2011
  https://www.youtube.com/watch?v=TFWBelim1Hw (22/8/21)
- Videointervista a Christine Rouzioux di David Pujadas, 14/5/2021
  https://twitter.com/boutaour/status/1390580842045530112 (28/5/21)
- Videointervista a David Nabarro di Andrew Neil, 8/10/2020
  https://twitter.com/spectator/status/1314573157827858434 (27/3/21)
- Videointervista a Luc Montagnier di Pierre Barnérias, 13/5/2021
  https://planetes360.fr/pr-luc-montagnier-les-variants-viennent-des-vaccinations/ (28/5/21)
- Videointervista a Peter Daszak di Vincent Racaniello del 9/12/2019
  https://www.youtube.com/watch?v=IdYDL_RK--w (1/8/21)
- Videointervista a Ralf Baric di Lisa Iotti del 14/9/2020
  https://www.raiplay.it/video/2020/09/Presa-Diretta---Sars-CoV-2-identikit-di-un-killer-466d5ae5-4f7c-4357-b124-aba6bb0d2c82.html (31/7/21)
- *Who ya gonna believe, me or your own eyes?* Da "La guerra lampo dei fratelli Marx" (Duck Soup) di Leo McCarey, USA, 1932
  https://www.youtube.com/watch?v=cHxGUe1cjzM (28//12/20)

21.3. Serie numeriche

Elenco e descrizione delle serie usate per produrre molti dei grafici:
- Commissario Covid-19, anagrafica vaccini
  https://github.com/italia/covid19-opendata-vaccini/blob/master/dati/anagrafica-vaccini-summary-latest.csv
- EuroMOMO, Graphs and maps.
  https://www.euromomo.eu/graphs-and-maps (7/3/21)
- ISTAT, Decessi
  http://dati.istat.it/Index.aspx?DataSetCode=DCIS_DECESSI
- ISTAT, Tabella regionale dei decessi
  https://www.istat.it/it/files/2020/03/tabella_regionale_decessi_totali_29aprile2021.xlsx
  https://www.istat.it/it/files/2020/03/tabella-regionale-decessi-totali_1_30giugno2021.xlsx
- ISTAT, Età media degli sposi per stato civile
  http://dati.istat.it/Index.aspx?QueryId=19558
- ISTAT, Popolazione residente al 1° gennaio (2021)
  http://dati.istat.it/Index.aspx?QueryId=42869
- OurWorldInData, Covid. Colonne usate per costruire i grafici: location (paese), date (data), new_deaths_per_million (nuovi casi per milione di abitanti), hosp_patients_per_million (ricoverati per milione di abitanti), people_vaccinated (vaccinati), people_fully_vaccinated (completamente vaccinati)
  https://covid.ourworldindata.org/data/owid-covid-data.csv
- OurWorldInData: Mortality Risk of COVID-19
  https://ourworldindata.org/mortality-risk-covid

21.4. Sitografia

Lanci d'agenzie, riviste e quotidiani, blog ed altro ordinati per autore e data di pubblicazione.

- Abutaleb, 29/7/2021. Abutaleb, Yasmeen; Johnson, Carolyn Y. e Achenbach, Joel: 'The war has changed': Internal CDC document urges new messaging, warns delta infections likely more severe
https://www.washingtonpost.com/health/2021/07/29/cdc-mask-guidance/ (1/8/21)
- ACU, 3/7/2020: *Außerparlamentarischer Corona Untersuchungsausschuss: Trascrizione testo ACU*
https://acu2020.org/wp-content/uploads/2020/07/Testo-ACU-italiano.pdf (24/1/21)
- Adhanom, 11/3/2020. Adhanom, Tedros: WHO Director-General's opening remarks at the media briefing on COVID-19 - 11 March 2020
https://www.who.int/director-general/speeches/detail/who-director-general-s-opening-remarks-at-the-media-briefing-on-covid-19---11-march-2020 (14/8/21)
- Adnkronos, 6/3/2020: Burioni: "Tutti sono morti a causa del coronavirus"
https://www.adnkronos.com/burioni-tutti-sono-morti-a-causa-del-coronavirus_2jrDw02oLbxYOaFoabzsvt (24/1/21)
- Adnkronos, 6/2/2021: Covid, "30mila morti per altre malattie trascurate"
https://www.adnkronos.com/covid-30mila-morti-per-altre-malattie-trascurate_2difOiSOAXHIHbkOCeX1H5 (7/2/21)
- Adnkronos, 28/7/2021: Mattarella: "La vaccinazione dovere morale e civico"
https://www.adnkronos.com/mattarella-la-vaccinazione-dovere-morale-e-civico_5kJByNFxXQyIkS6Scyowmk (1/8/21)
- Adnkronos, 22/9/2021: Terza dose, Ricciardi: "Richiamo sarà per tutti e diventerà periodico"
https://www.adnkronos.com/terza-dose-ricciardi-richiamo-sara-per-tutti-e-diventera-periodico_5WQfdcwKjBa8PZL0szWaBF (25/9/21)
- ADNKRONOS, 11/4/2024: Covid, l'avvocato: "Dopo emergenza obbligo mascherina illegittimo"
https://www.adnkronos.com/cronaca/covid-lavvocato-dopo-emergenza-obbligo-mascherina-illegittimo_2bGOTLxMsHAKAQhgxoiwSe (14/4/24)
- AIFA, 22/12/2020: Autorizzato il vaccino BioNTech/Pfizer
https://www.aifa.gov.it/-/autorizzato-il-vaccino-biontech-pfizer (20/2/21)
- AIFA, 4/1/2021: Vaccino Covid, i 35 chiarimenti dell'Aifa a tutti i dubbi: "Ecco cosa contiene e come agisce". Quello che c'è da sapere su rischi ed efficacia
https://www.aifa.gov.it/documents/20142/1279946/FAQ-Vaccinazione_anti_COVID-19_con_vaccino_Pfizer.pdf/ea9099cd-c71c-d443-e447-6da60137da37 (4/7/21)
- AIFA, 26/5/2021: Complicanze tromboemboliche post-vaccinazione anti-COVID-19
https://www.aifa.gov.it/documents/20142/1289678/Documento_esperti_coagulazione.pdf (26/4/24)
- AIFA, 27/5/2021: Domande e risposte sui vaccini COVID-19.
https://www.aifa.gov.it/documents/20142/1297852/domande_risposte_vaccini_COVID.pdf (2/6/21)
- ANSA, 5/9/2021: Mattarella, vaccinarsi un dovere civico e morale. Sottrarsi mette a rischio vite
https://www.ansa.it/sito/notizie/politica/2021/09/05/mattarella-sottrarsi-al-vaccino-mette-a-rischio-vite_420b2ba9-24c5-4be8-85bb-227b0e74f110.html (11/2/21)
- AIFA, 28/9/2021: Rapporto 9 sulla Sorveglianza dei vaccini COVID-19
https://www.aifa.gov.it/documents/20142/1315190/Rapporto_sorveglianza_vaccini_COVID-19_9.pdf (16/10/21)
- AIFA, 18/11/2022: È online il Rapporto sulle attività di AIFA nell'emergenza COVID-19
https://www.aifa.gov.it/-/%C3%88-online-il-rapporto-sulle-attivit%C3%A0-di-aifa-nell-emergenza-covid-19 (17/1/24)
- AGI, 26/2/2020: Quante persone si ammalano (e quante muoiono) a causa dell'influenza
https://www.agi.it/fact-checking/news/2020-02-26/coronavirus-influenza-stagionale-7231278/ (1/8/21)
- AGI, 22/3/2021: In fase 3 il vaccino AstraZeneca è efficace al 79%.
https://www.agi.it/cronaca/news/2021-03-22/astrazeneca-trial-fase-3-efficacia-trombosi-11874224/ (28/3/21)
- Andrzejewski, 2/6/2024. Andrzejewski, A.: NIH scientists made $710M in royalties from drug makers — a fact they tried to hide
https://nypost.com/2024/06/02/opinion/nih-scientists-made-710m-in-royalties-from-drug-makers-a-fact-they-tried-to-hide/ (2/6/24)
- ANSA, 19/1/2017: Bill Gates, verso vaccino universale contro le epidemie.
https://www.ansa.it/canale_saluteebenessere/notizie/medicina/2017/01/19/vaccinibill-gates-verso-vaccino-universale-contro-epidemie_a01626f9-c081-41c3-ac13-39173263fac2.html (19/2/21)
- ANSA, 17/10/2019: Il Johns Hopkins Center for Health Security, il World Economic Forum e la Bill & Melinda Gates

- Foundation ospitano un livestream e una esercitazione su pandemie
  https://www.ansa.it/sito/notizie/economia/business_wire/news/2019-10-17_1172012520.html (2/6/21)
- ANSA, 15/2/2020: Firenze dona 250.000 mascherine a Cina
  https://www.ansa.it/sito/notizie/cronaca/2020/02/15/firenze-dona-250.000-mascherine-a-cina_ca00eab7-1a01-4fae-9b36-44b79d92a181.html (28/12/20)
- ANSA, 15/3/2020: Sbloccato export mascherine per Italia da Germania e Francia
  https://www.ansa.it/sito/notizie/mondo/2020/03/15/sbloccato-export-mascherine-per-italia-da-germania-e-francia-_1611070a-cd43-4dfd-b618-d2ad972a67db.html (28/12/20)
- ANSA, 3/4/2020: Il sacrificio dei camici bianchi, 73 medici deceduti.
  https://www.ansa.it/canale_saluteebenessere/notizie/sanita/2020/03/30/sono-11-i-medici-morti-in-2-giorni-il-totale-sale-a-61-_07a1fe36-6b7c-46a4-9bfe-eb1e4b1bcba0.html (28/12/20)
- ANSA, 15/4/2020: Trump sospende i finanziamenti all'Oms.
  https://www.ansa.it/sito/notizie/topnews/2020/04/15/trump-sospende-i-finanziamenti-alloms_9ce9ce71-b0a5-48c6-bb72-bbe4c2e9d494.html (17/8/21)
- ANSA, 25/4/2020: Coronavirus, la protesta dei medici famiglia: 'Protezioni negate'
  https://www.ansa.it/sito/notizie/cronaca/2020/04/04/coronavirus-medici-famiglia-protezioni-negate-pronti-a-stop_1d3bf069-d09c-4603-be5b-069f1a177f94.html (28/12/20)
- ANSA, 26/10/2020: Covid: nuovo Dpcm firmato da Conte, in vigore da oggi. Il premier: 'Misure per Natale sereno'
  https://www.ansa.it/sito/notizie/politica/2020/10/25/covid-conte-ha-firmato-nuovo-dpcm-in-vigore-da-domani_d5891231-6ad5-4de1-9902-4b45ed1226f9.html (21/12/20)
- ANSA, 11/11/2020: Pfizer, nostro vaccino anti-Covid efficace al 90%
  https://www.ansa.it/canale_saluteebenessere/notizie/sanita/2020/11/09/pfizer-nostro-vaccino-anti-covid-efficace-al-90_91f5d9bf-99ab-44d9-9beb-b87ec609c77b.html (17/8/21)
- ANSA, 17/11/2020: Covid: Moderna annuncia vaccino 'efficace al 94.5%'. Fauci: 'Dati straordinari'
  https://www.ansa.it/canale_saluteebenessere/notizie/sanita/2020/11/16/-covid-anche-il-vaccino-janssen-nella-fase-3-della-sperimentazione-_90f7590b-8c76-4846-b380-fa8389f3c1f6.html (17/8/21)
- ANSA, 18/11/2020: Covid: Pfizer, efficacia del nostro vaccino al 95%
  https://www.ansa.it/canale_saluteebenessere/notizie/sanita/2020/11/18/covid-pfizer-efficacia-del-nostro-vaccino-al-95_765a013d-0ef1-4bfe-8fe0-bc6471cd67af.html (17/8/21)
- ANSA, 23/11/2020: Vaccino AstraZeneca, efficacia al 90% per dosi al pubblico
  https://www.ansa.it/canale_saluteebenessere/notizie/sanita/2020/11/23/astrozeneca-70-di-efficacia-media-per-il-vaccino-covid_8ea87449-ecc5-4746-b1b9-f81c6e93f83c.html (18/8/21)
- ANSA, 24/11/2020: Italia supera soglia 50mila vittime per Covid a 11 mesi dall'inizio dell'emergenza
  https://www.ansa.it/canale_saluteebenessere/notizie/medicina/2020/11/23/ricciardi-in-un-mese-27.000-contagi-tra-medici-e-infermieri_de835106-528b-4b55-9075-594178956cb1.html (24/1/21)
- ANSA, 14/12/2020: Covid: folla quasi ovunque per lo shopping. Arcuri: insopportabili assembramenti
  https://www.ansa.it/puglia/notizie/2020/12/13/covid-anci-puglia-molti-contagi-da-pranzi-domenica-_5176c58a-eafa-401d-9714-d0ccdf6c2754.html (21/12/20)
- ANSA, 19/12/2020: *Cdm vara la nuova stretta. Conte: 'Decisione sofferta, Italia rossa dal 24 al 6'*
  https://www.ansa.it/sito/notizie/politica/2020/12/18/natale-fonti-zona-rossa-dal-24-al-6-festivi-e-prefestivi-_370e41da-f446-4f08-a411-7ca902b8b802.html (21/12/20)
- ANSA, 26/12/2020: Cashback: Satispay, aumento della spesa media del 50%
  https://www.ansa.it/sito/notizie/economia/2020/12/26/cashback-satispay-aumento-della-spesa-media-del-50_3c4b8f4a-f3f1-49b6-beee-8ee1c1f47eb7.html (5/1/21)
- ANSA, 12/1/2021: I governi hanno speso almeno 93 miliardi di euro in vaccini e terapie COVID-19 nel corso degli ultimi 11 mesi
  https://www.ansa.it/sito/notizie/economia/business_wire/news/2021-01-12_112102455.html (9/4/21)
- ANSA, 10/2/2021: L'Oms: "I dati portano all'ipotesi di un'origine animale del virus"
  https://www.ansa.it/sito/notizie/mondo/2021/02/09/covid-cina-lorigine-e-animale-ma-non-sappiamo-quale_9b3bf411-ad05-4aac-b9da-ed912a484fbc.html (4/7/21)
- ANSA, 22/2/2021: Con la prima dose di vaccino AstraZeneca 94% in meno di casi gravi, con Pfizer 85%
  https://www.ansa.it/europa/notizie/rubriche/altrenews/2021/02/22/vaccini-con-la-prima-dose-di-astrazeneca-94-in-meno-di-casi-gravi-con-pfizer-85_906e4b17-de44-4761-89bc-662f30435b3c.html
- ANSA, 13/2/2021: Tumori: in adolescenti diagnosi in ritardo per la pandemia

- https://www.ansa.it/canale_saluteebenessere/notizie/medicina/2021/02/13/tumori-in-adolescenti-diagnosi-in-ritardo-per-la-pandemia-_9bd11e19-5b74-4cc8-b282-203c6c2d9571.html (20/2/21)
- ANSA, 15/2/2021: Trauma da pandemia, a rischio 1 italiano su 3 *Psichiatri, donne più esposte. Può lasciare segni fino a 30 mesi*
https://www.ansa.it/canale_saluteebenessere/notizie/medicina/2021/02/15/trauma-da-pandemia-a-rischio-1-italiano-su-3-_b67a4eda-0c9f-4118-9566-cb55323c6cdc.html (20/2/21)
- ANSA, 2/3/2021: Covid: Oms, idrossiclorochina non va usata per prevenzione
https://www.ansa.it/canale_saluteebenessere/notizie/sanita/2021/03/02/covid-oms-idrossiclorochina-non-va-usata-per-prevenzione_88e24e84-3112-4e66-94fb-6f0ba3114737.html (18/7/21)
- ANSA, 6/3/2021: In vigore il nuovo Dpcm. Viminale, maggiori controlli sulla movida. Da lunedì alcune Regioni cambiano colore
https://www.ansa.it/sito/notizie/cronaca/2021/03/04/covid-speranza-firma-le-ordinanze-campania-rossa-da-lunedi.-veneto-e-friuli-in-arancione_8045635e-a028-4ca8-a262-266f8262c4e8.html (7/2/21)
- ANSA, 10/3/2021: Covid: l'immunità di gregge si raggiungerà a maggio 2022
https://www.ansa.it/sito/notizie/cronaca/2021/03/10/covid-limmunita-di-gregge-si-raggiungera-a-maggio-2022_64084424-22b2-4b9d-a91d-46764c954d45.html (19/8/21)
- ANSA, 12/3/2021: Covid: a Pasqua tutta Italia in zona rossa, dal 3 al 5 aprile - Quindi anche nei giorni di Pasqua e Pasquetta
https://www.ansa.it/sito/notizie/topnews/2021/03/12/covida-pasqua-tutta-italia-in-zona-rossa-dal-3-al-5-aprile_025b9e60-0c94-4656-8241-16446ce08ba3.html (13/2/21)
- ANSA, 26/3/2021: Ok Ema a conservare Pfizer a temperature farmaci standard
https://www.ansa.it/sito/notizie/mondo/europa/2021/03/26/ok-ema-a-conservare-pfizer-a-temperature-farmaci-standard_3709f26e-1bdb-45c1-979e-f4ee0bb91274.html (16/6/21)
- ANSA, 30/3/2021: Covid, i vaccini a mRna proteggono dal contagio
https://www.ansa.it/canale_scienza_tecnica/notizie/biotech/2021/03/29/covid-studio-usa-vaccini-a-mrna-proteggono-dal-contagio-_8d858011-f020-404b-bdb6-72c13ec9c60b.html (17/8/21)
- ANSA, 1/4/2021: Covid: Oms, vaccinazioni in Europa di una lentezza 'inaccettabile'
https://www.ansa.it/sito/notizie/mondo/2021/04/01/covid-oms-vaccinazioni-in-europa-di-una-lentezza-inaccettabile-_5da5934f-11e6-40b5-bca3-6948764ef1cf.html (2/4/21)
- ANSA, 7/4/2021: Ema sul vaccino AstraZeneca, 'i benefici superano i rischi'
https://www.ansa.it/europa/notizie/rubriche/altrenews/2021/04/07/ema-conferenza-stampa-su-vaccino-astrazeneca-alle-16_4c3244a0-aebe-403a-be51-6aa722a46fbc.html (9/4/21)
- ANSA, 8/4/2021: AstraZeneca, circolare alle Regioni: 'Basso rischio per gli anziani'. Figliuolo: 'Se ci vacciniamo ne usciamo'.
https://www.ansa.it/canale_saluteebenessere/notizie/sanita/2021/04/08/astrazeneca-circolare-alle-regioni-basso-rischio-per-gli-anziani_2900b9fe-0aee-4336-a207-17bbee5fae62.html (9/4/21)
- ANSA, 26/4/2021: *Nas in supermercati, 18% irregolari. Tracce di virus sui Pos.*
https://www.ansa.it/sito/notizie/cronaca/2021/04/26/nas-in-supermercati-18-irregolari.-tracce-di-virus-sui-pos_e7982aef-92c8-4a6d-878a-2a9709751243.html (1/5/21)
- ANSA, 27/4/2021: Covid: nessun contagiato dopo il concerto a Barcellona
https://www.ansa.it/sito/notizie/mondo/europa/2021/04/27/covid-nessun-contagiato-dopo-il-concerto-a-barcellona_6e4a4201-68cc-42d2-b09c-0ba79d5fd145.html (2/5/21)
- ANSA, 14/5/2021: Covid: spike danneggia direttamente cellule di vasi sanguigni
https://www.ansa.it/canale_saluteebenessere/notizie/salute_bambini/medicina/2021/05/11/covidspike-danneggia-direttamente-cellule-di-vasi-sanguigni_6ba56a18-2c1a-48c5-9ae5-51a7204054f9.html ()24/7/21)
- ANSA, 20/5/2021: i vaccini efficaci contro tutte le varianti del Covid.
https://www.ansa.it/sito/notizie/topnews/2021/05/20/oms-i-vaccini-efficaci-contro-tutte-le-varianti-del-covid_e7c22731-bd23-473b-a807-3f26f24999c1.html (2/6/21)
- ANSA, 21/5/2021: Oms, i morti per Covid almeno il triplo di quelli ufficiali
https://www.ansa.it/sito/notizie/mondo/2021/05/21/oms-bilancio-vittime-covid-potrebbe-essere-sottostimato_23b2341c-6699-44cb-a9a2-56b65b9f8fc0.html (2/6/21)
- ANSA, 25/5/2021: Covid: virologo, aumentano asintomatici, serve prudenza
https://www.ansa.it/abruzzo/notizie/2021/05/25/covid-virologo-aumentano-asintomatici-serve-prudenza_4a73c4e1-58cb-4b88-8c33-cca35b88b8cd.html (16/8/21)

- ANSA, 30/5/2021: Covid: 44 morti, numero più basso dal 14 ottobre
  https://www.ansa.it/canale_saluteebenessere/notizie/sanita/2021/05/30/covid-44-morti-numero-piu-basso-dal-14-ottobre_648493cf-2091-4b5c-b976-72221bb90c92.html (19/8/21)
- ANSA, 31/5/2021: L'Ue propone niente test e quarantena per i vaccinati
  https://www.ansa.it/sito/notizie/mondo/2021/05/31/lue-propone-niente-test-e-quarantena-per-i-vaccinati_adf6db61-0849-4a1f-b09f-827c8f17f2ae.html (2/6/21)
- ANSA, 5/6/2021: Covid: aumento contagi ex variante indiana inquieta Gb.
  https://www.ansa.it/sito/notizie/mondo/europa/2021/06/05/covid-aumento-contagi-ex-variante-indiana-inquieta-gb_73c3cf8b-92ec-406e-a1b7-1878e8df08e8.html (13/6/21)
- ANSA, 8/6/2021: Covid: Gb, 90% di contagi in più in una settimana
  https://www.ansa.it/sito/notizie/mondo/2021/06/08/covid-gb-90-di-contagi-in-piu-in-una-settimana_5968eeed-53a2-482b-8ad0-373d5c34c22e.html (13/6/21)
- ANSA, 9/6/2021: Per la task force niente virus in Italia all'inizio di febbraio 2020
  https://www.ansa.it/sito/notizie/cronaca/2021/06/09/per-la-task-force-niente-virus-in-italia-allinizio-di-febbraio-2020_2661b040-a231-4532-b085-0a59e8c664e5.html
- ANSA, 12/6/2021: Covid: Inghilterra, 12 morti variante Delta erano vaccinati
  https://www.ansa.it/sito/notizie/mondo/2021/06/11/covid-inghilterra-12-morti-variante-delta-erano-vaccinati-_66370801-3adb-4ccb-a41f-da64d69d52e0.html (13/6/21)
- ANSA, 12/6/2021b: Covid: Gb verso rinvio ultime aperture di 4 settimane
  https://www.ansa.it/sito/notizie/mondo/europa/2021/06/12/covid-gb-verso-rinvio-ultime-aperture-di-4-settimane_8de58e61-d0f4-4d9b-976f-05f7b596ac44.html (13/6/21)
- ANSA, 14/6/2021: Johnson, la riapertura totale rinviata al 19 luglio
  https://www.ansa.it/sito/notizie/topnews/2021/06/14/johnson-la-riapertura-totale-rinviata-al-19-luglio_18b99071-b910-4aa5-8f0c-6ebfc33d5b5d.html (16/6/21)
- ANSA, 15/6/2021. Covid, servono nuove analisi per cercare la variante Delta.
  https://www.ansa.it/canale_scienza_tecnica/notizie/biotech/2021/06/15/covid-servono-nuove-analisi-per-cercare-la-variante-delta_e84007df-c4be-4315-8ea0-794cc8c7ad5d.html (2/7/21)
- ANSA, 18/6/2021. Covid: Gb, variante Delta accelera ma vaccini efficaci.
  https://www.ansa.it/sito/notizie/topnews/2021/06/18/covid-gb-variante-delta-accelera-ma-vaccini-efficaci_1665451d-1360-4b76-9409-b96686e6e46d.html (2/7/21)
- ANSA, 20/6/2021. Covid, il virus SarsCov2 viaggia anche sui pollini
  https://www.ansa.it/canale_scienza_tecnica/notizie/fisica_matematica/2021/06/22/covid-il-virus-sarscov2-viaggia-anche-sui-pollini-_2c2efe37-02b2-4e2c-ab0a-624ae4fdf107.html (1/8/21)
- ANSA, 1/7/2021: Ema, con due dosi di vaccino si è protetti contro la variante Delta
  https://www.ansa.it/europa/notizie/rubriche/altrenews/2021/07/01/vaccini-ema-con-due-dosi-protetti-contro-variante-delta_e56d3e4d-1611-4cb2-904e-9387d310a364.html (2/7/21)
- ANSA, 2/7/2021: Allarme dell'Oms: casi in aumento dopo tre mesi di calo
  https://www.ansa.it/sito/notizie/mondo/2021/07/01/oms-la-portata-della-terza-ondata-covid-in-africa-e-senza-precedenti-_5cb4524a-b729-469d-aecb-23e94396fbe4.html (2/7/21)
- ANSA, 2/7/2021b: Dopo la variante Delta, ecco l'Epsilon.
  https://www.ansa.it/canale_scienza_tecnica/notizie/biotech/2021/07/02/dopo-la-variante-delta-ecco-lepsilon_0bbd00a5-2397-469f-afd6-965a78388d0d.html (2/7/21)
- ANSA, 7/7/2021: Covid: doppio vaccino all'80% in GB ma è picco morti da marzo
  http://www.ansa.it/sito/notizie/mondo/europa/2021/09/07/covid-doppio-vaccino-all80-in-gb-ma-e-picco-morti-da-marzo_ce469f97-4149-4c9a-9235-4fdf9f3a9a72.html (18/9/21)
- ANSA, 19/7/2021: Covid, scattato Freedom Day: in Inghilterra stop a restrizioni
  https://www.ansa.it/sito/notizie/mondo/2021/07/19/covid-scattato-freedom-day-in-inghilterra-stop-a-restrizioni_e0f8c5bc-53f3-42c8-b875-0639fdab6f37.html (24/7/21)
- ANSA, 20/7/2021: Vaccini: in Italia superato 50% completamente vaccinati
  https://www.ansa.it/sito/notizie/topnews/2021/07/20/vaccini-in-italia-superato-50-completamente-vaccinati_be710e29-331a-4986-9b07-8dba7e1ced6b.html (1/8/21)
- ANSA, 22/7/2021: Draghi gela Salvini, è tensione sui vaccini
  https://www.ansa.it/sito/notizie/politica/2021/07/22/draghi-gela-salvini-e-tensione-sui-vaccini_193fe53f-f34b-4913-8218-82d3e4de6f5e.html (24/7/21)

- ANSA, 2/9/2021: Green pass: sì commissione Camera alla validità di 12 mesi
  https://www.ansa.it/sito/notizie/politica/2021/09/02/green-pass-si-commissione-camera-alla-validita-di-12-mesi_73e92372-c72f-4b37-9180-4b9b3f139a1a.html (5/9/21)
- ANSA, 7/9/2021: Covid: doppio vaccino all'80% in GB ma è picco morti da marzo
  http://www.ansa.it/sito/notizie/mondo/europa/2021/09/07/covid-doppio-vaccino-all80-in-gb-ma-e-picco-morti-da-marzo_ce469f97-4149-4c9a-9235-4fdf9f3a9a72.html (18/9/21)
- ANSA, 8/9/2021: Bill Gates scommette sul lusso, assume il controllo di Four Seasons
  https://www.ansa.it/sito/notizie/economia/2021/09/08/bill-gates-scommette-sul-lusso-assume-il-controllo-di-four-seasons_a96b4de1-ed3b-4c7b-b279-ed7aee7d0807.html (11/9/21)
- ANSA, 9/9/2021: Covid: task force Fvg, aumenta incidenza ma meno casi gravi
  https://www.ansa.it/friuliveneziagiulia/notizie/2021/09/09/covid-task-force-fvg-aumenta-incidenza-ma-meno-casi-gravi_e0dfac29-1547-4134-8852-e53861394651.html (17/9/21)
- ANSA, 10/9/2021: Brunetta, in futuro il green pass per tutti i lavoratori
  https://www.ansa.it/sito/notizie/topnews/2021/09/10/brunetta-in-futuro-il-green-pass-per-tutti-i-lavoratori_b692e9e9-757b-49bf-953b-504a87e90fe0.html (6/23/2024)
- ANSA, 23/9/2021: Vaccini: Draghi, l'Italia donerà 45 milioni di dosi entro l'anno
  https://www.ansa.it/sito/notizie/politica/2021/09/22/vaccini-draghi-litalia-donera-45-milioni-di-dosi-entro-lanno-_57bc9658-2989-43b9-aab7-385b66fee2f8.html (26/9/21)
- ANSA, 3/10/2021: Vaccini: obbligo per Guardie Svizzere, tre no-vax lasciano
  https://www.ansa.it/sito/notizie/cronaca/2021/10/03/vaccini-obbligo-per-guardie-svizzere-tre-no-vax-lasciano_0a060e65-0e9a-4fed-8619-610bf7da6f17.html (3/10/21)
- ANSA, 8/10/2021: Draghi, grazie a vaccini fine Covid finalmente in vista
  https://www.ansa.it/sito/notizie/topnews/2021/10/08/draghi-grazie-a-vaccini-fine-covid-finalmente-in-vista_09b94f1a-d5b9-4b66-a5ed-4965c4b0087e.html (8/10/21)
- ANSA, 22/12/2021: L'OMS: non si esce dalla pandemia a colpi di booster
  https://www.ansa.it/sito/notizie/cronaca/2021/12/22/loms-avverte-con-omicron-una-nuova-tempesta-e-in-arrivo_27ff56e0-66ab-4554-8a76-31fda03c3065.html (23/12/21)
- ANSA, 18/12/2023: Politico, 'I Paesi Ue hanno buttato via vaccini per 4 miliardi'
  https://www.ansa.it/sito/notizie/cronaca/2023/12/18/politico-i-paesi-ue-hanno-buttato-via-vaccini-per-4-miliardi_5a87e845-0ff7-4dda-859f-14a4bd3af0f7.html (20/1/24)
- ANSA, 19/1/2024: Arriva il nuovo piano pandemico, vaccini la misura 'più efficace'
  https://www.ansa.it/canale_saluteebenessere/notizie/sanita/2024/01/18/arriva-il-nuovo-piano-pandemico-vaccini-la-misura-piu-efficace_8f638687-5212-43e8-9866-5ca730798a50.html (20/1/24)
- ANSA, 17/7/2024: Scontro fra la Corte Ue e Commissione sui vaccini contro il Covid
  https://www.ansa.it/sito/notizie/mondo/2024/07/17/corte-ue-a-commissione-non-dato-laccesso-ai-contratti-covid_358c622e-5f28-4824-adda-faf8b1254102.html (19/7/2024)
- Barnes, 17/6/2021. Barnes, Adam: Fear of link to Trump motivated expert skepticism of lab leak theory
  https://thehill.com/changing-america/well-being/prevention-cures/559050-harvard-scientist-says-trump-hatred-motivated (31/7/21)
- Baudino, 29/1/2024. Baudino, S.: Messina, 36enne indennizzata a vita per "danni irreversibili" da vaccini
  https://www.lindipendente.online/2024/01/29/messina-36enne-indennizzata-a-vita-per-danni-irreversibili-da-vaccini-anti-covid/ (4/2/24)
- Baudino, 28/2/2024. Baudino, S.: Messina, Covid, riconosciuta la correlazione tra morte e vaccino: risarciti i famigliari di una vittima
  https://www.lindipendente.online/2024/02/27/covid-riconosciuta-la-correlazione-tra-morte-e-vaccino-risarciti-i-famigliari-di-una-vittima/ (2/3/24)
- BBC, 13/6/2021: *In pictures: World leaders bask in Cornwall sun at G7 summit.*
  https://www.bbc.com/news/uk-57438876 (16/6/21)
- Beale, 14/7/2021. Beale, J. e Shearing, H.: HMS Queen Elizabeth: Covid outbreak on Navy flagship
  https://www.bbc.com/news/uk-57830417 (17/7/21)
- Becchi, 7/8/2021. Becchi, Paolo e Zibordi, Giovanni: Pfizer, Moderna e i miliardi di Gates
  https://www.nicolaporro.it/pfizer-moderna-e-i-miliardi-di-gates/ (17/8/21)
- Becchi, 2/12/2023. Becchi, P.: Attenti all'Oms: vuole il potere di imporre lockdown
  https://www.nicolaporro.it/attenti-alloms-vuole-il-potere-di-imporre-lockdown/ (4/2/24)

- Belgian medical doctors Open Letter, 5/9/2020: Open letter from medical doctors and health professionals to all Belgian authorities and all Belgian media
  https://docs4opendebate.be/en/open-letter/ (24/1/21)
- Belvedere, 23/1/2019. Belvedere, Matthew J.: Bill Gates: My 'best investment' turned $10 billion into $200 billion worth of economic benefit.
  https://www.cnbc.com/2019/01/23/bill-gates-turns-10-billion-into-200-billion-worth-of-economic-benefit.html (28/12/20)
- Bing, 14/6/2024. Bing C. et al.: Pentagon ran secret anti-vax campaign to undermine China during pandemic
  https://www.reuters.com/investigates/special-report/usa-covid-propaganda/ (15/6/2024)
- BIRD, s.d.: Ivermectin is a safe medicine that is proving to be effective in the fight against Covid 19
  https://bird-group.org/bird-group-get-ivermectin-approved/ (25/9/21)
- BMJ, 6/6/2010: WHO and the pandemic flu "conspiracies"
  https://www.bmj.com/rapid-response/2011/11/02/who-changed-definition-influenza-pandemic (20/2/22)
- Borgonovo, 4/2/2024. Borgonovo, F. e Rico, A.: il PD decise il lockdown spinto dalle grandi imprese
  La Verità del 4/2/2024 (https://telegra.ph/IL-PD-DECISE-IL-LOCKDOWN-SPINTO-DALLE-GRANDI-IMPRESE-02-04)
- Boswell, 4/6/2021. Boswell, J. et al.: The Pentagon gave $39 MILLION to Dr. Peter Daszak's EcoHealth Alliance - the charity that funded coronavirus research at the Wuhan lab accused of being the source of the outbreak
  https://www.dailymail.co.uk/news/article-9652287/The-Pentagon-funneled-39million-charity-funded-Wuhan-lab.html (12/6/21)
- Bovard. 19/3/2024. Bovard, J.: Will federal censorship be the pandemic's biggest legacy?
  https://nypost.com/2024/03/19/opinion/will-federal-censorship-be-the-pandemics-biggest-legacy/ (23/3/24)
- Brandi, 26/11/2020. Brandi, Toni: Il Covid ed il progetto ID2020
  https://www.panorama.it/news/salute/covid-dad-governo-id2020 (21/8/21)
- Bryner, 18/4/2020. Bryner, J.: Wuhan lab says there's no way coronavirus originated there. Here's the science.
  https://www.livescience.com/coronavirus-wuhan-lab-complicated-origins.html (31/7/21)
- Calisher, 19/2/2020. Calisher, C. et al.: *Statement in support of the scientists, public health professionals, and medical professionals of China combatting COVID-19*. The Lancet, Volume 395, Issue 10226, E42-E43, MARCH 07, 2020
  https://doi.org/10.1016/S0140-6736(20)30418-9
- CanadianCovidCareAlliance, 21/5/2021. Home page
  https://www.canadiancovidcarealliance.org/ (19/6/21)
- CanadianCovidCareAlliance, 30/5/2021. Why Parents, Teens, and Children Should Question the COVID-19 Vaccine
  https://www.lifesitenews.com/images/pdfs/2021-05-31_-_Guide_to_COVID-19_vaccines_for_parents_-_FINAL.pdf (19/6/21)
- Caretto, 22/12/2020. Caretto, Giusy: Quanto costano i vaccini anti Covid
  https://www.startmag.it/sanita/quanto-costano-i-vaccini-anti-covid/ (15/8/21)
- Caridi, 30/7/2021. Caridi, Peppe: *Reggio Calabria, maxi focolaio tra vaccinati dopo matrimonio con Green Pass obbligatorio: almeno 40 casi positivi, alcuni sono sintomatici*
  http://www.strettoweb.com/2021/07/reggio-calabria-maxi-focolaio-tra-vaccinati-dopo-matrimonio-con-green-pass/1219990/ (31/7/21)
- Carlino, 5/8/2021. Carlino, Andrea: Green pass scuola, obbligo per docenti e Ata, C'è l'ok del governo. Bianchi: "Oltre 86% di vaccinati. Screening per gli studenti"
  https://www.orizzontescuola.it/green-pass-scuola-chi-non-ce-lha-sara-adibito-ad-altre-mansioni-oggi-il-via-libera-del-governo-le-ultime-notizie/ (7/8/21)
- Carraretto, 6/2/2021. Carraretto, Miriam: Vaccino Covid, in caso di effetti collaterali chi paga? Tutti i dubbi sui contratti con la Ue
  https://quifinanza.it/info-utili/video/vaccino-covid-effetti-collaterali-chi-paga-contratti-ue/459235/
- Castillejo, 11/8/2020. Castillejo, E. & Yang, A.: Fauci to David Muir: 'Universal wearing of masks' essential to combat COVID-19 spread
  https://abcnews.go.com/US/fauci-david-muir-universal-wearing-masks-essential-combat/story?id=72294374
- CDC, 4/5/2018: Vaccine-derived Poliovirus
  https://www.cdc.gov/vaccines/vpd/polio/hcp/vaccine-derived-poliovirus-faq.html (18/8/21)
- CDC, 4/3/2021. CDC: Understanding mRNA COVID-19 Vaccines.
  https://www.cdc.gov/coronavirus/2019-ncov/vaccines/different-vaccines/mrna.html (2/6/21)
- CDC, 28/6/2021. CDC: COVID-19 Vaccine Breakthrough Case Investigation and Reporting
  https://www.cdc.gov/vaccines/covid-19/health-departments/breakthrough-cases.html (2/7/21)

- CDC, 21/7/2021. CDC: Lab Alert: Changes to CDC RT-PCR for SARS-CoV-2 Testing
https://www.cdc.gov/csels/dls/locs/2021/07-21-2021-lab-alert-Changes_CDC_RT-PCR_SARS-CoV-2_Testing_1.html (30/7/21)
- CDC, 6/8/2021. CDC: Outbreak of SARS-CoV-2 Infections, Including COVID-19 Vaccine Breakthrough Infections, Associated with Large Public Gatherings — Barnstable County, Massachusetts, July 2021
https://www.cdc.gov/mmwr/volumes/70/wr/mm7031e2.htm (10/8/21)
- CHD, 8/4/2021. *Could mRNA Vaccines Permanently Alter DNA? Recent Science Suggests They Might.*
https://childrenshealthdefense.org/defender/science-mrna-vaccines-alter-dna/ (16/4/21)
- Choi, 2/4/2024: Choi, J.: COVID subcommittee chair asks top science journal editors to testify on relationship with federal government
https://thehill.com/policy/healthcare/4570748-covid-subcommittee-chair-asks-top-science-journal-editors-to-testify-on-relationship-with-federal-government/ (7/4/24)
- Christenson, 26/12/2023. Christenson, J.: CIA accused of hiding records that analysts took 'monetary incentives' to bury COVID lab leak finding
https://nypost.com/2023/12/26/news/cia-accused-of-hiding-payments-to-bury-covid-lab-leak-report/ (20/1/24)
- Christenson, 19/4/2024. Christenson, J.: *Whistleblower shares more COVID origins emails Fauci adviser allegedly concealed on private account: House panel*
https://nypost.com/2024/04/11/us-news/whistleblower-shares-more-covid-origins-emails-fauci-adviser-allegedly-concealed-on-private-account-house-panel/ (21/4/24)
- Commissione europea, 26/4/2018. Proposal for a COUNCIL RECOMMENDATION on Strengthened Cooperation against Vaccine Preventable Diseases
https://ec.europa.eu/transparency/regdoc/rep/1/2018/EN/COM-2018-244-F1-EN-MAIN-PART-1.PDF (1/8/21)
- Commissione Europea, 10/6/2020. Comunicazione congiunta al Parlamento europeo, al Consiglio europeo, al Consiglio, al Comitato economico e sociale europeo e al Comitato delle regioni: Contrastare la disinformazione sulla Covid-19 - Guardare ai fatti
https://eur-lex.europa.eu/legal-content/IT/TXT/PDF/?uri=CELEX:52020JC0008 (24/1/21)
- Congresso USA, 25/4/2022: The COVID-19 Origins Investigation
https://energycommerce.house.gov/the-covid-19-origins-investigation (26/4/2024)
- Congresso USA, post su X del 3/6/2024
https://x.com/COVIDSelect/status/1797729167980867646
- Congresso USA, 4/6/2024: Hearing Wrap Up: Dr. Fauci Held Publicly Accountable by Select Subcommittee
https://oversight.house.gov/release/hearing-wrap-up-dr-fauci-held-publicly-accountable-by-select-subcommittee/
- Congresso USA, 17/5/2024: Hearing Wrap Up: NIH Refutes EcoHealth's Testimony, Tabak Reveals Federal Grant Procedures in Need of Serious Reform
https://oversight.house.gov/release/hearing-wrap-up-nih-repeatedly-refutes-ecohealth-alliance-president-dr-peter-daszaks-testimony-tabak-testimony-reveals-federal-grant-procedures-in-need-of-serious-reform/ (19/5/24)
- Congresso USA, 11/6/2024: E&C Republicans Release Interim Staff Report on NIH Misconduct and Inadequate Oversight Involving Taxpayer-Funded Risky MPXV Research that Jeopardizes Public Health Security
https://energycommerce.house.gov/posts/e-and-c-republicans-release-interim-staff-report-on-nih-misconduct-and-inadequate-oversight-involving-taxpayer-funded-risky-mpxv-research-that-jeopardizes-public-health-security (13/6/24)
- Corte Costituzionale, 29/06/1994: Sentenza 258/1994
https://www.cortecostituzionale.it/actionRicercaSemantica.do (15/8/2021)
- Daily Expose, 8/9/2021: EXCLUSIVE – 80% of Covid-19 deaths in August were people who had been vaccinated according to Public Health data.
https://theexpose.uk/2021/09/08/exclusive-80-percent-of-covid-19-deaths-in-august-were-people-who-had-been-vaccinated/ (11/9/21)
- Dentico, 25/1/2021: Pandemia, gli affari di Bill Gates e la patologica debolezza del controllo pubblico sulle logiche di mercato nel campo della salute
https://www.repubblica.it/solidarieta/equo-e-solidale/2021/01/25/news/disuguaglianze-284103926/ (17/8/21)
- Di Benedetto, 17/6/2021. Di Benedetto, Linda: Nuova tegola sulla campagna vaccinale: diversi sanitari oggi sono senza anticorpi.
https://www.panorama.it/news/salute/campagna-vaccinale-sanitari-sono-senza-anticorpi (4/7/21)

- Dipartimento di Stato USA, 15/1/2021: Fact Sheet: Activity at the Wuhan Institute of Virology
  https://2017-2021.state.gov/fact-sheet-activity-at-the-wuhan-institute-of-virology/index.html (4/5/24)
- Doctorsandscientistsdeclaration, 27/9/2021: homepage
  https://doctorsandscientistsdeclaration.org/ (2/9/21)
- DoJ, 2/9/2009: Justice Department Announces Largest Health Care Fraud Settlement in Its History
  https://www.justice.gov/opa/pr/justice-department-announces-largest-health-care-fraud-settlement-its-history (25//21)
- Donegà, 12/3/2021. Donegà, Cristina: *Uscire dalla zona rossa non è reato.*
  https://www.iltuolegale.it/uscire-dalla-zona-rossa-non-e-reato/ (14/3/21)
- Doshi, 4/1/2021. Doshi, P.: Pfizer and Moderna's "95% effective" vaccines-we need more details and the raw data
  https://blogs.bmj.com/bmj/2021/01/04/peter-doshi-pfizer-and-modernas-95-effective-vaccines-we-need-more-details-and-the-raw-data/ (13/3/21)
- Dotti, 27/1/2021. Dotti, Gianluca: Tutte le criticità delle clausole dei contratti sui vaccini anti-Covid
  https://www.wired.it/scienza/medicina/2021/01/27/vaccini-covid-19-criticita-clausole-contratti/ (21/3/21)
- Dowideit, 7/2/2021. Dowideit, Anette e Nabert, Alexander: Innenministerium spannte Wissenschaftler für Rechtfertigung von Corona-Maßnahmen ein
  https://www.welt.de/politik/deutschland/article225864597/Interner-E-Mail-Verkehr-Innenministerium-spannte-Wissenschaftler-ein.html
- Dusi, 7/10/2021: Dusi, E.: Vaccini, quattro Paesi nordici sospendono Moderna per i maschi under 30
  https://www.repubblica.it/esteri/2021/10/07/news/il_vaccino_moderna_sospeso_fra_i_maschi_under_30_in_4_paesi_nordici-321239780/ (8/10/21)
- E-BMC, 9/6/2021. E-BMC: Urgent preliminary report of Yellow Card data up to 26th May 2021
  https://b3d2650e-e929-4448-a527-4eeb59304c7f.filesusr.com/ugd/593c4f_b2acdef3774b4e9ca06e9fae526fd5cd.pdf (16/6/21)
- ECDC, 8/4/2020: Using face masks in the community: first update - Effectiveness in reducing transmission of COVID-19.
  https://www.ecdc.europa.eu/sites/default/files/documents/COVID-19-use-face-masks-community.pdf (26/2/21)
- ECDC, 23/6/2021: Threat Assessment Brief: Implications for the EU/EEA on the spread of the SARS-CoV-2 Delta (B.1.617.2) variant of concern.
  https://www.ecdc.europa.eu/en/publications-data/threat-assessment-emergence-and-impact-sars-cov-2-delta-variant#no-link (2/7/21)
- Editors of The Lancet, 26/6/2021. Addendum: competing interests and the origins of SARS-CoV-2
  https://www.thelancet.com/journals/lancet/article/PIIS0140-6736(21)01377-5/fulltext (1/8/21)
- EMA, s.d.: COVID-19 vaccines: studies for approval
  https://www.ema.europa.eu/en/human-regulatory/overview/public-health-threats/coronavirus-disease-covid-19/treatments-vaccines/vaccines-covid-19/covid-19-vaccines-studies-approval (9/5/21)
- EMA, 15/1/2021: Cyberattack on EMA - update 5
  https://www.ema.europa.eu/en/news/cyberattack-ema-update-5 (20/2/21)
- EMA, 19/2/2021: EMA/707383/2020 Corr.1
  https://www.ema.europa.eu/en/documents/assessment-report/comirnaty-epar-public-assessment-report_en.pdf (1/5/21)
- EMA, 22/3/2021: EMA raccomanda di non utilizzare ivermectina per la prevenzione o il trattamento di COVID-19 al di fuori degli studi clinici
  https://www.aifa.gov.it/documents/20142/1289823/2021.03.22_com-EMA_Ivermectin_IT.pdf (13/6/21)
- Euronews, 15/1/2021. Euronews: Hacked COVID-19 vaccine documents were 'manipulated' before release on internet, says EU regulator.
  https://www.euronews.com/2021/01/15/hacked-covid-19-vaccine-documents-were-manipulated-before-release-on-internet-says-eu-regu (20/2/21)
- Euronews, 27/11/2021: *Nuova variante Omicron, Ue chiede sospensione dei voli con diversi Paesi sudafricani*
  https://it.euronews.com/2021/11/26/sudafrica-variante-ue-sospensione-voli-italia-germania-regno-unito (11/12/21)
- Event201, 29/7/2021. Event201: Homepage
  https://www.centerforhealthsecurity.org/event201/ (31/7/21)
- F.A.V.O., s.d. Le proposte di AIOM, SICO, AIRO, FNOPI, SIPO e FAVO per superare l'emergenza COVID
  https://www.favo.it/quindicesima-giornata-malato-oncologico/proposte-emergenza-covid.html (2/5/21)
- FDA, 5/2/2020. FDA: Medical Countermeasures Initiative Update

https://www.fda.gov/media/134962/download (31/7/21)
- FDA, 11/12/2020. FDA: Pfizer-BioNTech COVID-19 Vaccine Emergency Use Authorization Review Memorandum. https://www.fda.gov/media/144416/download (10/4/21)
- FDA, 23/8/2021. FDA: FDA Approves First COVID-19 Vaccine https://www.fda.gov/news-events/press-announcements/fda-approves-first-covid-19-vaccine (27/8/21)
- FDA, 8/11/2021. FDA: Summary Basis for Regulatory Action – Comirnaty https://www.fda.gov/media/151733/download (19/11/21)
- FE, 27/9/2020. FE: Bill Gates making $200 billion from vaccines? Microsoft co-founder explains math behind 'returns' https://www.financialexpress.com/industry/bill-gates-making-200-billion-from-vaccines-microsoft-co-founder-explains-math-behind-returns/2092891/ (19/2/21)
- Fendos, 13/5/2020. Fendos, Justin: Why Would the US Have Funded the Controversial Wuhan Lab? https://thediplomat.com/2020/05/why-would-the-us-have-funded-the-controversial-wuhan-lab/ (2/6/21)
- Ferrari, 5/7/2021. Ferrari, Marcella: Tribunale di Pisa: i DPCM sono illegittimi e vanno disapplicati https://www.altalex.com/documents/news/2021/07/05/tribunale-di-pisa-i-dpcm-sono-illegittimi-e-vanno-disapplicati (10/7/21)
- Filia, 7/1/2021. Filia, Antonietta; Rota, Maria Cristina; D'Ancona e Fortunato "Paolo": Sviluppo, valutazione e approvazione dei vaccini contro COVID-19 https://www.epicentro.iss.it/vaccini/covid-19-sviluppo-valutazione-approvazione (2/4/21)
- Fink, 4/9/2014. Fink, Sheri: W.H.O. Leader Describes the Agency's Ebola Operations https://www.nytimes.com/2014/09/04/world/africa/who-leader-describes-the-agencys-ebola-operations.html (27/12/20))
- FLCCC, 6/4/2021. FLCCC: Risposta dell'Alleanza FLCCC a tutte le raccomandazioni dell'Agenzia sanitaria nazionale e internazionale contro l'Ivermectina in COVID-19. https://covid19criticalcare.com/it/video-e-stampa/versioni-di-flccc/risposta-dell%27alleanza-flccc-a-tutte-le-raccomandazioni-delle-agenzie-sanitarie-nazionali-e-internazionali-contro-l%27ivermectina-nel-covid-19/ (18/07/21)
- Fondazione Falcone, 5/22/2018: "Follow the money": il metodo Falcone in un docufilm. https://www.fondazionefalcone.org/cultura-spettacoli/follow-the-money-il-metodo-falcone-in-un-docufilm/
- FranceSoir, 1/6/2021: Nous avons fait une erreur. https://www.francesoir.fr/societe-sante/nous-avons-fait-une-erreur-la-proteine-spike-est-elle-meme-toxique-et-dangereuse-pour (12/6/21)
- Frassy, 7/6/2021. Frassy, Dario: Considerazioni etiche e giuridiche sull'obbligatorietà dei vaccini anti Covid-19 https://www.altalex.com/documents/news/2021/06/07/considerazioni-etiche-e-giuridiche-sull-obbligatorieta-dei-vaccini-anti-covid-19 (13/6/21)
- Garde, 10/11/2020. Garde, Damian e Saltzman, Jonathan: The story of mRNA: How a once-dismissed idea became a leading technology in the Covid vaccine race. https://www.statnews.com/2020/11/10/the-story-of-mrna-how-a-once-dismissed-idea-became-a-leading-technology-in-the-covid-vaccine-race/ (16/4/21)
- Gates Foundation, 12/11/2020. Gates Foundation: Gates Foundation announces new funds to develop COVID-19 vaccines and increase access to affordable vaccines in low-income countries. https://www.gatesfoundation.org/ideas/media-center/press-releases/2020/11/gates-foundation-announces-new-funds-to-develop-covid-19-vaccines (19/2/21)
- GAVI, s.d.: Donor profile: Italy https://www.gavi.org/investing-gavi/funding/donor-profiles/italy (17/8/21)
- Governo italiano, s.d.: Campagne di comunicazione sull'emergenza sanitaria coronavirus https://www.governo.it/it/coronavirus-campagne-comunicazione (14/8/21)
- Governo britannico, 16/8/2022: Summary of the Public Assessment Report for COVID-19 Vaccine Pfizer/BioNTech https://www.gov.uk/government/publications/regulatory-approval-of-pfizer-biontech-vaccine-for-covid-19/summary-public-assessment-report-for-pfizerbiontech-covid-19-vaccine (28/1/24)
- Great Game India, 14/4/2021: Vaccine Passports Were Planned Even Before The Pandemic Began https://greatgameindia.com/vaccine-passports-planned-before-pandemic/ (24/4/21)
- Guarascio, 16/12/2021. Guarascio, Francesco e Wongcha-um, Panu: Refugees lack COVID shots because drugmakers fear lawsuits, documents show https://www.reuters.com/world/refugees-lack-covid-shots-because-drugmakers-fear-lawsuits-documents-2021-12-16/ (18/12/21)
- Guidelli, 28/12/2020. Guidelli, Matteo: Scatta il Vax day. Conte, data che resterà impressa

https://www.ansa.it/sito/notizie/cronaca/2020/12/27/vax-day-vaccino-ai-primi-3-allo-spallanzani_ecaf042b-5665-48d6-9c4d-12178bf4542b.html (15/8/21)

- Harlan, 8/4/2021. Harlan, Chico e Noack, Rick: Has Italy been vaccinating the wrong people? Its daily coronavirus death tolls suggest so.
https://www.washingtonpost.com/world/europe/italy-vaccines-death-toll/2021/04/08/2d621f12-971a-11eb-8f0a-3384cf4fb399_story.html (7/5/21)

- Haseltine, 19/2/2021. Haseltine, William A.: How Will the Coronavirus Evolve?
https://www.scientificamerican.com/article/how-will-the-coronavirus-evolve/ (1/5/21)

- Hope, 13/8/2021. Hope, Justus R.: Ivermectin Wins in India
https://www.zerohedge.com/covid-19/indias-ivermectin-blackout (17/8/21)

- Humanitas, 16/11/2020: Quanto tempo ci vuole per avere un vaccino?
https://www.humanitas.it/news/quanto-tempo-ci-vuole-per-avere-un-vaccino/#:~:text=Normalmente%2C%20il%20tempo%20impiegato%20a,possono%20passare%20anche%20dieci%20anni. (18/7/21)

- Iannacone, 6/5/2021. Iannacone, A.: De Palma: Nuovi preoccupanti casi di infermieri contagiati tra i già vaccinati. Accade in Sicilia. Nostra indagine sindacale per comprendere cosa sta accadendo in Italia
https://nursingup.it/comunicati-stampa/316-de-palma-nuovi-preoccupanti-casi-di-infermieri-contagiati-tra-i-gia-vaccinati-accade-in-sicilia-nostra-indagine-sindacale-per-comprendere-cosa-sta-accadendo-in-italia-negli-ultimi-due-mesi-tra-pericolose-varianti-reale-efficacia-dei-vaccini-e-direzioni-sa.html (22/5/21)

- IBA, 25/5/2021. LEGAL NOTICE To Dr. Soumya Swaminathan
https://indianbarassociation.in/wp-content/uploads/2021/05/Legal-Notice-to-Dr.-Soumya-Swaminathan_Chief-Scientist-WHO-1.pdf (12/6/21)

- Il Foglio, 11/8/2021: L'epidemia dei non vaccinati
https://www.ilfoglio.it/salute/2021/08/11/news/l-epidemia-dei-non-vaccinati-2768788/ (18/8/21)

- Il Giornale d'Italia, 28/3/2024: Comando Legione Carabinieri Sardegna lancia l'allarme: "Morti improvvise e reazioni avverse al vaccino Covid nell'arma, serve monitoraggio su decessi da virus"
https://www.ilgiornaleditalia.it/news/salute/594522/comando-legione-carabinieri-sardegna-morti-improvvise-reazioni-avverse-vaccino-covid.html (29/3/24)

- Il Mattino, 12/4/2023: Aumento di decessi dopo il vaccino, il sindacato di Polizia presenta un esposto in Procura
https://www.ilmattino.it/caserta/aumento_di_decessi_dopo_il_vaccino_la_denuncia_del_sindacato_di_polizia-7339656.html (16/4/23)

- IlSole24Ore, 9/8/2021: Coronavirus oggi. Cnn su dati Cdc: no casi gravi per il 99,9% dei completamente vaccinati
https://www.ilsole24ore.com/art/coronavirus-oggi-falsi-green-pass-venduti-online-corso-blitz-polizia-AEzwT3b (14/8/21)

- Infovac, 17/3/2021: vaccini inattivati
https://www.infovac.ch/it/73-covid-list/850-2-vaccini-inattivati (17/8/21)

- Ivmmeta, 16/8/2021: Ivermectin for COVID-19: real-time meta analysis of 63 studies
https://ivmmeta.com/ (17/8/21)

- ISS, s.d.: FAQ Vaccini: Può il vaccino causare il Covid?
https://www.iss.it/covid19-faq/-/asset_publisher/yJS4xO2fauqM/content/pu%C3%25B2-il-vaccino-causare-il-covid- (28/5/21)

- ISS, 1/8/2019. *Malattia da virus Ebola*: Informazioni generali.
https://www.epicentro.iss.it/ebola/ (28/12/20)

- ISS, 23/1/2020. Istituto Superiore di Sanità: Cosa sono i coronavirus?
https://www.epicentro.iss.it/coronavirus/cosa-sono (consultato il 22/12/20)

- ISS, 12/2/2020: COVID-19, molto probabile un ruolo per i pipistrelli, ma si cerca ancora l'ospite intermedio.
https://www.iss.it/primo-piano/-/asset_publisher/3f4alMwzN1Z7/content/covid-19-molto-probabile-un-ruolo-per-i-pipistrelli-ma-si-cerca-ancora-l-ospite-intermedio (23/12/20)

- ISS, 8/6/2020. *Rapporto ISS Covid-19 n-49/2020*
https://www.iss.it/documents/20126/0/Rapporto+ISS+COVID-19++49_2020+%281%29.pdf/9378da12-76ae-f51f-9666-14c7c2078a17?t=1592583825077 (28/12/20)

- ISS, 16/12/2020: Caratteristiche dei pazienti deceduti positivi all'infezione da SARS-CoV-2 (Dati al 16 dicembre 2020)
https://www.epicentro.iss.it/coronavirus/bollettino/Report-COVID-2019_16_dicembre.pdf (18/7/21)

- ISS, 13/3/2021: Rapporto ISS COVID-19 n. 4/2021: Indicazioni ad interim sulle misure di prevenzione e controllo delle infezioni da SARS-CoV-2 in tema di varianti e vaccinazione anti-COVID-19
https://www.iss.it/documents/20126/0/Rapporto+ISS+COVID-19+n.+4_2021d.pdf/5ece92de-7793-5f04-4edb-

- 26762a55b47b?t=1615996998754 (2/6/21)
- ISS, 28/4/2021. ISS: Caratteristiche dei pazienti deceduti positivi all'infezione da SARS-CoV-2 (Dati al 28 aprile 2021)
  https://www.epicentro.iss.it/coronavirus/bollettino/Report-COVID-2019_28_aprile_2021.pdf (18/7/21)
- ISS, 15/5/2021. ISS: Impatto della vaccinazione COVID-19 sul rischio di infezione da SARS-CoV-2 e successivo ricovero e decesso in Italia
  https://www.epicentro.iss.it/vaccini/covid-19-report-valutazione-vaccinazione (22/5/21)
- ISS, 15/5/2021. ISS: Caratteristiche dei pazienti deceduti positivi all'infezione da SARS-CoV-2 in Italia.
  https://www.epicentro.iss.it/coronavirus/sars-cov-2-decessi-italia (15/5/21)
- ISS, 3/6/2021. ISS: Impatto della vaccinazione COVID-19 sul rischio di infezione da SARS-CoV-2 e successivo ricovero e decesso in Italia (27.12.2020 - 30.05.2021)
  https://www.epicentro.iss.it/vaccini/pdf/report-valutazione-impatto-vaccinazione-covid-19-5-giu-2021.pdf (4/7/21)
- ISS, 21/7/2021: Caratteristiche dei pazienti deceduti positivi all'infezione da SARS-CoV-2 (Dati al 21 luglio 2021)
  https://www.epicentro.iss.it/coronavirus/bollettino/Report-COVID-2019_21_luglio_2021.pdf (1/8/21)
- ISTAT, 5/3/2021. ISTAT: Impatto dell'epidemia Covid-19 sulla mortalità totale della popolazione residente anno 2020
  https://www.istat.it/it/files//2021/03/Report_ISS_Istat_2020_5_marzo.pdf (8/5/21)
- JEMINFORMETV, 11/5/2021. JEMINFORMETV: Union Européenne: «Scandale de corruption»
  https://jeminformetv.com/2021/05/11/union-europeenne-scandale-de-corruption/ (15/5/21)
- Keilman, 9/11/2021. Keilman, John: Judge rules unvaccinated doctor can treat COVID-19 patient with ivermectin at Edward Hospital in Naperville
  https://www.chicagotribune.com/news/breaking/ct-ivermectin-edward-hospital-lawsuit-covid-20211110-yjzbvdiltzfuzil4q5g2mfjglq-story.html (20/11/21)
- Knightly, 11/6/2021. Knightly, Kit: The NHS just changed how they count Covid "cases"…here's why.
  https://off-guardian.org/2021/06/11/the-nhs-just-changed-how-they-count-covid-cases-heres-why/ (16/6/21)
- La Stampa, 27/12/2020: Vax Day, Arcuri: "In autunno immunità di gregge con 80% della copertura. Mi vaccinerò quando toccherà a me"
  https://www.lastampa.it/cronaca/2020/12/27/news/vax-day-arcuri-vediamo-la-luce-in-autunno-immunita-di-gregge-con-80-della-copertura-1.39703112 (18/8/21)
- La Verità, 29/3/2023: Il capo di Aifa: "Zitti sui danni altrimenti si uccide il vaccino"
  https://www.laverita.info/il-capo-di-aifa-zitti-sui-danni-altrimenti-si-uccide-il-vaccino-2659669446.html (16/4/23)
- La Voce di Mantova, 3/11/2021: Carabiniere morto dopo il vaccino: c'è relazione, nessun responsabile
  https://vocedimantova.it/cronaca/carabiniere-morto-dopo-il-vaccino-ce-relazione-nessun-responsabile/ (7/11/21)
- Lee, 26/6/2021. Lee, Bruce Y.: CDC: 4,115 Fully Vaccinated Have Been Hospitalized Or Died With Breakthrough Covid-19 Infections
  https://www.forbes.com/sites/brucelee/2021/06/26/cdc-4115-fully-vaccinated-have-been-hospitalized-or-died-with-breakthrough-covid-19-infections/ (27/6/21)
- Lerner, 23/9/2021. Lerner, Sharon e Hibbett, Maia: Leaked grant proposal details high-risk coronavirus research
  https://theintercept.com/2021/09/23/coronavirus-research-grant-darpa/ (3/10/21)
- Lintern, 11/6/2021. Lintern, Shaun: NHS told to identify patients actually sick from Covid-19 separately to those testing positive
  https://www.independent.co.uk/news/health/coronavirus-hospitals-nhs-england-data-b1862804.html (16/6/21)
- Lynch, 29/4/2024. Lynch, J.: NIH Officials Created 'Flip-Cards' for Fauci to Defend Wuhan Research Funding
  https://www.nationalreview.com/news/nih-officials-created-flip-cards-for-fauci-to-defend-wuhan-research-funding-docs-show/ (1/5/24)
- López, 21/4/2021. López, C. e Masdeu, J.: El contrato con la Comisión Europea exime a Pfizer de responsabilidades
  https://www.lavanguardia.com/vida/20210421/6986696/pfizer-vacunas-compra-ue-contrato-comision-europea-documento.html (31/7/21)
- Lowry, 29/12/2023: Lowry, R.: Francis Collins's Covid Confession
  https://www.nationalreview.com/2023/12/francis-collinss-covid-confession/ (20/1/24)
- Martini, 11/10/2022. Martini, D.: Covid, Pfizer ammette: "Non abbiamo testato il vaccino per fermare la trasmissione del virus"
  https://www.iltempo.it/esteri/2022/10/11/news/covid-pfizer-janine-small-parlamento-ue-ammette-non-abbiamo-testato-vaccino-fermare-trasmissione-virus-33420706/ (4/2/24)

- McFall, 25/7/2021. McFall, Caitlin: CDC urges labs to use COVID tests that can differentiate from flu
  https://www.foxnews.com/health/cdc-labs-covid-tests-differentiate-flu (30/7/21)
- McGovern, 19/4/2021. McGovern, Celeste: *Thousands of reports of menstrual irregularities, reproductive dysfunction following COVID vaccines*
  https://www.lifesitenews.com/news/thousands-of-women-report-hemorrhaging-reproductive-dysfunction-miscarriage-after-corona-shots (16/6/21)
- McGovern, 31/5/2021. McGovern, Celeste: Vaccine researcher admits 'big mistake,' says spike protein is dangerous 'toxin'
  https://www.lifesitenews.com/news/vaccine-researcher-admits-big-mistake-says-spike-protein-is-dangerous-toxin (13/6/21)
- Mercola, 13/5/2021. Mercola, Joseph: CDC Embarks on New COVID Cover-Up
  https://media.mercola.com/ImageServer/Public/2021/May/PDF/cdc-coronavirus-cover-up-pdf.pdf (22/5/21)
- Mercola, 22/5/2021. Mercola, Joseph: How Many Have Died from COVID Vaccines?
  https://www.globalresearch.ca/how-many-have-died-covid-vaccines/5745957 (23/5/21)
- Ministero della Salute, 20/3/2020. Circolare "COVID-19: rintraccio dei contatti in ambito di sorveglianza sanitaria e aggiornamento delle indicazioni relative alla diagnosi di laboratorio di casi di infezione da SARS-CoV-2
  https://www.trovanorme.salute.gov.it/norme/renderNormsanPdf?anno=2020&codLeg=73714&parte=1%20&serie=null (31/7/21)
- Ministero della Salute, 26/4/2021: Gestione domiciliare dei pazienti con infezione da SARS-CoV-2
  https://www.trovanorme.salute.gov.it/norme/renderNormsanPdf?anno=2021&codLeg=80056&parte=1%20&serie=null (18/2/24)
- Ministero della Salute, 8/6/2021. Resoconti Task force nuovo Coronavirus
  https://www.salute.gov.it/portale/documentazione/p6_2_2_1.jsp?id=3070 (12/6/21)
- Mukherjee, 24/11/2021. Mukherjee, Promit: South Africa delays COVID vaccine deliveries as inoculations slow
  https://www.reuters.com/world/africa/exclusive-south-africa-delays-covid-vaccine-deliveries-inoculations-slow-2021-11-24/ (11/12/21)
- Nava, 2/2/2024. Nava V.: Federal agencies refuse to cooperate with Florida grand jury investigating COVID-19 vaccines, interim report reveals
  https://nypost.com/2024/02/02/news/federal-agencies-refuse-to-cooperate-with-florida-grand-jury-probing-covid-19-vaccines-report/ (4/2/24)
- Nava, 5/2/2024. Nava, V.: Amazon 'censored' COVID-19 vaccine books after 'feeling pressure' from White House
  https://nypost.com/2024/02/05/news/amazon-censored-covid-19-vaccine-books-after-feeling-pressure-from-biden-white-house-docs/ (10/2/24)
- Nava, 19/4/2024. Nava, V.: FBI found it 'alarming' that Fauci-funded virus research at Wuhan lab would leave no trace of 'human manipulation'
  https://nypost.com/2024/04/19/us-news/fbi-got-tip-that-fauci-funded-virus-research-at-wuhan-lab-would-leave-no-trace-of-human-manipulation/ (21/4/2024)
- NCBI, 1/1/2014: Effectiveness of the trivalent influenza vaccine
  https://www.ncbi.nlm.nih.gov/pmc/articles/PMC3994812/#:~:text=For%20healthy%20adults%2C%20the%20flu,case%20of%20influenza%20is%2040. (19/06/21)
- NIAID, 12/12/2019: Moderna and University of south Carolina: Material Transfer Agreement
  https://s3.documentcloud.org/documents/6935295/NIH-Moderna-Confidential-Agreements.pdf (1/8/21)
- NicolaPorro.it, 18/6/2021: *La scienziata ammette: "Virus dal laboratorio? Negammo perché lo diceva Trump"*
  https://www.nicolaporro.it/la-scienziata-ammette-virus-dal-laboratorio-negammo-perche-lo-diceva-trump/ (31/7/21)
- Oldani, 4/9/2020. Oldani, Tino: Cuccagna farmaceutica: l'Ema, agenzia europea che autorizza la vendita delle medicine, è finanziata all'84% da Big Pharma.
  https://www.italiaoggi.it/news/cuccagna-farmaceutica-l-ema-agenzia-europea-che-autorizza-la-vendita-delle-medicine-e-finanziata-all-2473480 (28/12/20)
- Olliaro, 20/4/2021. Olliaro, Piero; Torreele, Els e Vaillant, Michel: COVID-19 vaccine efficacy and effectiveness—the elephant (not) in the room.
  https://doi.org/10.1016/S2666-5247(21)00069-0 (2/6/21)
- OMS, 6/7/2021: Tracking SARS-CoV-2 variants
  https://www.who.int/en/activities/tracking-SARS-CoV-2-variants/ (11/7/21)
- Ospedale San Raffaele, 3/3/2021. MODULO DI CONSENSO Vaccinazione anti-COVID-19

https://www.hsr.it/mediaObject/ospedali/documents/osr-turro/Modulo-Consenso-vaccino-anti-Covid-Pfizer_Moderna_AstraZeneca-Turro/original/Modulo+Consenso+vaccino+anti+Covid+Pfizer_Moderna_AstraZeneca+Turro.pdf (24/7/21)

- Pancevski, 25/7/2021. Pancevski, Bojan: Covid-19 Immunity Wanes, but Third Shot Still Rarely Needed, BioNTech CEO Says
https://www.wsj.com/articles/covid-19-immunity-wanes-but-third-shot-still-rarely-needed-biontech-ceo-says-11627211359 (31/7/21)
- Parlamento UE, 4/12/2020: Interrogazione prioritaria con richiesta di risposta scritta P-006641/2020
https://www.europarl.europa.eu/doceo/document/P-9-2020-006641_IT.html (18/8/21)
- Parlamento UE, 16/6/2021: Procedura : 2021/2678(RSP)
https://www.europarl.europa.eu/doceo/document/O-9-2021-000046_IT.html (18/8/21)
- Pfizer, 20/1/2021: Pfizer and BioNTech Publish Results of Study Showing COVID-19 Vaccine Elicits Antibodies that Neutralize Pseudovirus Bearing the SARS-CoV-2 U.K. Strain Spike Protein in Cell Culture
https://www.pfizer.com/news/press-release/press-release-detail/pfizer-and-biontech-puresults-study-showing-covid-19 (23/10/21)
- Pfizer, 1/6/2021: *Manufacturing and supply agreement by and among Pfizer Export B.V., Albania Ministry of Health and Social Protection Minister of State for Institute of Public Health*
http://ti-health.org/wp-content/uploads/2021/05/Albania-Pfizer.pdf (30/7/21)
- PHE, 25/6/2021. PHE: SARS-CoV-2 variants of concern and variants under investigation in England
https://assets.publishing.service.gov.uk/government/uploads/system/uploads/attachment_data/file/997418/Variants_of_Concern_VOC_Technical_Briefing_17.pdf (4/7/21)
- PMDA, 12/2/2021. PMDA: Confidential Pfizer
https://www.pmda.go.jp/drugs/2021/P20210212001/672212000_30300AMX00231_I100_1.pdf (13/6/21)
- Polioeradication, s.d.: homepage
https://polioeradication.org/ (18/8/21)
- Polioeradication, 31/12/2021: *Contributions and Pledges to the Global Polio Eradication Initiative, 1985-2020*
https://polioeradication.org/wp-content/uploads/2021/07/GPEI_FIN_Historical-Contributions_Journals-Charts_asat_2020-12-31.pdf (18/8/21)
- Polyakova, 2/4/2021. Polyakova, K: Do doctors have to have the covid-19 vaccine?
https://www.bmj.com/content/372/bmj.n810/rr-14 (3/4/21)
https://web.archive.org/web/20210404023444/https://www.bmj.com/content/372/bmj.n810/rr-14
- Punzi, 27/12/2022: Punzi, F.: Twitter Files, Covid Edition: censurati dati veri e scienziati non allineati
https://www.nicolaporro.it/atlanticoquotidiano/rubriche/twitter-files-la-censura-social/twitter-files-covid-edition-censurati-dati-veri-e-scienziati-non-allineati/ (14/1/24)
- Rappopgort, 23/8/2021. Rappoport, Jon: Breaking: FDA gives full approval to COVID vaccines; no public hearing; no transparency; no open review of vaccine data
https://blog.nomorefakenews.com/2021/08/23/fda-gives-full-approval-to-covid-vaccines-no-public-hearing-no-transparency/ (27/8/21)
- Redshaw, 1/9/2021. Redshaw, Megan: 2 Top FDA Vaccine Officials Resign, Raising Questions About Pressure From White House to Approve Boosters
https://childrenshealthdefense.org/defender/2-top-fda-regulators-resign-white-house-approve-boosters/ (11/9/21)
- Report, 18/12/2020. Report: L'Italia potrebbe spendere per i vaccini anti Covid 1,5 miliardi di euro, l'intera Europa oltre 11 miliardi
https://www.rai.it/programmi/report/news/2020/12/LItalia-potrebbe-spendere-per-i-vaccini-anti-Covid-15-miliardi-di-euro-lintera-Europa-oltre-11-miliardi-f9239737-3226-49e1-bd16-24b9390c85c3.html (28/12/20)
- Rete Sostenibilità e salute, 14/5/2021. Vaccino covid ai bambini: moratoria subito.
https://www.sostenibilitaesalute.org/rete-sostenibilita-e-salute-vaccino-covid-ai-bambini-moratoria-subito/ (2/6/21)
- Retractionwatch, s.d.: retracted-coronavirus-covid-19-papers
https://retractionwatch.com/retracted-coronavirus-covid-19-papers/ (13/4/24)
- Roberti, 13/4/2023. Roberti, Gianmaria: Obbligo vaccinale per le Forze dell'ordine, esposto di un sindacato: "Indagare su 15 morti improvvise in Campania"
https://www.anteprima24.it/napoli/obbligo-vaccinale-forze-ordine-esposto-sindacato-indagare-morti-improvvise/ (16/4/23)
- Roberts, 15/6/2021. Roberts, Paul Craig: *The Vaccine Is As Deadly As the Virus.*

- https://www.paulcraigroberts.org/2021/06/15/the-vaccine-is-as-deadly-as-the-virus/ (16/6/21)
- Santevecchi, 21/6/2021. Santevecchi, Guido: Wuhan e i pipistrelli in laboratorio, parla la scienziata Shi Zhengli: «Nessun errore»
  https://www.corriere.it/esteri/21_giugno_15/wuhan-parla-scienziata-pipistrelli-shi-zhengli-nessun-errore-laboratorio-5c3ec1e0-cdb7-11eb-8e82-196b74f846e5.shtml (15/8/21)
- Schwab, 5/10/2020. Schwab. Tim: While the Poor Get Sick, Bill Gates Just Gets Richer. The billionaire's pandemic investments, like much of his work, remain a secret.
  https://www.thenation.com/article/economy/bill-gates-investments-covid/ (19/2/21)
- Schwartz, 24/3/2020. Schwartz, Steven: *National Vital Statistics System: Covid-19 Alert No.2*
  https://www.cdc.gov/nchs/data/nvss/coronavirus/Alert-2-New-ICD-code-introduced-for-COVID-19-deaths.pdf
- Scipioni, 26/4/2021. Scipioni, Jade: 'The end will come': Bill Gates is still hopeful the world will be 'back to normal' by end of 2022
  https://www.cnbc.com/2021/04/26/bill-gates-on-when-he-thinks-the-world-will-be-back-to-normal.html (21/8/21)
- Service, 29/9/2020. Service, Robert F.: One number could help reveal how infectious a COVID-19 patient is. Should test results include it?
  https://www.sciencemag.org/news/2020/09/one-number-could-help-reveal-how-infectious-covid-19-patient-should-test-results (31/7/21)
- Shrotri, 15/7/2021. Shrotri, M. et al.: *Spike-antibody waning after second dose of BNT162b2 or ChAdOx1*. The Lance correspondence, Volume 398, issue 10298, P385-387, july 31, 2021
  https://doi.org/10.1016/S0140-6736(21)01642-1 (31/7/21)
- Shuart, 27/2/2024: Shuart, B.: Is CDC overconfident in proclaiming no autism risk from vaccines?
  https://www.kansas.com/opinion/guest-commentary/article285738761.html (2/3/24)
- SkyTg24, 3/3/2021: Covid, le news di oggi: 23.904 contagi e 467 decessi. Cdm approva nuovo decreto
  https://tg24.sky.it/cronaca/2021/03/31/covid-oggi-bollettino-31-marzo-live (18/7/21)
- SkyTg24, 6/4/2021: Covid, Nas trovano tracce del virus sulle superfici di 32 bus e treni.
  https://tg24.sky.it/roma/2021/04/06/covid-controlli-nas-mezzi-pubblici (1/5/21)
- SkyTg24, 30/8/2021: Covid, lo studio: latte delle mamme vaccinate contiene anticorpi e può proteggere i bebè
  https://tg24.sky.it/salute-e-benessere/2021/08/30/covid-latte-mamme-vaccinate-anticorpi-neonati (11/9/21)
- Smith, 22/3/2020. Smith, Jeffrey: Are Genetically Modified Foods a Gut-Wrenching Combination?
  https://www.responsibletechnology.org/for-review/glutenintroduction/ (16/10/21)
- SNAP, 25/4/2023: Danni da vaccino Covid-19 e reiterata condotta sindacale.
  https://www.snap-nazionale.it/danni-da-vaccino-covid-19-e-reiterata-condotta-antisindacale-richiesta-di-interventourgente (28/4/23)
- Soglio, 11/2/2021. Soglio, Andrea: Domande scomode sul Covid-19 – Parte prima
  5https://www.panorama.it/news/salute/domande-scomode-covid-19-parte-prima (18/7/21)
- Soglio, 16/2/2021. Soglio, Andrea: Domande scomode sul Covid-19 – Parte seconda
  https://www.panorama.it/news/salute/domande-scomode-covid-virus (18/7/21)
- Soglio, 23/2/2021. Soglio, Andrea: Domande scomode sul Covid-19 – Parte terza
  https://www.panorama.it/news/salute/domande-covid-salute-medicina (18/7/21)
- Sones, 28/2/2021. Sones, Mordechai: *Lawyers to sue WHO for 'misleading world over COVID-19 outbreak'*. israelnationalnews.com del 28/2/2021
  https://www.israelnationalnews.com/News/News.aspx/297626 (7/3/21)
- Spiekermann, 24/3/2024. Spiekermann, B.: *Die brisanten Corona-Protokolle des RKI*
  https://www.zdf.de/nachrichten/politik/deutschland/rki-protokolle-corona-klagen-100.html (29/3/2024)
- Sullivan, 9/6/2021. Sullivan, P.: Fauci: Attacks on me are really also 'attacks on science'
  https://thehill.com/policy/healthcare/557602-fauci-attacks-on-me-are-really-also-attacks-on-science/ (28/1/24)
- SUN, 1/5/2022: Covid Vaccine Scientific Proof Lethal. Over One Thousand Scientific Studies Prove That the COVID-19 Vaccines Are Dangerous, and All Those Pushing This Agenda Are Committing the Indictable Crime of Gross Misconduct in Public Office
  https://www.saveusnow.org.uk/covid-vaccine-scientific-proof-lethal/ (1/21/22)
- Suryanarayanan, 18/11/2020. Suryanarayanan, S.: *EcoHealth Alliance orchestrated key scientists' statement on "natural origin" of SARS-CoV-2*. US Right to Know 2020 (November 18th, 2020):
  https://usrtk.org/biohazards-blog/ecohealth-alliance-orchestrated-key-scientists-statement-on-natural-origin-of-sars-cov-2/ (12/6/21).

- Swift, 26/8/2021. Swift, Rocky: Japan suspends 1.6 mln doses of Moderna shot after contamination
  https://www.reuters.com/world/asia-pacific/japan-withdraws-16-mln-moderna-covid-19-vaccine-doses-over-contamination-nikkei-2021-08-25/ (17/10/21)
- SwissMedic, 9/4/2021. Effetti collaterali dei vaccini anti-COVID-19 in Svizzera
  https://www.swissmedic.ch/swissmedic/it/home/news/coronavirus-covid-19/nebenwirkungen-covid-19-impfungen-update-3.html (11/9/21)
- TAR Lazio sezione Terza Quarter (11/7/23) sentenza 01331/2023 da cercare per sezione e data udienza in
  https://www.giustizia-amministrativa.it/provvedimenti-tar-roma (11/2/24)
- The National Review, 28/4/2023: Don't Let Them Rewrite the Pandemic
  https://www.nationalreview.com/2023/04/dont-let-them-rewrite-the-pandemic/ (29/4/2'023)
- The Times Of Israel, 8/8/2021: TV: 14 Israelis who got 3rd shot later infected with COVID
  https://www.timesofisrael.com/tv-14-israelis-who-got-3rd-shot-later-infected-with-covid-19/ (14/8/21)
- The White House, 21/7/2021: Remarks by President Biden in a CNN Town Hall with Don Lemon
  https://www.whitehouse.gov/briefing-room/speeches-remarks/2021/07/22/remarks-by-president-biden-in-a-cnn-town-hall-with-don-lemon/ (11/2/24)
- Tinari, 10/3/2021. Tinari, S.: The EMA covid-19 data leak, and what it tells us about mRNA instability.
  https://doi.org/10.1136/bmj.n627 (2/6/21)
- Todhunter, 9/6/2021. Todhunter, Colin: WHO's Chief Scientist Served with Legal Notice for Disinformation and Suppression of Evidence
  https://off-guardian.org/2021/06/09/whos-chief-scientist-served-with-legal-notice-for-disinformation-and-suppression-of-evidence/ (19/6/21)
- Todhunter, 3/7/2021. Todhunter, Colin: Vaccine Billionaires and Human Guinea Pigs.
  https://off-guardian.org/2021/07/03/vaccine-billionaires-and-human-guinea-pigs/ (4/7/21)
- Toledo, 28/7/2021. Toledo, A.: Most new COVID-19 cases are occurring in the most vaccinated counties
  https://www.naturalnews.com/2021-07-28-most-new-coronavirus-cases-california-vaccinated-counties.html (1/8/21)
- Trinko, 8/8/2023. Trinko, K.: How the Biden White House, Facebook Quietly Censored Americans
  https://www.heritage.org/the-constitution/commentary/how-the-biden-white-house-facebook-quietly-censored-americans (18/2/24)
- Tumurkhuyag, 26/2/2021. Tumurkhuyag, Uranbileg: Mongolia Starts Its COVID-19 Vaccinations.
  https://thediplomat.com/2021/02/mongolia-starts-its-covid-19-vaccinations/ (20/3/21)
- UN, 9/2/2021. UN: "COVID-19 'extremely unlikely' to have come from a lab, experts say"
  https://news.un.org/en/story/2021/02/1084252 (14/2/21)
- VAERS, 4/4/2021. VAERS ID 1166062
  https://medalerts.org/vaersdb/findfield.php?IDNUMBER=1166062 (11/9/21)
- Valesini, 26/2/2021. Valesini, Simone: Covid, con l'aspirina si prevengono le trombosi
  https://www.repubblica.it/salute/2021/02/26/news/covid_con_l_aspirina_si_prevengono_le_trombosi-289208479/ (18/7/21)
- Vergovich, 11/5/2020. Vergovich, Francesco: Ranucci (Report) svela i veri interessi di Bill Gates: Così guadagna con sanità e case farmaceutiche
  https://www.radioradio.it/2020/05/ranucci-report-svela-i-veri-interessi-di-bill-gates-guadagna-con-sanita-e-case-farmaceutiche/ (24/1/21)
- Wade, 3/5/2021. Wade, Nicholas: Origin of Covid - Following the Clues
  https://nicholaswade.medium.com/origin-of-covid-following-the-clues-6f03564c038 (21/5/21)
- Wagner, 14/5/2021. Wagner, James: Eight people from the New York Yankees organization tested positive, despite having been vaccinated. Here's what to know.
  https://www.nytimes.com/2021/05/14/sports/baseball/eight-people-from-the-new-york-yankees-organization-tested-positive-despite-having-been-vaccinated-heres-what-to-know.html (22/5/21)
- WEF, 17/1/2024: Preparing for Disease X
  https://www.weforum.org/events/world-economic-forum-annual-meeting-2024/sessions/preparing-for-a-disease-x/ (20/1/24)
- Weixel, 16/2/2024. Weixel, N.: House COVID panel leader threatens to subpoena HHS for lack of cooperation
  https://thehill.com/homenews/house/4473457-house-covid-panel-leader-threatens-to-subpoena-hhs-for-lack-of-cooperation/ (18/2/24)
- WHO, 16/4/2020. International guidelines for certification and classification (coding) of covid-19 cause of death

https://www.who.int/classifications/icd/Guidelines_Cause_of_Death_COVID-19.pdf (15/4/21)
- WHO, 26/11/2021: Classification of Omicron (B.1.1.529): SARS-CoV-2 Variant of Concern
https://www.who.int/news/item/26-11-2021-classification-of-omicron-(b.1.1.529)-sars-cov-2-variant-of-concern (11/12/21)
- Wilson, 15/8/2021. Wilson, R.: Scientific study finds mRNA can alter your DNA – They told you it was impossible... they lied to you
https://dailyexpose.co.uk/2021/08/15/scientific-study-finds-mrna-can-alter-your-dna/ (17/8/21)
- Wilson, 19/6/2024. Wilson, R.: Gates funded bio-terrorist activities to develop a bird flu that could infect humans
https://expose-news.com/2024/06/19/gates-funded-bio-terrorist-activities/ (22/6/24)
- Yarix, 11/1/2021: documenti riservati di EMA sul vaccino PFIZER trovati nel Dark Web
https://www.yarix.com/news/documenti-riservati-di-ema-sul-vaccino-pfizer-trovati-nel-dark-web/ (24/1/21)
- Zecchina, 7/4/2020. Zecchina, Adriano: Storia della clorochina e dei suoi antenati
https://www.scienzainrete.it/articolo/storia-della-clorochina-e-dei-suoi-antenati/adriano-zecchina/2020-04-07
- Zunino, 11/4/2014. Zunino, Corrado: Il farmaco inutile contro l'aviaria pagato oltre tre miliardi
https://www.repubblica.it/salute/medicina/2014/04/11/news/il_farmaco_inutile_contro_l_aviaria_pagato_dai_governi_oltre_tre_miliardi-83286445/ (24/1/21)

21.5. WIKIPEDIA

Elenco dei riferimenti a *Wikipedia*. Tra parentesi la data della versione.
- Codice di Norimberga (31/3/21)
https://it.wikipedia.org/w/index.php?title=Codice_di_Norimberga&oldid=119641048
- Convenzione per le armi biologiche (21/6/2019)
https://it.wikipedia.org/w/index.php?title=Convenzione_per_le_armi_biologiche&oldid=105888108
- Giuramento di Ippocrate (8/6/21)
https://it.wikipedia.org/w/index.php?title=Giuramento_di_Ippocrate&oldid=121155284
- Investigations into the origin of COVID-19 (30/7/21)
https://en.wikipedia.org/w/index.php?title=Investigations_into_the_origin_of_COVID-19&oldid=1036301910
- Istituto di virologia di Wuhan (20/6/21)
https://it.wikipedia.org/w/index.php?title=Istituto_di_virologia_di_Wuhan&oldid=121422358
- Ivermectina (17/7/21)
https://it.wikipedia.org/w/index.php?title=Ivermectina&oldid=121928852
- List of association footballers who died while playing (29/11/21)
https://en.wikipedia.org/w/index.php?title=List_of_association_footballers_who_died_while_playing&oldid=1057775810
- Livello di biosicurezza (23/6/21)
https://it.wikipedia.org/w/index.php?title=Livello_di_biosicurezza&oldid=121470090
- Murthy v. Missouri (22/3/24)
https://en.wikipedia.org/w/index.php?title=Murthy_v._Missouri&oldid=1214993418
- Pandemia di COVID-19 sulla Diamond Princess (11/2/21)
https://it.wikipedia.org/w/index.php?title=Pandemia_di_COVID-19_sulla_Diamond_Princess&oldid=118586493
- Peccato originale antigenico (13/5/21)
https://it.wikipedia.org/w/index.php?title=Peccato_originale_antigenico&oldid=120605106
- Peter Daszak (28/7/21)
https://en.wikipedia.org/w/index.php?title=Peter_Daszak&oldid=1035976223
- Potenziamento anticorpo-dipendente (4/3/21)
https://it.wikipedia.org/w/index.php?title=Potenziamento_anticorpo-dipendente&oldid=119034799
- Ralph S. Baric (8/7/21)
https://en.wikipedia.org/w/index.php?title=Ralph_S._Baric&oldid=1032735768

www.ingramcontent.com/pod-product-compliance
Lightning Source LLC
Chambersburg PA
CBHW071502220526
45472CB00003B/890